AF475260

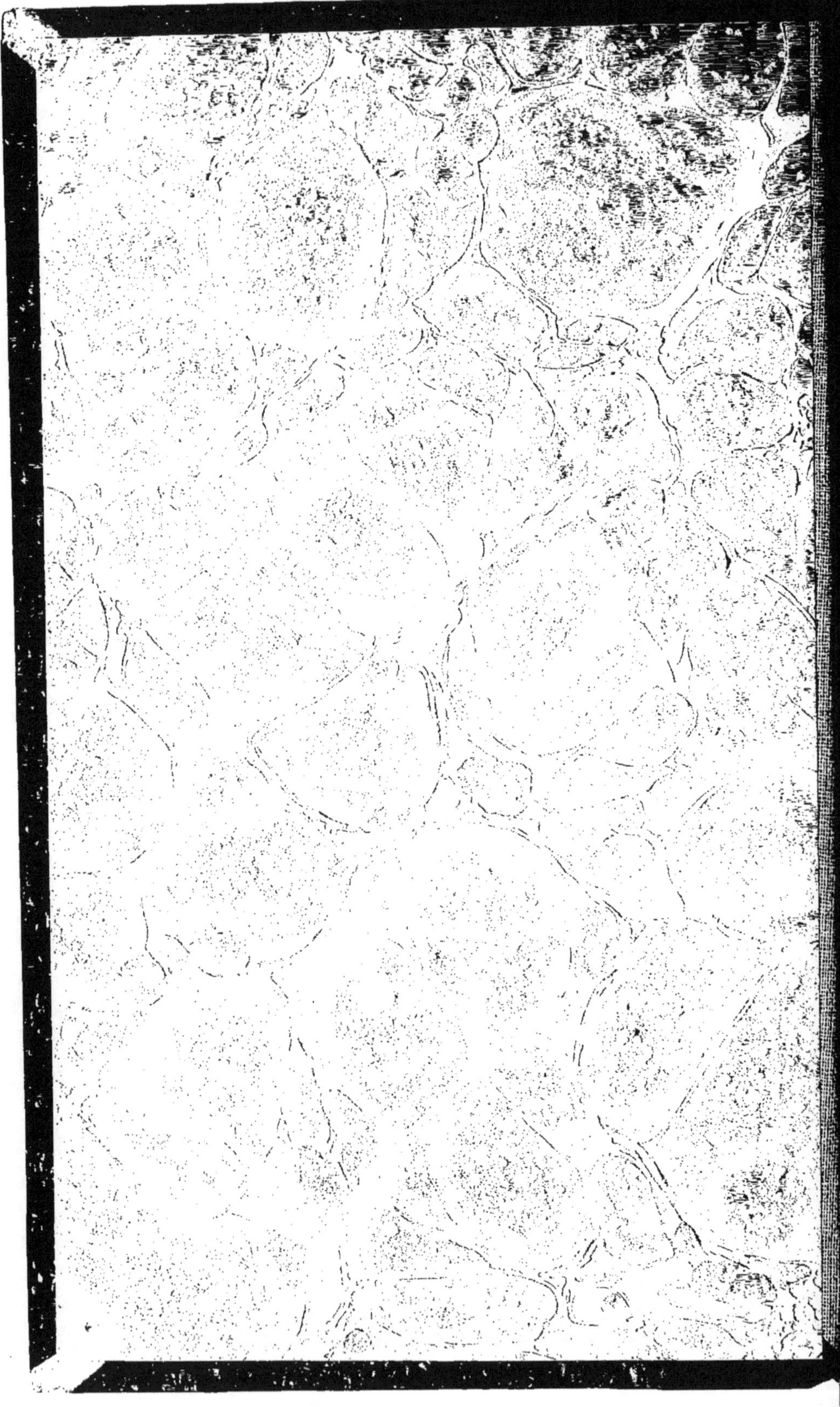

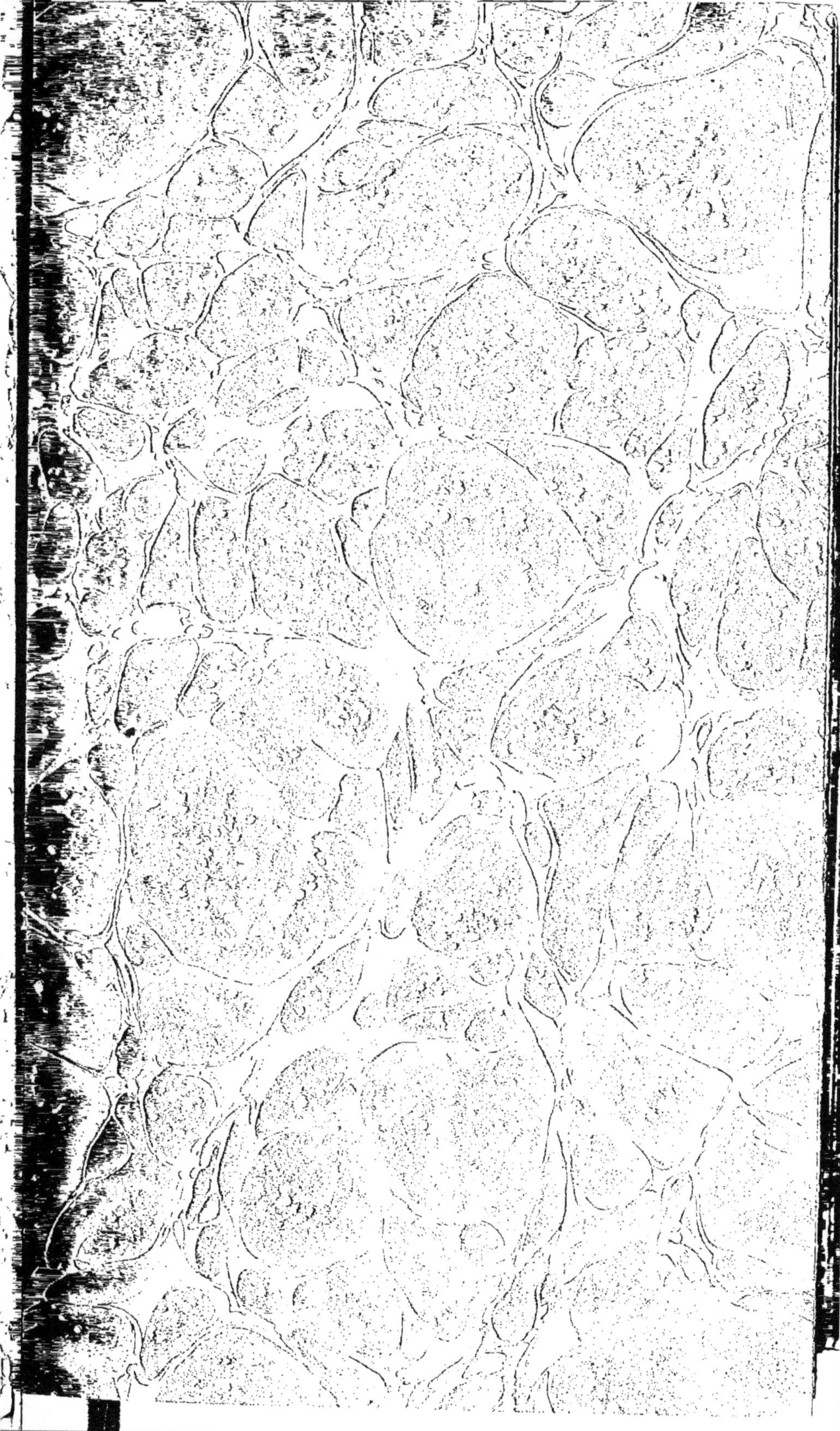

# LEÇONS

# D'ANATOMIE COMPARÉE.

# LEÇONS

# D'ANATOMIE COMPARÉE

## DE G. CUVIER,

SECRÉTAIRE PERPÉTUEL DE L'INSTITUT NATIONAL, Professeur au Collége de France et au Muséum d'Histoire naturelle, etc.

*Recueillies et publiées sous ses yeux par* *C. L. DUVERNOY, D. M., membre-adjoint de la Société de l'École de Médecine de Paris, membre de la Société philomatique, etc.*

## TOME IV.

*CONTENANT* LA SUITE DES ORGANES DE LA DIGESTION ET CEUX DE LA CIRCULATION, DE LA RESPIRATION ET DE LA VOIX.



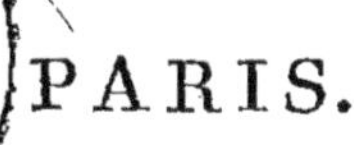

PARIS.

CROCHARD, Libraire, rue de l'École de Médecine, nº 8.

FANTIN, Libraire, quai des Augustins, nº 55.

BAUDOUIN, IMPRIMEUR DE L'INSTITUT.

AN XIV. — 1805.

# TABLE

## DES MATIÈRES

*Contenues dans ce quatrième volume.*

FIN DE LA TABLE.

# LEÇONS

# D'ANATOMIE COMPARÉE.

---

*Suite des organes de la digestion.*

---

## VINGT-DEUXIÈME LEÇON.

*Des annexes du canal alimentaire, c'est-à-dire des glandes conglomérées qui y versent des liqueurs, de ses enveloppes et de ses soutiens, enfin des organes de l'absorption, dans les animaux vertébrés.*

### PREMIÈRE SECTION.

*Du foie, du pancréas et de la rate.*

Nous avons examiné dans les deux Leçons précédentes le canal alimentaire en lui-même, et nous avons apprécié les moyens que lui fournit sa propre organisation pour opérer l'acte de la digestion ; mais

4 A

il est aidé dans cet acte par des organes situés hors de lui ; ce sont ceux qu'il s'agit d'examiner à présent.

Ils sont de trois sortes ; les uns le soutiennent ou le protègent contre les chocs extérieurs et contre le froid ; les autres y versent quelques liqueurs actives ; les derniers en enlèvent le chyle une fois produit.

Nous traiterons d'abord des organes qui versent des liqueurs dans l'intestin, parce qu'ils contribuent plus immédiatement à son action. Ils sont au nombre de deux seulement ; le *foie*, qui produit la *bile* ; le *pancréas*, qui produit une liqueur plus ou moins analogue à la salive.

La *bile* est la plus remarquable de toutes les humeurs qui se séparent dans le corps, et par son importance propre, et par la nature de l'organe qui la produit.

Le *foie* des animaux vertébrés a en effet un caractère qu'il ne partage avec aucune autre glande ; c'est que sa sécrétion est alimentée par du sang veineux, par du sang qui a déja circulé, et qui n'est pas retourné au cœur, ni par conséquent au poumon.

Cette circonstance a lieu non seulement dans les animaux à circulation double, où tout le sang doit repasser par le poumon avant de se rendre aux parties, le foie excepté ; mais encore dans les animaux à circulation simple (les reptiles), où une si grande portion du sang artériel n'a point retourné au poumon, et tient par conséquent de la nature veineuse ; c'est presque alors du sang deux fois veineux qui se rend dans le foie.

Ainsi la bile sort d'un sang le moins oxigéné possible, et le plus abondant en carbone et en hydrogène ; aussi est-elle en grande partie composée de ces deux substances ; c'est essentiellement une eau contenant en plus grande quantité un savon animal très-coloré et très-odorant, qui a la soude pour alcali, et auquel se mêlent des parcelles de phosphate de soude et de chaux ; et de muriate de soude, avec un peu d'albumine et de gélatine.

La partie huileuse, qui constitue l'un des composans du savon biliaire, est d'une nature toute particulière, différente des huiles ordinaires, des graisses, des résines, de l'adipocire, etc.

Le sang veineux qui entre dans le foie est très-abondant ; presque tout celui qui a circulé dans les parois des intestins, et dans le pancréas, y est conduit par le tronc connu sous le nom de *veine-porte*, lequel fait l'office d'un cœur par rapport au foie, et le foie ne rend qu'une quantité bien moindre de sang à la circulation générale ; preuve de la quantité de ce fluide qui est employé à former la bile.

La rate même, qui est souvent un viscère énorme, semble n'avoir d'autre fonction que de multiplier les sources du sang hépatique, et peut-être de suppléer à celles qui pourroient s'obstruer momentanément quand le canal est rempli d'alimens. Elle semble donc n'être qu'une annexe du foie, et n'avoir point par elle-même d'existence indépendante.

L'action du foie ne doit donc pas être considérée seulement par rapport au canal intestinal et aux alimens, sur lesquels la bile opère; mais il ne peut manquer d'en exercer une très-puissante sur la masse du sang elle-même, en le débarrassant d'une quantité de substance combustible aussi forte que celle qui forme l'huile du savon biliaire.

Sous ce rapport, le foie peut être considéré comme un aide du poumon; il lui ressemble évidemment, en ce qu'il diminue, quoique par une voie différente de la respiration, la quantité proportionnelle du carbone et de l'hydrogène du sang; les observations pathologiques paroissent confirmer ce résultat.

Indépendamment de la bile qu'il prépare, le parenchyme du foie est d'une nature fort huileuse; il y a beaucoup de poissons dont le foie donne par expression une véritable huile, et l'on dit que les peuples du nord ne pêchent entre autres le *gadus virens*, que pour tirer de son foie une huile à brûler.

Quant aux effets de la bile une fois arrivée dans le canal, ils sont plus anciennement appréciés; elle paroît y exercer deux sortes d'actions; l'une sur le *chyme* alimentaire, qui vient de l'estomac; l'autre sur le canal lui-même. Cette dernière est tout simplement une irritation ordinaire; elle excite dans le canal les mouvemens successifs de contraction propres à faire marcher la masse alimentaire en la comprimant graduellement : la portion de bile qui produit cette irritation reste adhérente à la masse qui doit être ainsi conduite, et surtout à sa surface ; elle sort avec elle du corps, et c'est elle qui donne aux excrémens leur couleur et une partie de leur odeur. Ils manquent de l'une et de l'autre de ces qualités, quand la sécrétion de la bile ou son introduction dans le canal sont arrêtées par une cause quelconque.

Mais l'action de la bile sur le chyme alimentaire paroît être la plus essentielle de toutes ses fonctions et de celles du foie ; c'est elle qui rend le chyme propre à donner du chyle ; elle y opère une décomposition subite ; la portion nutritive reste combinée avec une portion de la bile, et laisse précipiter la portion fécale en petits grumeaux, qui se rapprochent à mesure que la portion nutritive est absorbée, et forment la masse excrémentitielle.

Quant à l'action propre de la liqueur pancréatique, elle est à peu près inconnue : on ne lui suppose d'autre effet que celui de délayer la bile elle-même, et le chyme alimentaire ; mais il est difficile de croire qu'elle borne là son utilité ; car le pancréas existe presque dans autant d'animaux que le foie. Il ne commence à manquer absolument que dans les mollusques. Tous les animaux vertébrés paroissent en avoir au moins l'équivalent.

Ces deux glandes versent, dans l'homme et dans la plupart des quadrupèdes, leurs liqueurs dans le même point des intestins ; mais il n'en est pas toujours ainsi ; et souvent chacune d'elles a plusieurs canaux, qui s'insèrent tous à des points différens ; c'est ce qu'on voit sur-tout dans les oiseaux. Une portion de la bile séjourne souvent dans une *vésicule*, qui n'est qu'une dilatation latérale du canal ou de l'un des canaux hépatiques ; il paroît que sa partie aqueuse y est résorbée, qu'elle y devient plus épaisse, et que toutes les qualités qui tiennent à sa partie extractive y deviennent plus énergiques.

Cependant il n'est pas possible d'établir une loi relative aux rapports qu'il peut y avoir entre l'existence ou le défaut de cette vésicule, et les besoins de la digestion dans les divers animaux ; le cerf en manque, tandis que le bœuf en a une fort grande, etc.

## ARTICLE PREMIER.

### *Du foie.*

#### A. *Dans l'homme.*

C'est la plus grande des glandes conglomérées de tout le corps, et le plus gros des viscères de l'abdomen. Situé, en grande partie, dans l'hypocondre droit, il s'étend dans la région ombilicale, et se prolonge quelquefois jusque dans l'hypocondre gauche. Convexe à sa surface supérieure, qui est unie, il s'adapte de ce côté à la concavité du diaphragme. La face inférieure, qui est très-inégale, repose à gauche sur l'estomac, et à droite sur le rein de ce côté. Son bord antérieur tranchant suit le bord des fausses côtes droites, jusqu'au cartilage xiphoïde et au-delà. Son bord postérieur, moins étendu, arrondi, beaucoup plus épais, est appuyé contre les vertèbres lombaires, et échancré à cet endroit. Le foie tient au diaphragme par trois replis du péritoine, dont deux latéraux, et un troisième qui parcourt sa partie moyenne d'avant en arrière, et la divise en deux portions inégales, dont celle qui est à gauche, moins étendue, porte le nom de lobe gauche, et l'autre plus épaisse et plus large celui de lobe droit. A l'endroit où ce repli parvient au foie, celui-ci a son bord échancré, et sa face inférieure présente un sillon, ou cache quelquefois un canal, qui s'étend depuis cette échancrure jusque près du bord postérieur, et renferme, dans l'enfance, la veine ombilicale, qui suit, depuis l'ombilic jusqu'au foie, le bord inférieur de ce repli, nommé ligament falciforme ou suspensoir. Dans l'âge adulte cette veine n'est plus qu'un ligament qui renforce le premier. Outre le sillon dont il vient d'être parlé, la face inférieure du foie en présente encore plusieurs autres. Le plus profond et le plus large s'étend transversalement sous la partie moyenne et postérieure de ce viscère, et renferme le tronc de la veine-porte, ceux des artères hépatiques, et les deux branches principales des canaux biliaires. Un troisième, qui a la même direction que le premier, et en est souvent la continuation, s'étend depuis le sillon transverse jusqu'au bord postérieur du foie; il reçoit le canal veineux. Enfin il y en a un dernier, creusé plus à droite que celui ci, pour recevoir la veine cave inférieure. Ces différens sillons, joints à la fossette qui se voit en avant, et dans laquelle s'adapte la vésicule du foie, divisent la face inférieure du foie en plusieurs parties, que les anthropotomistes distinguent avec soin sous le nom de lobes : deux grands séparés d'avant en arrière par le *sillon longitudinal*, et un troisième plus petit, borné en avant par le sillon transverse, et sur les côtés par les fosses de la veine-cave et du conduit veineux. La couleur du foie de l'homme est d'un brun rougeâtre. Sa substance, qui semble d'abord composée de petits grains, n'est presque formée que de vaisseaux de différente nature. La veine-porte s'y ramifie à la manière des artères. Elle y conduit le sang qu'elle a pris dans les autres viscères du bas-ventre. Le sang artériel y est apporté du tronc aortique par les artères hépatiques. La veine hépatique reporte dans la veine cave le sang apporté par ces deux ordres de vaisseaux et qui n'a pas été employé soit à nourrir ce viscère, soit à fournir les matériaux de la bile. Son calibre est beaucoup moindre que celui de la veine-porte et des veines hépatiques prises ensemble. Les canaux biliaires prennent leur origine dans tous les points de la substance du foie, et se réunissent enfin en deux troncs, puis en un seul, appelé canal hépatique. Celui-ci s'anastomose bientôt avec le conduit excréteur de la vésicule du fiel, et se continue sous le nom de canal cholédoque jusqu'au duodénum. Nous y reviendrons dans les articles suivans. Tous ces vaisseaux, dont le foie se compose, communiquent les uns dans les autres après la mort, de manière que les injections peuvent passer des artères dans les veines porte ou hépatique, et dans les conduits biliaires, et réciproquement. Les nerfs du foie se voient principalement autour de ses artères, et proviennent des filets de la paire vague et du grand sympathique, qui forment le plexus hépatique. Le foie est entouré d'un grand nombre de vaisseaux et de glandes lymphatiques, dont les premiers sortent de sa substance.

B. *Dans les mammifères.*

Dans les autres *mammifères* le foie présente la même structure, à-peu-près la même couleur, et un volume d'une proportion semblable; mais il est, à l'ordinaire, divisé plus profondément que dans l'homme, en lobes bien distincts. On n'y retrouve plus généralement le sillon transversal et les éminences portes, ou du moins ces parties y sont-elles toujours peu distinctes. Elles disparoissent entièrement toutes les fois que les lobes sont très-séparés, parce qu'alors les branches du canal hépatique, et celles de la veine-porte, et même de l'artère hépatique, sortent du foie ou pénètrent dans ce viscère par différens points, et à des distances assez éloignées. Le lobe moyen, et en même temps un peu à gauche, lorsqu'il y en a plus de trois, est généralement divisé par deux scissures, dont celle qui est à droite loge la vésicule du fiel, et l'autre reçoit le ligament suspensoire. Cependant les *orangs* ont cet organe très-ressemblant à celui de l'homme; mais dans les autres *singes* le *foie* a trois, quatre, jusqu'à cinq lobes bien séparés. Il y en a cinq dans les *sapajous*, trois seulement dans plusieurs *guenons* (la *guenon patas*, par exemple, et le *callitriche*); quatre grands et un petit dans les *macaques*, ou trois grands et un petit; quatre dans l'*alouatte*, etc.

Parmi les *makis*, le *mococo*, le *mongous*, n'ont au foie que deux grands lobes et un petit; le *vari* de même; le *lori* en a quatre inégaux; le *tarsier* en a trois grands et un petit. Dans le *galéopithèque varié*, le foie n'a que deux lobes, dont le gauche est partagé en cinq lobules, tandis que le droit n'a pas de scissure. Dans la *roussette*, il a quatre grands lobes et un petit. Dans les *chauve souris* proprement dites, il n'en a que trois; ils sont en même nombre dans les *noctilions*. On en compte cinq dans l'*ours brun*, le *raton*, le *coati*, le *hérisson*. Il n'y en a que quatre dans le *blaireau* et trois dans la *taupe*. Il y en a cinq dans la *musaraigne d'eau*, dans la *loutre*, dans la *fouine* et dans les autres *martes*. On en compte cinq ou sept dans le genre des *chats*; le *jaguar* cependant n'en a que quatre, tandis que le *lynx* en a huit. Il y en a cinq dans les *chiens*, quelquefois six; quatre dans le *zibet*, cinq dans la *genette*, trois ou quatre dans les *sarigues*, trois ou cinq dans les *phalangers* avec un lobule.

Parmi les *rongeurs*, le *porc-épic* a le foie divisé en quatre grands lobes et trois petits. Celui de l'*urson* a le même nombre de grands lobes, mais il n'en a que deux petits. Dans le *lièvre*, le *lapin* et le *sulgan* (*l. pusillus*), il a trois grands lobes et deux petits; dans le *pika* et le *tolai* (*l. tolai*, P.), il en a cinq, et dans l'*ogoton* sept. Dans le *castor* on n'en compte que quatre. Il y en a trois grands et un petit dans le foie du *paca* et de l'*agouti*; quatre principaux dans celui du *cabiai*; deux grands et un petit dans celui du *cochon d'Inde*; cinq dans celui de l'*écureuil vulgaire*, trois grands dans le foie de l'*écureuil palmiste*, et cinq dans celui des *polatouches* (*sc. volans* et *volucella*, L.). Le nombre n'est pas moins variable dans les *rats*. Il y a trois lobes au foie dans le *boback*, cinq dans la *marmotte*, six dans le *rat d'eau*, le *campagnol*, le *hamster*, le *rat*, la *souris*, le *mulot*, le *surmulot*, le *sablé* (*m. arenarius*); quatre grands et un petit dans le *leming*, le *lagure* (*m. lagurus*), trois dans le *sit nic* (*m. agrarius*), sept dans le *fégoule* (*m. œconomus*), cinq dans les *loirs*, quatre principaux dans l'*ondatra*, trois grands et deux petits dans le *mongul*, cinq grands et un petit dans les *kanguroos*, quatre peu séparés dans le *phascolome*, trois grands et deux petits dans l'*ornithorinque*, quatre grands bien séparés dans l'*échidna*, trois dans les *fourmiliers*, autant dans les *tatous* et l'*oryctérope*, six très distincts dans le *phoque*, deux grands et un petit dans le *lamantin du nord*.

Dans la plupart des autres *mammifères*, tels que les *pachydermes*, les *ruminans*, les *solipèdes* et les *cétacés*, les lobes du foie sont aussi peu nombreux, et le plus souvent encore moins séparés que dans l'*homme*. On en compte cependant quatre assez distincts dans les *cochons* et le *pécari*; mais dans l'*éléphant*, le *rhinocéros*, le *cheval*, les *cerfs*, la plupart des *antilopes*, le *dauphin*, le *marsouin*, ses deux lobes ne sont séparés que par deux échancrures, une qui répond au ligament faciforme, et l'autre à la colonne vertébrale. On remarque plusieurs échancrures au bord tranchant du foie de la *gazelle* et du *chamois*; de sorte que l'on peut y compter trois lobes. On en compte trois également dans celui du *bélier* et du *bouc*. Dans les *ruminans* sans cornes, la partie moyenne de la base du foie a un lobule bien distinct, analogue à lobe de spigelius de l'homme. Toute la surface extérieure de ce viscère est partagée par des sillons larges et profonds allant en différens sens, en une foule de lobules.

B. *Dans les oiseaux.*

Le foie est généralement plus volumineux que dans les mammifères ; sa figure est plus uniforme ; partagé le plus ordinairement en deux lobes, égaux le plus souvent, rarement très-inégaux ; il est placé autant à gauche qu'à droite, et remplit les deux hypocondres et une grande partie de la cavité commune qui répond à la poitrine des mammifères.

Le plus grand volume du foie pourroit paroître en contradiction avec ce que l'on dit des fonctions de ce viscère, et de leur rapport avec celles des poumons. Il semble qu'il devroit perdre de son importance et conséquemment de son volume, à mesure que l'animal respire davantage ; mais on peut répondre que chez les oiseaux, il ne pouvoit y avoir trop de moyens de désoxigéner le sang, tant le mouvement violent du vol exige d'irritabilité dans les muscles.

Comme dans les mammifères, il est soutenu par les parties environnantes, et fixé au moyen des replis du péritoine, qui recouvre d'ailleurs toute sa surface, et dont il remplit deux cellules. Sa couleur est aussi d'un rouge brun, quelquefois cependant d'un rouge vif, ou même pâle. Nous ne connoissons que peu d'exceptions à cette conformation générale. Lorsque les lobes sont inégaux, c'est presque toujours le gauche qui est le plus petit. Ainsi il l'est beaucoup, comparé au lobe droit, dans le *coucou*, le *flamant*, l'*oiseau royal*, le *pélican*. Ce même lobe est divisé en deux dans la *caille*, où il est plus grand que le droit, l'*autruche*, le *cormoran*, de sorte que le foie paroît avoir trois lobes. Dans le *perroquet* il y a un petit lobe placé entre les deux principaux.

### C. *Dans les reptiles.*

Cet organe est encore moins divisé que dans les oiseaux. Souvent il n'est point partagé en lobes, mais seulement échancré irrégulièrement à son bord libre et tranchant. Sa grandeur relative est plus considérable que dans les deux classes précédentes. Étendu ordinairement dans les deux hypocondres, il se prolonge fort loin en arrière sous les intestins, et il est maintenu, dans sa position, par des replis du péritoine analogues à ceux observés précédemment dans les *mammifères*. Sa couleur n'est plus d'un rouge brun, comme dans les mammifères et les oiseaux, mais dans la plupart elle tire davantage sur le jaune.

Dans les *chéloniens* cependant le foie paroît avoir une conformation particulière. Il est partagé en deux masses arrondies, irrégulières, dont celle qui est à droite occupe l'hypocondre de ce côté, et l'autre tient à la petite courbure de l'estomac. L'une et l'autre ne sont réunies que par deux branches fort étroites, de la même substance, dans lesquelles se glissent les principaux vaisseaux. Dans le *lézart vert*, les *geckos*, les *dragons*, les *iguanes*, il ne forme qu'une seule masse de figure variée, plate ou convexe en dessous, concave en dessus. Son bord libre a, dans les *dragons*, deux échancrures, qui le partagent en trois lobules, dont le droit se prolonge en une sorte de queue. Dans les *geckos* il n'a qu'une échancrure, et la partie droite est également plus étendue que la gauche. Dans l'*iguane ordinaire* elle se prolonge en un long appendice. Dans les *crocodiles* et les *caméléons* le foie a deux lobes bien distincts. Il a également, dans le dernier, un long appendice. Il n'a qu'un lobe dans les *ophidiens*, chez lesquels il est long et cylindrique. On n'en trouve qu'un également dans les *salamandres*, mais dans les autres batraciens il en a deux.

### C. *Dans les poissons.*

La grandeur relative du foie est généralement très-considérable. Sa couleur est encore plus souvent jaunâtre que dans les reptiles, et ses divisions sont aussi inconstantes que dans les trois classes précédentes, de sorte qu'elles varient assez souvent, même dans les espèces d'un seul genre.

Sa consistance est aussi moindre que dans ces trois classes, de sorte que son parenchysme se résout facilement dans l'esprit de vin, et laisse à nu les vaisseaux. En général il est peu partagé. Assez fréquemment il ne forme qu'une seule masse. Souvent aussi il a deux lobes. Quelquefois on peut en compter trois, mais très-rarement davantage.

Dans les *lamproies*, parmi les chondroptérygiens, il n'a qu'un lobe. Il en a trois bien séparés dans les *raies*, où ils s'étendent dans presque toute la longueur de la cavité abdominale, et deux seulement dans les *squales*, également bien séparés.

Parmi les *branchiostèges*, le *polyodon-feuille* et l'*esturgeon* ont deux grands lobes au foie. Ils sont déchiquetés, dans ce dernier, en un grand nombre de lobules. Il y en a trois à scissures peu profondes dans la *baudroie*. Il n'y en a pas dans le *tuyau de plumes* (*syngnatus pelagicus*), les *tétrodons*, le *lump* (*cyclopterus lumpus*).

Parmi les *apodes*, les *murènes*, le *lançon* (*ammodytes tobianus*) n'en ont pas; seulement le foie est un peu échancré dans quelques espèces des premières, tandis qu'il a deux lobes dans le *loup* (*anarrhichas lupus*), l'*anguille électrique* (*gymnotus electricus*), le *paru doré* (*stromateus paru*).

Le foie a deux ou trois lobes alongés dans les *gades*, les *perce-pierres* (*blennius*), parmi

les

les *jugulaires*. Il est sans lobe dans la *vive* (*trachinus draco*).

Celui du *chabot du Nil*, parmi les *thorachiques* (*cottus Niloticus*), est sans lobe et triangulaire. Celui du *scorpion de mer* (*cottus scorpius*) en a deux. On en compte aussi deux dans le *scorpène volant* (*scorpœna volitans*), tandis qu'il n'y en a pas dans le *scorpène l'horrible* (*scorpœna horrida*). On en compte deux dans le *rouget* (*trigla cucullus*), le *mulet barbu* (*mullus barbatus*), le *remora* (*echeneis remora*), le *picaud* (*pl. flesus*), le *turbot* (*pl. maximus*). Il n'y en pas dans la *sole* (*pl. solea*), la *plie* (*pl. platessa*), le *pleuronecte rayé* (*pl. lineatus*), la *plie rude* (*pl. limandoïdes*). Il y en a trois dans le *thon* (*scomber thynnus*); deux dans le *maquereau bâtard* (*sc. trachurus*), le *pilote* (*sc. ductor*); trois dans la petite *épinoche* (*gasterosteus pungitius*), l'*épinoche* (*g. aculeatus*); quatre dans la grande *épinoche de mer* (*g. spinachia*). Les divisions du foie ne varient pas moins dans les *perches* et les *sciènes*. Il est sans lobe, et en forme de flèche, dans la *perche fluviatile*; sans lobe, et également triangulaire, dans le *loup de mer* (1) (*sciœna labrax*). Dans d'autres *sciènes*, et dans plusieurs *perches* (*p. Nilotica*, *p. zingel*), il en a trois, profondément divisés.

---

(1) Deux lobes inégaux, suivant Bloch.

On en trouve deux dans le *chœtodon ciliaris*, tandis qu'il n'y en a pas, mais seulement deux légéres échancrures, dans le *zèbre* ( *chœtodon zebra* ). Elles sont un peu plus profondes dans le *sogo* ( *holocentrus sogo* ), de sorte qu'on peut compter au foie trois lobes inégaux. Celui de la *saupe* ( *sparus salpa* ) en a également trois. Il n'y en a que deux dans le *pagre* ( *sp. pagrus* ), le *pagel* ( *sp. erythrinus* ), le *labrus melops*, dont le gauche est beaucoup plus grand que le droit. Il n'y en a pas dans d'autres *labres*.

Dans les *carpes*, parmi les *abdominaux*, le foie a de longs lobes très-profondément divisés, dont le nombre varie, suivant les espèces. Dans la *carpe* proprement dite, ils sont tellement disposés qu'on ne peut guères les compter. Ils remplissent tous les intervalles des circonvolutions de l'intestin, et forment une masse, dont la grandeur relative excède peut-être celle de tout autre animal. Dans le *brochet* il n'en a pas. Dans le *muge volant* de même ( *exocœtus exiliens* ). Il en a deux dans plusieurs *clupes*. Il n'en a pas dans le *saumon*. On en trouve deux dans le *bichir* (*polypterus niloticus*). Il n'y en a pas dans le *quatre œils* ( *anableps tetrophtalmus* ), le *mormyre herse*, le *mugil albula*. On en compte trois dans le *silure bagre*; un moyen placé en travers de l'estomac en dessous, et deux latéraux, qui forment comme deux appendices triangulaires, relevés sur celui-ci. Le foie du *silurus glanis* en a deux. Celui du cuirassé tacheté, de même, (*loricaria maculata*). Ces exemples suffiront pour prouver combien les divisions du foie sont variées dans les quatre classes des animaux vertébrés, et le peu d'influence que ce caractère doit avoir sur les fonctions de cet organe. Nous en trouverons de plus importans dans les articles suivans.

## ARTICLE II.

### *Des canaux hépatiques.*

ILS naissent dans le foie par une foule de racines extrêmement fines, qui grossissent à mesure qu'elles se réunissent et se rassemblent enfin en un ou plusieurs troncs, qui sortent de cet organe par un seul point, ou par plusieurs endroits différens. Ils se distinguent des autres vaisseaux qui entrent dans la composition du foie, par leur couleur jaunâtre, la plus grande épaisseur de leurs parois et une consistance plus ferme. L'anatomie comparée n'a rien appris, jusqu'à présent, sur les différences qu'ils peuvent avoir dans les différens animaux, pendant qu'ils font partie du foie; mais la manière dont ils se comportent, une fois parvenus hors de ce viscère, soit entre eux, lorsqu'il y en a plusieurs, soit avec le canal ou les canaux pancréatiques, soit avec le canal intestinal, varie beaucoup. La bile qu'ils conduisent dans l'intestin peut y avoir une action différente, suivant qu'elle y arrive directement, ou qu'elle n'y parvient qu'après avoir été détournée dans un réservoir particulier, où elle séjourne plus ou moins pour subir certaines altérations. Ainsi, la disposition des canaux hépatiques peut être telle que la très-grande partie de la bile est portée dans ce réservoir, ou que celui-ci ne donne asile qu'à une petite quantité de ce fluide. Cette disposition est encore différente lorsque ce réservoir n'existe pas. Les qualités de la bile varieront dans ces trois cas, et feront varier son influence dans la digestion. Le défaut d'un réservoir de la bile, distinct du canal ou des canaux hépatiques, est quelquefois compensé par un plus grand diamètre de ce canal. L'action de la bile sur le canal intestinal et les matières qu'il contient, pourra varier aussi et s'étendre sur la digestion stomacale, suivant qu'elle coulera dans le canal intestinal plus ou moins près du pylore, et que son reflux dans l'estomac sera possible ou impossible. Enfin, cette action variera encore suivant que la bile parviendra dans l'intestin, déja mélangée avec l'humeur pancréatique, ou séparément de cette humeur. Ces considérations servent à indiquer les choses qu'il est le plus important de remarquer dans la description des canaux hépatiques.

A. *Dans les mammifères.*

Le nombre des branches principales du canal hépatique qui sortent du foie, varie beaucoup, sans être en rapport avec celui des lobes de ce viscère. Les différens points d'où elles sortent ne sont pas moins variables et souvent très-distans : tantôt elles se réunissent en un seul tronc qui reçoit le canal cystique; d'autrefois ce n'est que successivement qu'elles viennent aboutir à ce dernier, plus ou moins près du col de la vésicule et sous des angles plus ou moins ouverts. Cette réunion a toujours lieu, lorsque l'animal est pourvu d'une vésicule, et jamais, dans ce cas, le canal hépatique ne s'insère dans l'intestin séparément du cystique; mais c'est le canal commun qui en résulte, qui porte la bile dans le duodénum. Le canal commun, ou le tronc du canal hépatique lorsque le cystique n'existe pas, perce toujours très-obliquement les membranes de l'intestin, et rampe quelque temps entre la musculeuse et l'interne, avant de s'ouvrir dans ce dernier. L'un ou l'autre reçoivent très-près du duodénum le canal pancréatique; ou, si leur insertion n'est pas commune, ils arrivent cependant au canal intestinal assez rapprochés l'un de l'autre. Il résulte de cette disposition, que la bile cystique et la bile hépatique ne coulent dans l'intestin qu'après s'être mélangées ensemble, et souvent avec le suc pancréatique. L'orifice du canal commun n'est pas, dans les différens animaux, à une égale distance du pylore : mais nous verrons dans les exemples que nous allons citer, qu'il n'est pas, comme l'assurent plusieurs physiologistes, d'autant plus rapproché de ce point, que l'animal est plus vorace ou plus carnassier. C'est parmi les *rongeurs* en général, que nous avons trouvé cet orifice le moins éloigné du pylore, et c'est dans un animal qui a la plus grande affinité avec cet ordre de mammifères (le *kanguroo géant*), que nous l'avons vu le plus éloigné du même endroit. Les autres classes nous fourniront des exemples semblables et encore plus frappans, qui prouvent que la règle que l'on a voulu établir à cet égard, n'étoit pas fondée sur l'observation. Ceux que nous aurons à citer prouvent peut-être qu'il n'y a pas un rapport bien évident entre le genre de nourriture de l'animal et cette circonstance d'organisation, ou du moins ne sont-ils pas encore assez nombreux pour rien généraliser à ce sujet.

Dans l'*homme*, les conduits hépatiques forment deux grosses branches qui sortent du foie dans la scissure transverse, et se réunissent bientôt en un seul tronc. Celui-ci ou le canal hépatique, dont le diamètre est beaucoup plus grand que celui du cystique, se joint à ce dernier sous un angle très-aigu, pour ne plus former qu'un même canal, qui se continue sous le nom de *canal cholédoque* jusqu'au duodénum. Il perce les membranes antérieures de cet intestin à 0,135 environ du pylore, se joint au canal pancréatique, pénètre dans la longueur de vingt-six millimètres environ entre les parois du canal intestinal, et ne s'ouvre qu'à la distance de 0,162 du pylore.

Les mêmes choses ont lieu dans l'*orang chim-*

*panse*; mais dans les autres genres de la famille des *singes*, cette disposition n'est pas semblable.

Dans les *sapajous*, les principales ramifications des conduits hépatiques se voient sur la face concave du foie; elles se rassemblent en trois branches, qui se joignent successivement au canal cystique; le canal commun qui en résulte, dont le diamètre excède de beaucoup celui des canaux hépatiques, et qui ne semble être que la continuation du cystique, s'insère dans le duodénum immédiatement au-delà du pylore, à cinquante-quatre millimètres environ, de l'embouchure du canal pancréatique.

Dans la *guenon patas*, le canal commun s'insère dans l'intestin, à trente-cinq millimètres du pylore, et à quinze millimètres du conduit pancréatique.

Dans le *papion*, Buf. (*simia sphinx* et *cynocephalus*, L.), il n'y a qu'un canal hépatique, qui sort plus grand que le cystique, des éminences portes et s'unit à ce dernier. Le tronc commun s'ouvre dans le duodénum à quelques centimètres du pylore, à côté du pancréatique. Dans d'autres espèces, tels que le *magot* (*s. inuus*), le canal cholédoque et le pancréatique sont également rapprochés l'un de l'autre au moment où ils se joignent au duodénum, ou bien leurs embouchures sont assez éloignées, ce qui varie dans les différens sujets.

Dans le *tarsier*, il y a trois canaux hépatiques; un qui vient du lobe droit et deux des lobes gauches; ces canaux se réunissent avec le cystique, à peu près au même endroit, pour former le canal commun.

Dans le *galéopithèque varié*, il y a aussi plusieurs canaux hépatiques qui viennent se joindre au cystique.

Dans la *roussette*, il n'y a qu'un canal hépatique qui se joint au cystique, ou plutôt au col de la vésicule.

Dans le *noctilion* (*n. leporinus*, L.), le canal commun, qui est grand, est formé presque en même temps du canal cystique et de deux canaux hépatiques.

Dans la *taupe*, il y a deux canaux hépatiques, dont celui qui sort du lobe moyen auquel la vésicule est fixée, reçoit le canal cystique, qui est très-petit. Les deux canaux hépatiques se réunissent derrière la partie moyenne du foie pour former le canal commun qui perce le duodénum, à peu près à 0,025 du pylore.

Dans le *coati*, l'orifice du canal commun est entre quatre et cinq centimètres du même point.

Dans le *hérisson*, on trouve plusieurs conduits hépatiques qui s'unissent au cystique.

Dans la *loutre*, le canal commun se dilate en un second réservoir près du duodénum.

Dans la *belette*, il n'y a qu'un canal hépatique qui sort de la partie moyenne du foie, et s'unit de bonne heure au canal cystique. Le canal commun qui en résulte est long et s'insère près du pylore.

Dans le genre des *chats*, il y a toujours plusieurs canaux hépatiques, qui répondent aux différens lobes, se composent de branches qui en sortent, ou en viennent eux-mêmes immédiatement, et s'unissent au canal cystique, qui est plus petit que les premiers. Le canal cholédoque perce le duodénum à 4, 5, 6 centimètres du pylore, suivant les espèces. Il forme, aussitôt qu'il a traversé la membrane musculeuse de l'intestin, une assez grosse ampoule, ayant une cloison membraneuse qui la sépare en deux cavités ou loges, dans la première desquelles s'ouvre le canal pancréatique.

Dans le *chien*, le canal commun s'insère dans l'intestin avec une des branches du pancréatique. Les canaux hépatiques s'unissent au cystique assez près du col de la vésicule, à un centimètre au-delà.

Dans le *phalanger brun*, l'insertion du canal commun est à quatre centimètres à peu près du pylore.

Dans le *sarigue manicou*, les canaux hépatiques sortent du foie par trois branches principales, qui se réunissent au cystique et forment le canal commun, à trente-trois millimètres à peu près de l'endroit où celui-ci se joint à l'intestin. L'orifice de ce conduit est commun au pancréatique.

Dans le *kanguroo géant*, le canal cholédoque

se compose d'abord d'un tronc du canal hépatique formé de deux branches, puis du canal cystique; c'est un large canal auquel vient bientôt se joindre le pancréatique, qui reste accolé et confondu avec lui jusque près de l'intestin. Le premier a des parois glanduleuses, épaisses de plusieurs millimètres. Sa cavité a de fortes colonnes qui la rendent toute caverneuse avec plusieurs culs-de-sac très-profonds, dont l'ouverture regarde l'intestin: celle du pancréatique est au contraire lisse et unie. L'orifice du canal commun est percé à la distance de deux ou trois décimètres du pylore et même plus, suivant les individus. Il est sans ampoule et sans valvule.

Dans le *porc-épic*, le canal commun formé de plusieurs canaux hépatiques et du cystique, a son orifice immédiatement au-delà du pylore, tandis que celui du pancréatique ne s'ouvre que beaucoup plus loin.

Dans le *cochon d'Inde*, l'orifice du canal cholédoque est très près du pylore. Il est à environ deux centimètres de cet endroit dans l'*agouti*.

Dans le *lièvre*, ce même orifice est à environ treize millimètres du pylore.

Dans le *souslik*, il n'est qu'à quatre millimètres du même point.

Dans le *boback*, il en est distant de dix-huit millimètres.

Dans la *marmotte des Alpes*, il est plus près du pylore que le pancréatique.

[illegible] *rat*, le canal cholédoque s'unit à l'intestin, [illegible] centimètres du pylore. Les branches [illegible]tiques se rendent successivement au cystique.

Dans les *tatous*, le canal hépatique reçoit le [illegible]que sous un angle très-aigu, et le canal com-[illegible] a son insertion à peu de distance du pylore.

Dans les *fourmiliers*, le canal hépatique ne s'unit au canal cystique que très-loin du col de la vésicule et sous un angle fort aigu. L'insertion du canal cholédoque est à 0,02 du pylore.

Dans l'*échidné*, il y a trois canaux hépatiques, [illegible] en comparaison du cystique, qui s'unissent à celui-ci à un centimètre au-delà du col de la vésicule. Le canal commun n'est que la continuation du cystique; son diamètre est au moins trois fois aussi grand que l'un ou l'autre des canaux hépatiques; il est long, traverse le pancréas, et ne s'ouvre dans le duodénum qu'à trois ou quatre centimètres du pylore.

Dans l'*ornithorinque*, les deux branches principales des canaux hépatiques s'unissent au cystique très-près du col de la vésicule. Le canal commun semble une continuation de ce dernier; il s'insère dans le duodénum à deux centimètres environ du pylore.

Dans l'*éléphant*, le canal a neuf à dix branches principales qui sortent du foie par différens points de sa partie moyenne, et se réunissent d'abord en deux troncs, puis en un seul d'un grand diamètre, qui joint le duodénum, à un décimètre environ du pylore. Il se dilate entre les parois de cet intestin, et forme, avant de se terminer, un réservoir de la grosseur d'une grosse noix, de forme ovale, dont la cavité, longue de soixante-sept millimètres, est divisée irrégulièrement par des demi-cloisons dont les unes, à peu près transversales, sont disposées cependant de manière à faire l'effet d'une valvule spirale ; celles-ci interceptent quatre loges principales. Deux autres cloisons placées à l'écart des premières, dans le sens de la longueur, forment encore autant de poches. Enfin il y en a une petite qui précède les quatre principales, et dont la cavité s'ouvre dans la première de celles-ci. Elle reçoit l'embouchure du canal pancréatique de côté, et celle du canal hépatique dans la direction de son axe. Ce réservoir s'ouvre dans le duodénum par un assez petit orifice. On voit qu'il ne remplace pas absolument la vésicule du fiel, car la bile y étant mélangée avec l'humeur pancréatique, ne peut pas y prendre les mêmes qualités que si ce mélange n'avoit pas lieu. Loin d'y prendre plus de force, elle perd peut-être de son énergie.

Dans le *rhinocéros*, le canal hépatique est formé de trois branches principales, une pour le lobe droit et deux qui viennent du gauche. Elles se réunissent à la base du foie ; le tronc qui en résulte va gagner le duodénum, dans lequel il s'ouvre par un orifice séparé du pancréatique.

Dans le *daman*, les canaux hépatiques, au nombre de deux, se réunissent en un seul tronc, deux centimètres de l'insertion de celui-ci dans l'intestin, qui est éloignée du pylore à peu près de deux centimètres, et commune au canal pancréatique.

Dans le *lama*, le canal hépatique a son insertion éloignée du pylore de près de six centimètres.

Dans la *gazelle*, le canal commun s'insère près du pylore.

Dans le *daim*, le canal hépatique s'unit au pancréatique avant de percer le duodénum près du pylore.

L'insertion du canal cholédoque est à deux décimètres du pylore dans le *bouc*.

Dans le *cheval*, le canal hépatique, qui est fort large, aboutit au duodénum à côté du canal pancréatique, à huit centimètres environ du pylore.

Dans l'*ours marin* (*phoca ursina*), le canal cholédoque s'insère à l'intestin à treize millimètres environ du pylore. On trouve cette insertion à 0,08 de ce point, dans le *phoque commun* (*phoca vitulina*); la première branche hépatique s'unit au cystique assez près de la vésicule, mais la seconde ne s'y rend que très-près de l'intestin, et c'est du canal cystique que le canal commun paroît être la continuation.

Dans le *lamantin du Nord* (*trichecus manatus*, B. *borealis*), le tronc hépatique qui résulte des branches du même canal est fort dilaté;

comme dans le cheval, il s'unit au pancréatique avant de percer le duodénum.

Dans le *marsouin* et le *dauphin*, le tronc hépatique, formé de deux branches principales, perce le cinquième estomac, après s'être réuni au canal pancréatique.

B. *Dans les oiseaux.*

Il y a ordinairement, dans les *oiseaux*, deux branches du canal hépatique qui sortent de chaque lobe, et se réunissent en un seul tronc, qui se continue jusqu'à l'intestin, dans lequel il s'insère séparément du cystique. Un ou plusieurs rameaux, fournis par l'une ou l'autre de ces branches, rarement l'une d'elles toute entière, comme dans le *flamant*, s'insèrent au fond de la vésicule du fiel, où elles portent une assez grande partie de la bile. L'insertion de ce canal dans l'intestin, est toujours très-éloignée du pylore, et a lieu vers la fin du premier tour ; les oiseaux les plus carnassiers ne font pas exception à cet égard. Cette insertion est généralement précédée de celles d'un ou de plusieurs canaux pancréatiques, qui en sont très-rapprochées ou plus ou moins éloignées, et suivie de celle du cystique, qui en est toujours très-rapprochée. On ne connoît que peu d'exceptions à cette manière d'être générale.

Dans le *perroquet*, qui manque de vésicule, il y a deux canaux hépatiques qui ne se réunissent point, et s'insèrent chacun séparément dans le canal intestinal.

Dans le *canard*, le canal cystique s'unit à l'hépatique, tout près de l'intestin, dans lequel ils ont conséquemment une ouverture commune avant les canaux pancréatiques.

Dans le *cygne*, les deux pancréatiques, le cystique et l'hépatique s'ouvrent sur une éminence qui est à 0,52 du pylore. Leurs orifices forment un quarré, et sont placés de manière que les deux pancréatiques sont aux deux angles opposés.

Dans les *aigles*, le *hocco*, le *flamant*, l'insertion du canal hépatique est après celle du cystique, et précédée, comme à l'ordinaire, de celles d'un ou de plusieurs canaux pancréatiques. Dans l'*aigle royal* cependant on ne trouve l'insertion du pancréatique qu'après celles des deux canaux biliaires. Dans la *cigogne*, le canal hépatique se joint quelquefois à l'un des pancréatiques ; le tronc commun qui en résulte s'insère dans l'intestin, très-près du canal cystique. Dans l'*autruche*, le canal hépatique s'insère près du pylore, tandis que l'insertion du pancréatique en est très-éloignée. Le premier est formé de trois branches principales, enveloppées par le parenchyme du foie. Dans le *casoar*, nous avons vu le canal hépatique s'insérer avec le pancréatique et le cystique, dans une petite poche adhérente au canal intestinal, à plus de quatre centimètres du pylore, formée des mêmes membranes, et débouchant dans ce canal par un assez petit orifice.

C. *Dans les reptiles.*

Dans les *reptiles* le tronc commun des canaux hépatiques est ordinairement séparé du cystique, comme dans les oiseaux, et ne s'insère pas avec ce dernier dans le canal intestinal. C'est ainsi qu'on les a observés dans les *chéloniens*, dans les *sauriens*, dans plusieurs *ophidiens*, et dans quelques *batraciens*. Cependant cette manière d'être du canal hépatique n'est pas constante. Ainsi, dans le *crocodile*, où il est quelquefois séparé du cystique, il fournit d'autres fois une branche à la vésicule, qui s'insère un peu au-dessus de son col, et s'unit lui-même au canal cystique, peu loin de l'intestin. L'embouchure du canal commun étoit distante du pylore de 0,26, dans un crocodile dont le canal intestinal avoit un peu plus d'un mètre de longueur totale.

Dans la *tortue grecque*, le canal hépatique envoie de même une branche de communication au canal cystique, non loin de la vésicule : mais ces deux canaux s'ouvrent séparément dans l'intestin, quoi qu'assez près l'un de l'autre ; le premier avant le second.

D. *Dans les poissons.*

Il est extrêmement rare que les différentes branches des canaux hépatiques se réunissent en un seul tronc ; elles s'insèrent successivement à la vésicule ou à son canal, qui conduit ainsi toute

la

la bile dans l'intestin. Le diamètre de ce dernier est toujours beaucoup plus grand que celui des canaux hépatiques, et il n'augmente pas après la jonction de ceux-ci. La partie qui se continue de cet endroit jusqu'à l'intestin, ne doit pas conséquemment changer de nom. Nous la décrirons dans l'article suivant, avec le canal cystique, et nous ne donnerons dans celui-ci que quelques descriptions particulières des canaux hépatiques dans plusieurs poissons, afin d'étayer par des exemples cette description générale.

Dans les *raies*, la vésicule du fiel reçoit plusieurs canaux hépatiques très-fins, puis le canal hépatique fournit une branche principale qui vient du lobe moyen du foie, et se joint au canal cystique à deux ou trois centimètres de son origine. Les différentes branches du canal hépatique se réunissent, dans le *tuyau de plume* (*syngnatus pelagicus*), en un seul tronc, qui se joint au canal cystique. Dans les *tétrodons*, les canaux hépatiques ont trois branches principales, dont la première s'unit à la vésicule, un peu en-deçà de son col; la seconde se joint au canal cystique, à peu de distance de son origine, et la troisième un peu plus loin.

Dans la *baudroie*, les canaux hépatiques se joignent au cystique, l'un d'eux au commencement de celui-ci, et les autres quelques centimètres plus loin.

Dans le *lump*, qui manque de vésicule, les

canaux hépatiques forment de bonne heure un seul tronc, qui s'unit à l'intestin, très-près du pylore.

Dans le *loup* (*anarrhichas lupus*), les canaux hépatiques du lobe droit sont rassemblés en trois faisceaux de cinq ou six branches, qui ont chacune leur orifice dans la vésicule du fiel. Trois autres faisceaux appartenant au lobe gauche, s'insèrent, le premier au col de la vésicule, et les deux suivans au canal cystique; le premier de ces faisceaux est composé de trois branches, et le second et le troisième de deux seulement. Plus près du foie, ces branches se divisent en un plus grand nombre de rameaux.

Dans l'*anguille*, les canaux hépatiques ont trois ou quatre branches principales qui se joignent au canal cystique, tout près du col de la vésicule, et peu au-delà.

Dans la *merluche* (*gadus merluccius*), plusieurs petites branches des canaux hépatiques se réunissent successivement au canal cystique.

Dans le *scorpène l'horrible* (*scorpœna horrida*), de même. Dans la *sole* (*pleuronectes solea*), ces branches se rendent particulièrement à une dilatation que forme le canal cystique, en s'approchant de l'intestin.

Dans le *turbot* (*pl. maximus*), les canaux hépatiques du lobe droit se portent à la vésicule antérieure, car cet animal en a deux; le principal s'ouvre au col de cette vésicule. Ceux du lobe gauche percent la vésicule postérieure près de son col, ou dans différens points.

Dans la *perche de mer* (*sciæna labrax*), les trois branches principales des canaux hépatiques s'unissent successivement au canal cystique.

Dans la *perche fluviatile*, le canal hépatique aboutit au col de la vésicule.

Dans le *barbeau*, c'est seulement au canal cystique que se rendent les canaux hépatiques.

Dans le *bichir* (*polypterus niloticus*), le tronc hépatique s'unit au canal cystique, qui est beaucoup plus gros à sept millimètres de l'intestin.

Dans le *silure bagre*, le canal cystique, qui est fort dilaté, reçoit successivement depuis le col de la vésicule huit à dix petites branches des canaux hépatiques.

## ARTICLE III.

### *De la vésicule du fiel et de ses conduits.*

#### I. *De la vésicule.*

Nous avons déja dit que la bile sécrétée par le foie n'étoit pas toujours portée directement dans le canal intestinal; mais qu'une quantité plus ou moins grande de ce liquide étoit détournée dans un réservoir particulier, auquel on a donné le nom de *vésicule du fiel*. Ce réservoir n'existe pas dans tous les animaux qui ont un foie.

Parmi les *mammifères*, tous les *quadrumanes*, tous ceux de l'ordre des *carnassiers*, tous les *édentés*, en sont pourvus; mais il manque dans plusieurs *rongeurs*, particulièrement de la famille des rats, tels que le *hagri* (*mus acedula*); le *sablé* (*m. arenarius*); le *phé* (*m. phœus*); le *songar* (*mus songarus*); le *sit-nic* (*m. agrarius*); le *fauve* (*mus minutus*); le *sukerkan* (*m. talpinus*), suivant *Pallas*; le *hamster*, la *souris*, le *rat-vulgaire*, le *surmulot*. On a trouvé au contraire une vésicule dans d'autres espèces de cette famille, où nous avons déja vu plusieurs circonstances variables dans les organes de la digestion. Il y en a une dans le *porc-épic*, tandis que l'*urson* en manque. Les *tardigrades*, l'*éléphant*, le *rhinocéros*, le *daman*, le *pécari*, parmi les *pachydermes*; le genre des *cerfs*, celui des *chameaux*, parmi les *ruminans*; les *solipèdes*, le *lamantin du Nord* (*trichecus manatus B. borealis*), parmi les *amphibies*; le *marsouin* et le *dauphin*, parmi les *cétacés*, sont tous dépourvus de vésicule du fiel.

Elle manque dans le *perroquet*, le *coucou*, l'*autruche*, quelquefois dans la *pintade*, dans le *pigeon*, le *ramier*, la *gélinotte*, parmi les oiseaux.

Elle existe dans tous les *reptiles*; mais, parmi les *poissons*, nous ne l'avons pas trouvée dans la *lamproie*, le *lamproyon*, le *lump*, la *lyre* (*trigla lyra*), le *pleuronecte rayé*, la *perche du Nil*, plusieurs *sciènes*.

Ainsi la loi de son existence n'est pas encore trouvée. Il n'y a, à la vérité, dans les mammifères, à l'exception du *dauphin* et du *marsouin*, que des animaux *herbivores* et *frugivores* qui en soient privés. Mais on voit que dans le petit nombre d'oiseaux dans lesquels on ne la trouve pas, il y en a également qui se nourrissent d'insectes ou de vers. Il est remarquable qu'elle existe dans les *reptiles*, qui vivent presque tous de substances animales, et qu'elle ne manque que dans un très-petit nombre de poissons.

La bile subit, dans la vésicule du fiel, des altérations manifestes. Toutes ses qualités y prennent plus d'énergie. Sa couleur y devient plus intense, son amertume plus grande, sa consistance plus forte. Les exemples cités précédemment ne sont-ils pas assez nombreux pour pouvoir en conclure que ces qualités sont plus importantes à la digestion des matières animales, qu'à celle des substances végétales ? La vésicule du fiel n'a-t-elle pas d'ailleurs un usage étranger à celui là, très-bien indiqué par le nom de réservoir de la bile qu'on lui a donné ? En effet, ne semble-t-il pas que, chez les animaux carnassiers, qui ne trouvent ordinairement leur nourriture qu'à des intervalles plus ou moins éloignés, la bile, séparée continuellement par le foie, devoit être mise en réserve pour les momens où son action devenoit nécessaire ? Tandis que dans les herbivores et les granivores, dont la digestion paroît moins souvent interrompue, ce réservoir étoit moins important. Quoi qu'il en soit, la vésicule du fiel présente, dans les animaux qui en sont pourvus, quelques différences dans son volume, dans sa forme et dans sa situation absolue ou relative, que nous allons passer rapidement en revue.

A. *Dans les mammifères.*

Dans l'*homme*, la vésicule du fiel, placée sous la face inférieure du foie, à peu près horizontalement, de manière cependant que son fond est plus bas que son col, remplit une petite fossette qui est creusée dans le lobe droit de ce viscère et dépasse un peu, par son fond, le bord tranchant de celui-ci. Elle a, en général, la figure d'une poire, mais cette forme n'est pas absolument la même dans tous les individus. Les membranes qui la composent sont au nombre de trois. L'extérieure, qui ne l'enveloppe pas en totalité et ne recouvre que la partie non contiguë au foie, lui est fournie par le péritoine. Vient ensuite une membrane cellulaire, entrelacée d'un grand nombre de vaisseaux, formant un réseau très-fin. La troisième couverture est de la nature des membranes muqueuses. Elle est remarquable par les plis irréguliers qui rendent sa surface interne très-inégale; ceux de ces plis qui sont dans le col de la vésicule, au nombre de cinq à six, sont dirigés en travers et rendent la sortie de la bile moins facile.

Dans les autres *mammifères*, la vésicule a ordinairement une situation verticale, telle que son fond est dirigé en bas et son col tourné en haut.

Cette position doit faciliter beaucoup l'entrée de la bile dans ce réservoir. Elle n'est cependant pas ordinaire dans les *singes*, qui se tiennent plus souvent sur leurs pattes de derrière, et dans lesquels la vésicule a, à peu près, la même position que dans l'homme. Sa situation, relativement au foie, ne change pas dans cette classe; elle est constamment à droite du ligament suspensoir, sous le lobe du même côté, s'il n'y a que deux lobes, ou sous le lobe moyen, s'il y en a plus de deux, et plus ou moins enfoncée dans cette partie. Dans le *sarigue manicou*, par exemple, elle est cachée aux $\frac{2}{5}$ dans le parenchyme du foie.

Sa forme et son volume sont assez variables et difficiles à bien caractériser dans chaque espèce. Le plus ordinairement elle est pyriforme, comme celle de l'homme. Mais dans quelques-uns, tels que le *blaireau*, le *coati*, la *loutre*, la *fouine*, et les autres espèces du genre des *martes*, le *zibet*, elle est alongée et s'approche de la forme cylindrique. Dans d'autres, tels que plusieurs *chauve-souris*, la *taupe*, l'*ours*, le *raton*, le *hérisson*, elle est plus ou moins arrondie. Elle est fort grosse dans l'*ours*, le *hérisson*, le *coati*, tandis qu'elle paroît petite à proportion dans le *porc-épic*, la *taupe*, etc.

B. *Dans les oiseaux.*

Dans les *oiseaux*, dont le foie est profondément divisé en deux lobes, la vésicule du fiel est toujours placée entre eux, de sorte cependant qu'elle paroît ordinairement appartenir plutôt au lobe droit qu'au lobe gauche. Dans quelques cas, elle semble flottante entre ces deux lobes, et n'y tient que par les vaisseaux hépatiques qu'elle en reçoit. Son fond, au lieu d'être dirigé en bas, comme dans les mammifères à marche horizontale, ou en avant, comme dans ceux à marche verticale, regarde obliquement en arrière. Son volume, comparé à celui du foie, paroît plus grand que dans la classe précédente ; ce qui est sur-tout très-marqué dans les *oiseaux de proie diurnes et nocturnes*. Elle varie beaucoup pour la forme, qui est très-souvent ovale, et ressemblante à une poire plus ou moins alongée; elle est sphérique dans l'*aigle royal*, le *grand duc*.

C. *Dans les reptiles*.

La vésicule du fiel a son fond dirigé ordinairement en arrière. Son volume est plus petit, proportionnellement, que dans les deux classes précédentes, et elle a dans un grand nombre des adhérences plus intimes avec le foie, que dans les oiseaux et même les mammifères. Dans les *tortues*, elle se trouve presque entièrement cachée dans le lobe droit de ce viscère. Dans le *crocodile*, elle est placée sous le même lobe. Dans ceux qui n'ont point de lobe, la place de ce réservoir est marquée par une échancrure. Dans les *ophidiens*, la vésicule est absolument séparée du foie et située à côté de l'estomac près du pylore, à quelques centimètres plus loin que l'extrémité postérieure de ce premier viscère. La forme est généralement ovoïde; elle se rapproche de la forme cylindrique dans l'*iguane ordinaire*.

D. *Dans les poissons.*

La vésicule du fiel a une situation plus variable que dans les autres classes; elle est horizontale ou oblique, et, dans ces deux cas, son fond peut être dirigé en avant ou en arrière. D'autres fois, elle est placée en travers, sous l'estomac; celle du *silure bagre*, par exemple. Comme dans les *reptiles*, on la trouve quelquefois cachée en très-grande partie dans le foie : c'est ce qui s'observe dans les *raies*, chez lesquelles elle est enfoncée dans l'endroit de réunion des lobes moyen et droit, et dans la *dobule* (*cyprinus dobula*), où elle est enveloppée en partie, par le lobe moyen du foie. Il est difficile de comparer avec précision et d'une manière générale son volume proportionnel. Dans plusieurs des poissons qui passent pour être très-voraces, tels que l'*anarrhique-loup*, le *brochet*, ce volume nous a paru très-grand. Il l'est encore dans le *turbot*, (sur-tout si l'on veut y comprendre la seconde dilatation que forme son canal et que nous décrirons bientôt), dans le *merlan*, dans le *polyodon feuille*, dans le *poisson lune* (*diodon mola*); il nous a paru médiocre dans plusieurs *tétrodons*, la *baudroie*, les *raies* et les *squales*, l'*anguille*, la *morue*; il est petit dans le *cheval marin* (*syngnatus pelagicus*), le *scorpène l'horrible*, la *perche fluviatile*, plusieurs *chætodons*, le *picaud*, la *sole*, parmi les *pleuronectes*. La forme de ce réservoir ne varie pas moins que son volume. Il n'y a de bien constant, dans les quatre classes des animaux vertébrés, que sa structure membraneuse.

## II. *Des conduits de la vésicule du fiel.*

La considération de ces conduits doit nous apprendre comment la bile sort de la vésicule, et compléter ce que nous avons déja dit sur les voies que prend ce liquide pour y arriver, ou sur les rapports des canaux hépatiques avec la vésicule ou avec son canal excréteur.

### A. *Des canaux qui apportent la bile dans la vésicule.*

Dans l'*homme*, la bile entre dans la vésicule par la même voie qui lui donne issue, c'est-à-dire, par le canal cystique, qui la reçoit du canal hépatique.

Dans les autres *mammifères*, elle peut suivre d'autant plus facilement la même marche, que l'anastomose du canal hépatique, ou celle de ses branches avec le cystique, se fait sous un angle ordinairement plus ouvert et dans un endroit souvent plus rapproché du col de la vésicule. La situation verticale de ce réservoir, le fond dirigé en bas, contribue également à y faciliter l'accès de la bile. Dans quelques-uns, le chemin de la bile hépatique dans la vésicule devient tout-à-fait direct, au moyen des rameaux fins du canal hépatique qui sortent du foie, ou de la partie de ce canal qui est hors du foie, et se portent à différens endroits du corps de la vésicule, ou à son col. Ces canaux ont été observés dans le *bœuf* et le *bélier*, par un grand nombre d'anatomistes. Un plus petit nombre en décrivent de semblables dans le *loup*, le *chien*, le *hérisson* et le *lièvre*.

Dans les *oiseaux*, le canal cystique n'ayant généralement aucune communication avec l'hépatique, la bile ne pouvoit pas suivre cette voie pour refluer dans la vésicule. Aussi, avons-nous vu, en décrivant les canaux hépatiques de ces animaux, qu'il y avoit toujours une ou plusieurs branches de ces canaux qui s'ouvroient dans le réservoir de la bile, soit à son fond, soit à son col, et y portoient la bile immédiatement. Ainsi, dans l'*aigle royal*, le *grand duc*, la *chouette*, la *spatule*, le *flamand*, la *cigogne*, le canal ou les canaux hépato-cystiques s'insèrent au fond de la vésicule, et la bile a son entrée opposée à sa sortie. Dans d'autres oiseaux, tels que la *pie*, la *corneille*, le *héron*, la *demoiselle de Numidie*, le *vautour urubu*, les canaux hépato-cystiques viennent aboutir au col de la vésicule, ou très-près de cet endroit.

Dans les *reptiles*, la bile arrive dans son réservoir par les branches du canal hépatique qui se portent au corps de la vésicule, ou à son col, ou à l'origine du canal cystique.

Dans les *poissons*, la totalité des branches du canal hépatique se joint, de l'une ou l'autre de ces manières, au réservoir de la bile ou à son canal excréteur, et l'angle de leur réunion est ordinairement très-ouvert. Cette disposition rend l'accès de la bile hépatique dans la vésicule très-facile. Les animaux chez lesquels on l'observe, sont peut-être ceux chez lesquels il se forme le plus de bile cystique.

B. *Du canal excréteur de la bile ou du canal cystique.*

Il nous reste peu de choses à dire sur ce canal. Nous connoissons déja ses rapports ou ses anastomoses avec les canaux hépatiques dans les *mammifères*, les *reptiles* et les *poissons*. Nous savons qu'il reste séparé de l'hépatique, dans les *oiseaux*, et qu'il s'insère rarement avec lui dans le duodénum. Nous avons même indiqué l'endroit de son insertion, en parlant de celle du canal hépatique dans cette classe.

Dans l'*homme* le canal cystique est plus petit que l'hépatique. Il sort de la vésicule à l'endroit de son cou, ou de sa partie la plus étroite, et va, en formant quelques légères sinuosités, se joindre au canal hépatique. Sa surface interne est remarquable par des valvules transversales, qui doivent ralentir le passage de la bile dans le canal cholédoque.

Dans les autres *mammifères* sa longueur varie beaucoup, suivant le lieu de réunion des canaux hépatiques avec lui. Son diamètre ne varie pas moins. Les *singes* sont les seuls, jusqu'à présent, chez lesquels ce canal ait présenté des valvules intérieures, comme dans l'homme. Cette disposition dépendroit-elle de l'habitude de ces animaux de se tenir dans une position verticale? En effet, dans ce cas, la vésicule se trouve située horizontalement, et pourroit se vider avec trop de facilité, si la voie de son canal étoit moins difficile.

Dans le *maki mococo* ce canal est très-sinueux. Il l'est aussi beaucoup dans le genre des *chats*. Il a trois légères courbures dans le *coati*.

Dans les *oiseaux* nous savons déja que ce canal est généralement séparé de l'hépatique, et nous connoissons aussi les rapports de son insertion avec celles de ce dernier et des canaux pancréatiques.

Nous avons aussi dit que dans les *reptiles* le canal cystique restoit assez ordinairement séparé de l'hépatique, à côté duquel cependant il s'insère dans l'intestin. Quelquefois il reçoit successivement les branches de ce dernier.

Enfin dans les *poissons* ce canal reçoit, comme nous l'avons dit, une partie des branches du canal hépatique, et c'est lui proprement qui se continue jusqu'à l'intestin et s'y insère. Son insertion est généralement très-rapprochée du pylore. Nous l'avons trouvée à 2 centimètres de cet endroit dans les *raies*, à 1 centimètre dans plusieurs *tetrodons*. Elle est très-près du pylore dans le *lump*, dans l'*esturgeon*, dans l'*anguille*. Dans le *scorpène l'horrible* on la trouve à côté d'une des appendices cœcales. Dans la *plie* le canal cystique s'ouvre dans le cœcum droit. Il perce la base du cœcum de son côté dans la *perche fluviatile*. Il s'ouvre de même dans un des cœcums, dans la *dorée* (*zeus faber*). Son orifice se voit, dans le *bichir*, au commencement de la valvule spirale. Dans le *brochet*, chez lequel ce canal est extrêmement long, son insertion est plus éloignée du pylore que dans la plupart des autres poissons. Elle étoit à 75 millimètres de cet endroit dans un brochet de 805 millimètres de longueur.

Ordinairement le canal cystique diminue un peu de diamètre depuis son origine jusqu'à sa terminaison. Le *turbot* offre, à cet égard, une exception bien singulière. Il se dilate immédiatement avant son insertion en une seconde vésicule, qui reçoit une partie des canaux hépatiques, et dont le fond adossé à l'intestin s'ouvre dans sa cavité, par un canal très-court, percé à 7 centimètres du pylore. De sorte que dans cet animal l'intestin ne reçoit pas une goutte de bile qui n'ait pu séjourner quelque temps dans l'un ou l'autre de ces réservoirs.

## ARTICLE IV.

### *Du pancréas et de ses conduits.*

A. *Du pancréas.*

DANS l'*homme* on a donné le nom de *pancréas* à une glande conglomérée, de la nature des salivaires, située dans la cavité abdominale, et dont l'humeur est versée, par un conduit excréteur particulier, dans le commencement de l'intestin. Elle s'étend de la rate au duodénum, derrière l'estomac, et entre les lames du mésocolon. D'abord étroite et mince, elle devient peu-à-peu plus épaisse, jusque vers l'arc qui forme cet intestin du côté gauche, endroit où elle s'élargit aussi beaucoup. Les lames du mésocolon la recouvrent en grande partie, et ne laissent à nu que la face postérieure. On n'y trouve point d'autre enveloppe. Sa couleur est d'un rouge clair, tirant sur le jaune, et sa structure semblable à celle des salivaires, c'est-à-dire composée de grains extrêmement fins, réunis par un tissu cellulaire, d'abord en grains plus forts, puis en lobules et en lobes. Chaque grain paroît former, après une injection heureuse, une petite cellule, dont les parois semblent toutes composées de vaisseaux sanguins, et dans laquelle prend naissance une des radicules du canal excréteur.

Dans les autres *mammifères*, les *oiseaux* et

les *reptiles*, le pancréas est de même une glande conglomérée, dont la structure est évidemment semblable à celle qu'il présente dans l'homme. Les principales différences qu'il offre, dans ces trois classes, sont simplement relatives à sa couleur, à sa consistance, à la distinction plus ou moins marquée des lobules, à sa forme, à son volume ; et dans chacune d'elles, il a quelques caractères particuliers, qui ne se trouvent pas dans les autres.

Ainsi, dans la plupart des *mammifères*, il est partagé en branches, qui s'étendent en différens sens, et sa portion principale est toujours placée en travers derrière l'estomac, entre la rate et le duodénum.

Celui des *orangs*, parmi les *singes*, présente la même figure que dans l'homme. Dans d'autres espèces de cette famille, il est de figure irrégulière, comme dans le *magot*. Dans d'autres son extrémité droite se divise en plusieurs branches, comme dans le *coaïta*. La même chose a lieu dans le *mococo*.

Il a deux branches dans la *taupe*, dans le *hérisson*, le *raton*, l'*ours*. Dans le *blaireau* il est courbé en arc. Dans la *musaraigne* c'est son extrémité gauche qui est fourchue. Dans les *chats* il est partagé en deux lobes inégaux ; l'un, plus petit, qui suit le duodénum d'avant en arrière, l'autre, plus grand, situé en travers. Dans les *chiens* c'est à-peu-près la même chose. Dans la

*fouine*

*fouine* il se replie sur lui-même, de manière à prendre la figure d'un ∽ renversé.

Dans la *genette* et le *zibet* c'est une large bande, épaisse et compacte, qui va du duodénum à la rate.

Celui du *castor* est long et mince. Il accompagne le duodénum dans ses différens replis. Celui du *rat-d'eau* a trois branches longues et minces. Il en a plusieurs dans l'*échidna*. On n'en voit pas dans l'éléphant, où il est étroit et alongé. Dans le *taureau* sa figure est celle d'un losange. Dans le *cheval* elle est irrégulière. On y compte trois branches. Il y en a deux dans le pancréas du *lamantin du nord*. Dans le *phoque* commun, ses lobes sont très-distincts.

Dans les *oiseaux*, il est généralement long et étroit, rarement sans division; plus souvent, en ayant de profondes, qui, dans quelques-uns, sont absolument séparées et forment réellement deux pancréas. Dans tous les cas, on le trouve situé d'avant en arrière, dans le premier repli du canal intestinal.

Le pancréas est double, par exemple, dans la *corneille*, le *pic-vert*, l'*outarde*, le *hocco*, l'*oiseau royal*, la *mouette*, etc.; il est simple et sans lobes dans les *vautours*, etc.; il est bifurqué dans l'*engoulevent*, le *perroquet*, etc.

Dans les *reptiles*, sa position et sa figure sont plus variables. Il est, dans plusieurs *chéloniens*, de forme triangulaire. Celui du *crocodile* du Nil est

4 D

partagé en lobes; il est irrégulier dans les *ophidiens*, et situé à droite de l'origine du canal intestinal. Dans la *grenouille*, sa figure est également irrégulière, et sa situation dans l'arc que forme, en avant, le cou de l'estomac. Dans la *salamandre*, il est placé dans la première courbure de l'intestin.

Il n'y a, parmi les poissons, que les *raies* et les *squales*, dans lesquels on trouve un *pancréas* d'une structure analogue à celui des trois classes précédentes. Il est de figure irrégulière, partagé en lobes, placé à gauche de l'origine du canal intestinal, de substance blanchâtre, compacte, nuancée de rouge à l'extérieur, par les vaisseaux sanguins, d'une apparence gélatineuse lorsqu'on le coupe, ayant plusieurs canaux excréteurs.

On ne voit rien de semblable dans les autres poissons : mais l'humeur abondante, séparée par les parois des appendices ou cœcums pyloriques, et par celles du commencement du canal intestinal, ou par ces dernières seulement, lorsque les appendices pyloriques manquent, remplace indubitablement, chez eux, celle que fournit le pancréas dans les animaux qui en sont pourvus. Les unes et les autres renferment, dans plusieurs poissons, une couche glanduleuse fort épaisse; c'est ce que nous avons vu (L. XXI), dans l'*esturgeon*, où les appendices sont d'ailleurs réunis en une seule masse; dans le *polyodon feuille*, où ces appendices sont déja un peu séparés; dans le *chabot du Nil*, où ils le sont entièrement, etc. La couche glanduleuse du canal intestinal est aussi très-marquée dans le *congre*, le *brochet*, les *carpes*, le *bichir*, le *quatre-œils*, qui n'ont point d'appendices pyloriques. Son usage est évidemment de séparer, dans ces animaux, un suc digestif qui leur est nécessaire ; car la sécrétion de ce suc y est trop abondante, pour n'être utile qu'à lubréfier les parois de l'intestin. Ces parois sont beaucoup moins glanduleuses dans beaucoup d'autres espèces ; mais on peut dire qu'il n'y a de différence entre elles et les premières que du plus au moins. Enfin, il y a quelques poissons dépourvus d'appendices pyloriques, et chez lesquels les parois du canal intestinal n'ont pas d'apparence glanduleuse : tels sont entre autres le *tuyau de plume*, plusieurs *coffres*, l'*uranoscope*, *le rat*, plusieurs *bandouillères*, le *sogo*, le *silure bagre*, etc. On ne voit pas ce qui peut suppléer dans ceux-ci à ce qui existe dans les premiers ; mais on n'en pourroit tirer d'autre conséquence raisonnable, à ce qu'il nous semble, si ce n'est que l'existence du pancréas, ou de ce qui le remplace, est moins générale dans les poissons, et que l'humeur pancréatique n'est pas si nécessaire à leur digestion, que dans les autres classes des animaux vertébrés.

### B. *Des conduits pancréatiques.*

Dans l'*homme*, il n'y en a ordinairement qu'un. Ce canal naît, à la manière des veines, par une foule de petites racines qui se réunissent au tronc principal. Celui-ci s'avance en serpentant, au milieu du pancréas, de gauche à droite, augmente à mesure de diamètre, acquiert à la fin celui d'un petit tuyau de plume, rencontre le canal cholédoque, s'introduit avec lui entre les membranes de l'intestin, et s'ouvre dans la cavité de ce dernier par un orifice commun au canal cholédoque. Ses parois sont minces et lubréfiées intérieurement par des mucosités, comme celles des canaux excréteurs des glandes salivaires. Telle est la disposition la plus générale du conduit pancréatique dans l'homme. Rarement s'insère-t-il dans l'intestin séparément du cholédoque; quelquefois il existe un tronc accessoire plus petit, que perce le canal intestinal beaucoup plus près du pylore.

Dans les autres *mammifères*, il est assez fréquent de rencontrer le canal pancréatique, formé de plusieurs branches principales, qui répondent à celles du pancréas; comme dans l'homme, il n'a ordinairement qu'un seul tronc, et, très-rarement, une des branches reste-t-elle séparée jusqu'à l'intestin. Nous avons vu, dans ce que nous avons déja dit de son insertion (art. II), qu'elle se fait assez fréquemment à quelque distance de celle du canal cholédoque. Mais on trouve, à cet égard, des variations entre les individus d'une même espèce.

Dans les *singes*, les *orangs* exceptés, l'insertion du canal pancréatique est rarement commune au cholédoque. Cependant, les canaux pancréatique et cholédoque sont réunis dans certains individus d'une même espèce, et séparés dans d'autres.

Dans le *chien*, ces canaux ont quelquefois leur insertion séparée; celle du premier est la plus éloignée du pylore : mais le plus souvent il y a deux canaux pancréatiques, dont un se réunit au cholédoque, et l'autre s'insère dans l'intestin quelques centimètres plus loin. Dans les *chats*, les canaux cholédoque et pancréatique sont ordinairement réunis. Les deux branches principales de ce dernier, dans le *lion*, se joignent quelquefois l'une après l'autre au cholédoque. Dans le *tigre*, on a vu les canaux (les *pancréatique* et *cholédoque*), avoir un orifice commun, ou le premier s'insérer avant le dernier. Le contraire avoit lieu dans la *panthère*, lorsqu'on les a trouvés séparés, c'est-à-dire, que le *cholédoque* s'inséroit avant le pancréatique. Ils sont généralement réunis dans les autres *carnassiers*.

Nous avons déja vu qu'ils sont séparés dans le *porc-épic*, où ils ont leur insertion très-éloignée l'une de l'autre, et dans la *marmotte* où ces insertions sont plus rapprochées; elles sont aussi très-éloignées dans le *lièvre*. Il n'y a qu'une insertion pour les deux canaux dans le *polatouche*; il n'y en qu'une dans le *kanguroo*, etc.

Dans l'*éléphant*, le canal pancréatique a deux branches principales, dont l'une s'ouvre dans le commencement de la dilatation du canal hépatique, et l'autre aboutit au duodénum quatre à cinq centimètres plus loin.

Dans les *ruminans*, les canaux biliaires se joignent ordinairement au pancréatique. Ils restent séparés l'un de l'autre, quoique très-rapprochés dans le *cheval*. Ils se réunissent, comme nous l'avons dit, dans le *lamantin du nord*.

Les *oiseaux* ont très-souvent plusieurs canaux pancréatiques, qui s'insèrent chacun séparément dans l'intestin, sans se réunir aux canaux biliaires. Cette règle a peu d'exceptions connues. On a vu cependant le canal pancréatique se joindre, dans la *cigogne*, au canal hépatique, pour ne former ensuite qu'un seul canal.

Dans l'*aigle royal*, le *vautour urubu*, la *corneille*, l'*engoulevent*, la *caille*, l'*autruche*, le *casoar*, la *cigogne*, nous n'avons trouvé qu'un seul canal pancréatique. Il y en a trois dans d'autres espèces d'*aigles*, dans la *chouette*, dans le *coucou*, le *flamand*, le *héron*, le *pic-vert*, la *mouette*, etc. On n'en trouve que deux dans le *perroquet*, l'*outarde*, le *hocco*, le *jacana*, le *tantalus ibis*, l'*oiseau royal*, le *canard*, etc.

Voici l'ordre de leur insertion dans quelques-uns de ces animaux. Nous le présentons en une petite table, afin que l'on puisse le saisir d'un coup-d'œil, en avertissant que le canal indiqué le premier, est celui qui a son insertion la plus rapprochée du pylore.

*Aigle royal*, H. — C. — P.
*Autre aigle*, 1$^{r}$ p. — H. 2$^{e}$ et 3$^{e}$ p. — C.
*Chouette*, 1$^{r}$ et 2$^{e}$ p. — 3$^{e}$ p. — H. — C.
*Corneille*, 1$^{r}$ et 2$^{e}$ p. — H. — C. 3$^{e}$ p.
*Engoulevent*, H. — P. — C.
*Perroquet*, H. — 1$^{r}$ et 2$^{e}$ p. — H.
*Pic-vert*, 1$^{r}$ p. — 2$^{e}$ et 3$^{e}$ p. C. — B.
*Caille*, P. — H. — C.
*Outarde*, 1$^{r}$ et 2$^{e}$ p. — H. — C.
*Hocco*, 1$^{r}$ et 2$^{e}$ p. — C. — H.
*Autruche*, H. — P.
*Flamand*, 1$^{r}$ p. — 2$^{e}$ et 3$^{e}$ p. — C. — H.
*Jacana*, can. B. — 1$^{r}$ et 2$^{e}$ p.
*Tantalus ibis*, 1$^{r}$ et 2$^{e}$ p. — H. — C.
*Cigogne*, P. — H. — C.
*Héron*, 1$^{r}$ p. — H. — 2$^{e}$ et 3$^{e}$ p. — C.
*Oiseau royal*, 1$^{r}$ et 2$^{e}$ p. — H. — C.
*Mouette*, 1$^{r}$ et 2$^{e}$ p. — H. — C.
*Canard*, H. — C. — P.

On voit par cette table que le suc pancréatique parvient ordinairement le premier dans le canal intestinal, du moins pour la plus grande partie, et la bile cystique la dernière. Si les exceptions que nous avons observées à cet égard existoient constamment dans certaines espèces, on pourroit sans doute en tirer des conséquences physiologiques sur l'usage de ces liqueurs. Il seroit remarquable, par exemple, que dans l'*aigle royal* et le *canard*, l'insertion des canaux de la bile se fît avant celle des pancréatiques, si, d'une part, on n'avoit pas observé la même chose dans le *jacana*, et de l'autre, si quelques espèces d'aigles n'avoient pas offert une disposition contraire. Quoi qu'il en soit, le premier, ou les deux premiers canaux pancréatiques (lorsqu'il y en a deux qui précèdent un des canaux biliaires), s'insèrent généralement beaucoup plus près du pylore que les canaux suivans. C'est souvent à la moitié ou aux $\frac{2}{3}$ du premier repli, tandis que les autres ne joignent l'intestin qu'à la fin de ce repli.

Dans les *reptiles* le canal pancréatique est simple ou double. Il y en a deux, par exemple, dans le *crocodile du Nil*, qui s'insèrent dans l'intestin après les canaux biliaires, tandis qu'il n'y en a qu'un dans la *salamandre terrestre*, dont l'insertion précède celles des conduits de la bile.

Dans les *raies* et les *squales* les différentes branches du canal pancréatique se réunissent près de l'intestin en un seul tronc, extrêmement court, qui s'ouvre dans l'intestin vis-à-vis du cystique, à-peu-près à 2 centimètres du pylore.

## ARTICLE V.

### *De la rate.*

La *rate* est un viscère, dont l'usage n'est point encore bien démontré. Elle existe dans tous les animaux vertébrés ; mais son importance semble perdre quelque chose à mesure que l'on passe des mammifères aux oiseaux, de ceux-ci aux reptiles, et de ces derniers aux poissons; si du moins l'on en doit juger ainsi, d'après son volume qui paroît diminuer successivement dans ces quatre classes.

A. Dans l'*homme.*

Elle occupe l'hypocondre droit, où elle est située presque verticalement entre les fausses côtes et l'estomac, sous le diaphragme, et au-dessus du rein et de la capsule surrénale du même côté. Mais cette situation varie beaucoup suivant les mouvemens du diaphragme et l'état de vacuité ou de plénitude de l'estomac. Sa forme et son volume sont également inconstans. Ordinairement prismatique, et convexe en dehors, elle est concave du côté interne. C'est par l'endroit le plus enfoncé de ce côté que s'introduisent les artères ou que sortent les veines principales. Il n'y a que cette partie de la rate qui ne soit pas recouverte par le péritoine. Cette membrane, qui lui vient de l'estomac et du grand épiploon, l'enveloppe dans tout le reste de son étendue; et d'autres prolongemens, qui descendent du diaphragme ou remontent du colon du rein et de la capsule surrénale, servent communément à l'assujétir. Une autre enveloppe, particulière à ce viscère, d'un gris blanchâtre, plus épaisse, plus consistante, plus élastique, comparable par ces propriétés et par d'autres caractères aux membranes fibreuses, le recouvre de toutes parts, et pénètre son tissu avec les principaux vaisseaux, qu'elle entoure au moment où ils s'introduisent par la scissure, et qu'elle paroît accompagner très-loin. Le tissu de la rate est d'un rouge brun. Il est évidemment composé, en très-grande partie, de vaisseaux sanguins artériels et veineux, dont les ramifications innombrables forment uniquement, suivant *Ruisch*, toute la substance de la rate. D'autres anatomistes y décrivent des corpuscules blancs et nombreux, que les fortes injections font disparoître, et dont on ignore la structure. Il y a de plus des nerfs qui viennent du plexus cœliaque, et accompagnent les artères et des vaisseaux lymphatiques. Les artères tirent leur origine du tronc cœliaque par une branche considérable, qui porte le nom de splénique. Dans son trajet, cette artère envoie des rameaux au pancréas, et se partage en d'autres branches considérables, qui vont au grand cul-de-sac de l'estomac, et à l'épiploon gastro-colique. Enfin elle arrive à la rate, divisée en deux ou trois branches, qui se sous-divisent bientôt en un plus grand nombre, pénètrent et se distribuent dans la rate, de manière que les ramifications de l'une n'ont pas de communications faciles et nombreuses avec les ramifications de l'autre. Ce qui explique, selon nous, pourquoi ce viscère est quelquefois divisé, et se sépare même en plusieurs autres, comme nous allons en voir des exemples dans quelques mammifères. La veine sort de la rate par le même endroit qui donne entrée aux artères. Elle forme une des branches principales du système de la veine-porte, après s'être renforcée des rameaux venant du *pancréas* de *l'estomac* et du grand épiploon, dont la distribution est semblable à celle des branches et des rameaux que fournit à ces parties l'artère splénique.

B. *Dans les animaux.*

La *rate* paroît varier beaucoup dans les autres animaux vertébrés, pour sa forme, son volume, sa couleur rouge, plus ou moins foncée ou claire, sa consistance, la grosseur relative de ses vaisseaux et de ses nerfs, et les autres parties qui composent son tissu. Sa position, très-rapprochée de l'estomac, ou du commencement du canal alimentaire, et certaines relations (dont il va être question) de ses vaisseaux sanguins avec ces organes, est ce qu'elle offre de plus constant, et peut-être de plus remarquable.

Nous avons vu que son volume sembloit diminuer successivement des mammifères aux poissons. Les artères qui lui apportent le sang, perdent en même temps de leur grosseur et de leur importance. Déja, dans le *marsouin*, dont les rates sont très-petites, les artères spléniques sont simplement des rameaux qui se détachent à angle droit d'une branche appartenant au premier estomac.

Dans les trois autres classes des animaux vertébrés, c'est à peu près la même chose; c'est-à-dire, que les artères de la rate ne sont plus, comme dans la plupart des mammifères, les branches d'un tronc principal qui, dès qu'il se détache de la cœliaque, semble destiné pour ce viscère; mais elles ne peuvent être regardées que comme des rameaux provenant des artères du ventricule succenturié et du gésier, dans les oiseaux; de l'estomac ou du commencement de l'intestin, dans la plupart des *reptiles* et dans les poissons, ou même de la mésentérique, comme cela a lieu dans les *grenouilles.* Dans tous ces cas, les artères de ce viscère étant des divisions de celles qui vont à l'estomac ou au commencement du canal alimentaire, comme cela existe dans les trois dernières classes des animaux vertébrés, ou envoyant des rameaux considérables à ces mêmes parties, ainsi qu'à l'*épiploon* et au pancréas, comme on l'observe dans la généralité des mammifères, il en résulte des rapports dans la distribution du sang dans ces différens viscères, probablement très-importans à considérer pour l'explication des fonctions de la rate. Ce n'est pas que nous croyions pouvoir en déduire, comme on a voulu le faire récemment, tous les usages de celle-ci. Mais du moins est-il vrai de dire que plus l'accès du sang sera facile dans la rate et en même temps difficile dans les artères qui sont en communication immédiate avec les siennes, et dont le sang fournit les sucs digestifs de l'estomac ou du commencement de l'intestin, plus la rate détournera de ce sang à son profit, et moins ces derniers sucs seront abondans ; et réciproquement, moins il arrivera de sang dans la rate, et plus l'abord de ce liquide sera facile dans les artères collatérales, plus la quantité de ces sucs augmentera. Quoi qu'il en soit, le sang qui revient de ce viscère suit constamment la même marche dans tous les animaux vertébrés. Des veines, dont la distribution est comparable à celle des artères, se réunissent dans les mammifères pour former une des branches principales de la veine-porte, et dans les autres classes, sont des rameaux moins importans, qui conduisent toujours ce liquide au *foie*. Ainsi la rate a, d'un côté, des rapports immédiats avec la sécrétion de la bile ; et, de l'autre, des rapports indirects avec celle des sucs digestifs de l'estomac ou du commencement du canal alimentaire. C'est probablement dans les uns et dans les autres de ces rapports que consistent toutes ses fonctions ; car étant un organe essentiellement composé de vaisseaux sanguins, c'est dans la manière d'être de ces vaisseaux dans la rate, et dans leurs relations hors de ce viscère, qu'il faut chercher la partie essentielle de ses fonctions.

La position de la rate nous paroît une conséquence des rapports que devoient avoir ses vaisseaux. Elle est généralement très-rapprochée de l'estomac ou du canal intestinal, et maintenue dans cette situation, en partie par les vaisseaux sanguins qu'elle lui envoie ou qu'elle en reçoit, et en partie par des prolongemens du péritoine qui en viennent et qui la recouvrent.

Dans les *mammifères*, ses principales adhérences sont, comme dans l'homme, au grand cul-de-sac de l'estomac, au tour duquel elle se contourne assez souvent, jusque plus ou moins près du pylore; de sorte qu'au lieu d'être placée en long dans l'hypocondre gauche, on la trouve quelquefois tellement en travers, que son extrémité droite dépasse la colonne vertébrale. Lorsqu'il y a plusieurs estomacs, c'est toujours au premier que la rate est adhérente; mais nous verrons, quand nous décrirons plus en détail ses vaisseaux et ceux de l'estomac, que ce n'est pas uniquement à celui-là que se distribuent, dans tous les cas, les artères qui, dans l'homme, portent le nom de *vaisseaux courts*. Dans les *ruminans*, la rate est placée sur le côté gauche de la *panse*, et tient au diaphragme par des replis du péritoine; celles du *marsouin* sont collées à la face postérieure et gauche du premier estomac. Dans tous les *mammifères* la rate est liée plus ou moins étroitement à l'estomac par les lames de l'épiploon, qui passent de ce viscère sur elle, et l'enveloppent presque de toutes parts, et par des artères qui se détachent des branches de la splénique, et vont au grand cul-de-sac sous le nom de *vaisseaux courts*.

Celle des oiseaux est toujours très-rapprochée du ventricule succenturié, ou jabot glanduleux, situé à la base, et un peu à gauche de celui-ci, en arrière du lobe gauche ou de la partie moyenne du foie, au-dessus et en avant du gésier; elle est maintenue dans cette situation par des replis du péritoine.

Celle des *reptiles* n'a pas constamment des rapports aussi intimes avec l'estomac. Ainsi, dans la *grenouille vulgaire*, on la trouve au centre et entre les lames du mésentère, au-dessus cependant de l'estomac, et assez près du rectum.

Dans le *crocodile*, elle tient au côté gauche de la partie de l'intestin qui vient après le premier tour; l'estomac la recouvre: mais celle des autres reptiles est fixée au côté gauche de ce viscère, comme dans les *salamandres*, le *lésart vert*, ou dans l'arc qu'il forme en avant, comme dans le *caméléon*, ou bien elle adhère au commencement du canal intestinal, comme dans les *ophidiens* et les *chéloniens*.

Les *raies* et les *squales*, parmi les poissons, l'ont placée sur le sac stomacal, dont elle dépasse un peu le bord droit, dans l'angle qu'il forme avec le boyau du même nom. Ses deux branches tiennent, dans l'*esturgeon*, à la courbure que l'estomac fait en arrière; elle est fixée, dans le *polyodon-feuille*, au bord droit de la première partie du canal intestinal. Dans le *scorpène l'horrible*, elle est placée près du pylore entre cette extrémité de l'estomac et un des appendices pyloriques. Dans le *remora*, entre le foie et l'estomac ; dans la *plie*, la *sole*, le *pleuronecte rayé*, de même ; dans l'*anguille*, entre l'estomac et le commencement du canal intestinal. Dans le *lump*, elle est enveloppée par le mésentère, très-près de l'origine du canal intestinal. Dans le *brochet* c'est au coude que forment en arrière l'estomac et le commencement de l'intestin, qu'elle est suspendue. Enfin, dans un grand nombre on la trouve sous la vésicule aérienne, et au-dessus de l'estomac ou du commencement du canal alimentaire. Dans tous, elle est enveloppée et maintenue dans sa situation par le péritoine qui lui vient de ce dernier ; son éloignement de l'estomac dans quelques-uns, sa situation alors plus rapprochée de l'origine du canal intestinal, confirme peut-être ce que nous avons dû soupçonner de ses rapports avec la sécrétion d'un suc digestif ; car dans beaucoup de poissons cette secrétion paroît souvent plus abondante dans le commencement du canal intestinal, que dans l'estomac.

La couleur de la *rate*, très-foncée dans l'homme, l'est encore beaucoup dans la plupart des autres mammifères ; mais elle semble généralement plus claire dans les autres classes des animaux vertébrés.

Son tissu varie sans doute dans la manière d'être, et les proportions des parties qui le composent, ces variations bien appréciées dans un grand nombre

bre d'animaux, ne manqueroient pas de fournir des données intéressantes sur l'histoire anatomique et physiologique de ce viscère. Les observations faites à cet égard sont jusqu'à présent peu nombreuses, et relatives seulement à son tissu plus ou moins serré, plus ou moins vasculeux. Nous l'avons trouvé extrêmement lâche, et ses vaisseaux fort développés dans *l'ornithorinque*; il l'est aussi beaucoup dans *l'esturgeon*, où les vaisseaux sont moins distincts. Les filamens fibreux se voient bien dans le casoar à mesure que l'on soulève l'enveloppe propre de la rate.

Rien de si varié que la forme de ce viscère dans les différens animaux. On seroit tenté de présumer d'abord qu'elle doit avoir quelques rapports avec celle de la partie de l'estomac ou du canal alimentaire à laquelle la rate est fixée, mais c'est ce que l'observation ne paroît pas confirmer. Ainsi, parmi les mammifères quadrumanes, le *gibbon*, le *mandrill*, le *papion*, le *saïmiri*, le *sajou*, etc., ont la rate triangulaire. Elle est large en arrière, et divisée en deux lobes arrondis dans *la guenon bonnet chinois*, le *magot*; en forme de languette dans le *coaita*; longue et étroite dans le *saï*, le *mococo*, le *mougous*, le *vari*; plus large postérieurement qu'en avant dans le *lori*; très-longue, en forme de prisme triangulaire, dans *l'alouatte*; ayant la figure d'une feuille irrégulière, dont les bords sont crénelés, dans le *tarsier*.

Dans les *carnassiers* elle est plus généralement

étroite et longue, prismatique ou applatie ; c'est ainsi que nous l'avons vue dans la *roussette* et plusieurs autres *chauve-souris*, le *coati*, l'*ours brun*, la *taupe*, le *chrysocloris*, le *hérisson*, le *blaireau*, le *genre des chats*, celui des *chiens*, le *zibet*, etc. ; nous l'avons trouvée de forme triangulaire dans le *galéopithèque varié* et le *sarigue manicou*, et à trois lobes dans le *phalanger brun* : elle a aussi cette dernière forme dans la *marmose* et le *cayopollin* ; elle est ovale et grande dans la *belette*. Parmi les *rongeurs* on la trouve triangulaire dans le *phascolome*, le *rat-d'eau*, le *cochon-d'Inde*, où elle est en même-temps large et plate ; très longue, étroite et mince dans le *kanguroo-géant* ; longue et étroite dans la *marmotte*, le *rat vulgaire*, le *surmulot*, le *lapin* ; de forme variée, suivant les individus, dans le *porc-épic* ; elle a trois branches dans l'*échidna* (parmi les *édentés*), dont la plus grande est dirigée en arrière, et les deux autres en avant ; elle est rectangulaire et plus grande que l'estomac dans l'*ornithorinque* ; très-longue dans le *cochon*, l'*éléphant*, large et applatie dans le *rhinocéros* ; plate, sémi-lunaire dans le *daman* ; plate et arrondie dans les *cerfs* ; ovale et mince dans la *gazelle* ; plate, large et sémi-lunaire dans le *lama* ; large et mince en général dans les *ruminans* ; plate et triangulaire dans le *cheval*.

Dans tous ces animaux il n'y en a qu'une. On

on trouve sept dans le *marsouin* et le *dauphin*, qui toutes ensemble n'égalent pas le volume d'une rate de quadrupède; la plus grosse est à-peu-près comme une châtaigne, la seconde est un peu moindre, et les cinq autres sont comme des pois et des lentilles: toutes présentent la texture ordinaire; elles reçoivent chacune une artère splénique, envoient, par des veines analogues, leur sang au foie, et communiquent avec le premier estomac par des vaisseaux courts.

Les *oiseaux* ont généralement une rate petite, ovale ou sphérique, quelquefois cylindrique: elle est comme une baie de groseille pour la grandeur et la figure dans le *faucon*, également sphérique dans le *perroquet*; plate vers le jabot glanduleux, arrondie extérieurement dans l'*aigle royal*; réniforme dans la *demoiselle de Numidie*, l'*outarde*; petite, demi-circulaire dans le *cormoran*; conique dans l'*oie*; à trois pointes dans le *canard*; cylindrique dans l'*autruche*, la *corneille*; plate et ovale dans le *casoar*; ovale dans la *spatule*, le *picvert*, etc.

La figure ne varie pas moins dans les *reptiles*. On lui trouve celle d'un rein dans les *tortues*; elle est petite et sphérique dans les *grenouilles* et les *crapauds*, alongée dans les *salamandres*, ainsi que dans les *sauriens* et les *ophidiens*.

Celle des *poissons* a des formes également très-changeantes: elle est presque triangulaire dans les *raies* et les *squales*, l'*esturgeon* où elle a deux branches en avant, très-alongée dans le *polyodon-feuille*, la *lote vivipare*, les *rotangles*, etc.; triangulaire dans le *brochet*, la *sandre*, etc,; petite, sphérique dans la *plie*, le *remora*, etc., très-irrégulière dans le *barbeau*, etc.

## DEUXIÈME SECTION.

### *Du péritoine, des mésentères et de l'épiploon.*

Nous voici arrivés aux enveloppes du canal alimentaire. Les trois sortes de membranes que nous venons de nommer ci-dessus n'en font proprement qu'une, et s'il étoit possible de les détacher de toutes les parties auxquelles elles adhèrent, on n'en feroit qu'un grand sac irrégulier. En effet le péritoine, après avoir tapissé l'abdomen, se replie en dedans de lui-même pour former le mésentère, et c'est dans l'extrémité de ce repli, dans son bord, que le canal alimentaire est passé ou enveloppé, en sorte qu'il est, à bien dire, en dehors du péritoine. Les épiploons ne sont que des prolongemens de ce repli intérieur, qui s'étend au-delà de la ligne où l'intestin passe. Ainsi le sac péritonéal général, si on pouvoit le développer, se trouveroit ne rien contenir du tout; car l'intestin, les vaisseaux, les glandes, les nerfs sortiroient de leur gaine par l'effet de ce développement.

## ARTICLE PREMIER.

### *Du péritoine.*

DANS l'homme c'est une membrane mince, blanchâtre, transparente, formant un sac sans ouverture, dont les parois tapissent intérieurement celles de la cavité abdominale et une partie du bassin, recouvrent en partie, ou enveloppent de tous côtés la plupart des viscères qui y sont contenus, et les y assujétissent d'une manière plus ou moins solide. La surface interne de ce sac est lisse et constamment humectée par la vapeur aqueuse, qui s'en exhale de toutes parts. L'externe tient par un tissu cellulaire, plus ou moins serré ou lâche, plus ou moins rempli de graisse, aux parois de l'abdomen ou aux viscères qu'elle recouvre; ou bien deux portions de cette surface se rapprochent l'une de l'autre pour former les différentes duplicatures du péritoine, connues sous le nom de *ligamens*, lorsqu'elles sont peu étendues, et qu'elles n'assujétissent qu'une petite portion d'intestin, ou lorsqu'elles appartiennent à d'autres viscéres; appelées *mésentères*, lorsqu'elles fixent et enveloppent dans une partie de leur repli, les différentes portions du canal alimentaire; ou *épiploons*, quand elles forment des culs-de-sac, dont les parois, ordinairement chargées de graisse, sont plus ou moins libres et flottantes dans la cavité abdominale.

Le foie, dans presque sa totalité, l'estomac, la rate, le canal intestinal, à l'exception du duodénum, et de la portion du rectum qui s'enfonce dans le bassin, sont enveloppés de tous côtés par le péritoine. Il recouvre d'une manière moins intime et moins générale le duodénum et le pancréas, situés simplement dans l'écartement de ses lames. Il se porte du bassin au rectum, en laissant la moitié postérieure de cet intestin à découvert. La matrice, chez les femmes, en est entièrement enveloppée; mais il descend plus profondement le long de la face postérieure du vagin qu'au-devant de celui-ci. Delà, ou du rectum dans l'homme, il se porte à la vessie, qu'il atteint au-dessus de l'insertion des uretères, et qu'il recouvre en arrière et sur son fond, d'où il redescend un peu le long de sa face antérieure, et passe ensuite au pubis. De cette manière une grande partie de la vessie, en avant et sur les côtés, les canaux déférens et les vésicules séminales dans l'homme, une partie du vagin dans la femme, l'extrémité du rectum dans l'un et dans l'autre, manquent absolument de cette enveloppe accessoire. Elle ne fait que passer sur les reins, les capsules surrénales et les gros vaisseaux de l'abdomen, sans les envelopper de plusieurs côtés. Elle les exclut ainsi de sa cavité, dans laquelle elle reçoit les autres viscères en se repliant sur elle-même.

Le péritoine est essentiellement composé du tissu cellulaire, et d'un grand nombre de vaisseaux absorbans. Il a des vaisseaux sanguins qui lui viennent des différentes parties qu'il recouvre ou qui l'avoisinent. On ne lui connoît point de filet nerveux qui lui soit propre.

Il résulte de son histoire anatomique, qu'il sert à isoler les uns des autres les différens viscères de l'abdomen; à les envelopper plus ou moins complettement, et à les assujettir, d'une manière plus ou moins solide, aux parois de cette cavité. C'est entre ses duplicatures que s'introduisent les vaisseaux et les nerfs qui vont à ces parties. Sa surface interne permet à plusieurs de celles-ci de glisser les unes sur les autres, sans que le frottement en soit douloureux, et produise de l'inflammation et des adhérences.

Ces usages feront sentir facilement l'importance de cette membrane, et prévoir combien son existence doit être générale; aussi la trouve-t-on, ou du moins une membrane analogue, dans tous les animaux vertébrés. Généralement blanche, délicate, transparente et sans couleur dans les *mammifères* et les *oiseaux*; elle est quelquefois noire dans les *reptiles* et les *poissons*, et souvent argentée dans ces derniers; elle prend beaucoup d'épaisseur dans plusieurs de ceux-ci, et une apparence molle et comme gélatineuse. On lui trouve ces derniers caractères entre autres dans le *poisson-lune* et plusieurs autres *tétrodons*; tandis que dans d'autres espèces de la même classe, l'*esturgeon*, par exemple, son tissu est ferme, et comme tendineux. Au reste, ce tissu est généralement mince, délicat, transparent dans la portion qui recouvre immédiatement les viscères de l'abdomen, tandis que celle qui tapisse les parois de cette cavité est plus forte, et souvent plus colorée.

Le péritoine de l'*éléphant*, parmi les *mammifères*, présente de même beaucoup d'épaisseur dans la portion qui tapisse les parois musculeuses de l'abdomen. Nous l'avons vu dans un individu de cette espèce, mort d'un péritonite, injecté de vaisseaux sanguins innombrables, formant un réseau très-fin. Les couches celluleuses qui le composent se développoient, lorsqu'on cherchoit à les séparer, en longs filamens soyeux, semblables à ceux de tout le tissu cellulaire de cet animal.

Les rapports du péritoine diffèrent dans les quatre classes des animaux vertébrés, suivant que les différens viscères qu'il enveloppe, chez l'*homme*, sont séparés par un diaphragme ou par quelqu'autre cloison, de ceux de la circulation et de la respiration, comme cela a lieu dans les *mammifères* et les *poissons*, ou que tous ces viscères sont contenus dans une même cavité, comme dans les *oiseaux* et les *reptiles*. Dans le premier cas une membrane analogue au péritoine, mais séparée, tapisse la cavité du thorax, et revêt les organes qui y sont renfermés, et le péritoine seul est distribué dans l'abdomen.

Dans le dernier cas, le péritoine et le plèvre paroissent confondus, ainsi que les cavités abdominale et thorachique, et ne forment qu'une seule membrane.

La disposition de cette membrane commune a quelque chose de particulier dans les *oiseaux*. Elle y forme de grandes cellules, dont une partie sont vides, et les autres remplies par les viscères; ces cellules communiquent avec les poumons, et se remplissent ou se vident d'air dans l'inspiration et l'expiration. Nous ne faisons que les indiquer ici, nous réservant de les décrire dans la leçon de la respiration.

Celle des *chéloniens*, parmi les *reptiles*, semble diviser en plusieurs autres la cavité commune du thorax et de l'abdomen. 1°. La cavité des poumons, qui se prolongent fort loin en arrière, par-dessus le cœur, le foie et les intestins; 2°. celle du cœur ou du péricarde; elle touche en arrière à la suivante; 3°. celle des viscères abdominaux, qui renferme l'estomac, le foie, les intestins, la vessie et les testicules, ou les ovaires. Ses parois forment en avant, en recouvrant le foie, une sorte de diaphragme membraneux, qui le sépare du cœur, et elles ferment, en arrière, la cavité du bassin; elles fournissent de plus les mésentères. La consistance de cette membrane nous a semblé plus forte dans ces animaux que dans les autres *reptiles*.

La distribution du péritoine des *poissons* est, en général, analogue à celle qu'il offre dans les mammifères : mais il présente, dans les *raies*, une circonstance d'organisation bien particulière. Ce n'est plus un sac fermé de toutes parts comme dans les mammifères et les reptiles; il est percé dans deux endroits, et communique à l'extérieur par autant d'ouvertures de plusieurs millimètres de diamètre, qui se voient de chaque côté de l'anus. Elles conduisent directement dans le fond de ce sac, qui répond à la partie la plus reculée de l'abdomen. L'eau de la mer peut sans doute y entrer et en sortir à la volonté de l'animal, comme l'air entre dans les cellules des oiseaux.

## ARTICLE II.

### *Des mésentères.*

Ce sont les prolongemens du péritoine qui fournissent une enveloppe extérieure au canal intestinal, le retiennent d'une manière plus ou moins solide aux parois de l'abdomen et à d'autres viscères, et renferment entre leurs lames les vaisseaux et les nerfs qui vont à ce canal. Ils existent dans tous les animaux vertébrés, et leur manière d'être détermine en partie celle des intestins dans la cavité qui les contient.

A. *Dans l'homme.*

Dans l'*homme*, on les distingue d'après la partie du canal intestinal à laquelle ils appartiennent, en *mésentère* proprement dit, qui suspend l'intestin grêle aux vertèbres des lombes ; en *mésocolon* droit, gauche et transverse, qui sert à assujétir les portions droite, gauche et transverse de cet intestin ; et en *mésorectum*, dont le nom indique l'usage.

Le *mésentère* proprement dit, appartient à toute la partie de l'intestin grêle qui est au-delà du duodénum ; il se compose de deux lames du péritoine provenant de chaque côté des trois premières vertèbres lombaires, s'adossant l'une à l'autre, et se prolongeant de manière à envelopper toute cette grande étendue du canal intestinal, de sorte cependant que le bord, qui est vers l'intestin, est encore, de près de deux mètres, plus court que ce dernier.

Le *mésocolon* droit vient, d'une part, de la région du foie, des fausses côtes droites, du rein de ce côté, du carré des lombes et de l'iliaque interne, et, de l'autre, du feuillet droit du mésentère, et recouvre plus ou moins complètement le colon droit et le coecum.

Des deux lames qui forment le *mésocolon transverse*, la supérieure vient de la région des lombes et du rein droit, de la partie postérieure du foie, du duodénum, du pancréas, des premières vertèbres lombaires, et du ligament suspensoir de la rate ; l'inférieure s'étend de ce ligament, en suivant la même direction transversale que la première, jusque derrière le foie et les vaisseaux hépatiques, à la région du rein droit, et au ligament hépatico-rénal ; l'une et l'autre forment comme une cloison transversale qui divise en deux parties, supérieure et inférieure, la cavité abdominale, et sépare le foie, l'estomac, le duodénum, le pancréas et la rate, des autres vicères de l'abdomen.

Le *mésocolon* gauche semble supérieurement une continuation du précédent, dont les deux lames se récourberoient à angle droit pour le former; il ne recouvre pas totalement la partie gauche du colon, et laisse, comme le mésocolon droit, une partie ou la totalité de la face postérieure de cet intestin à nud; la lame gauche, qui est la plus courte, se continue avec le péritoine qui prend de la région iliaque jusqu'au rein; la droite, qui est beaucoup plus longue, passe sur le psoas, et va se joindre à la lame gauche du mésentère.

Enfin, le *mésorectum* est cette partie du péritoine qui passe de la partie postérieure du bassin, sur les côtés du rectum, et au-devant de cet intestin.

Les nombreux vaisseaux sanguins qui vont au canal intestinal ou en reviennent, se ramifient entre ces duplicatures; il semble qu'elles n'étoient pas moins nécessaires pour contenir ces ramifications que pour assujétir ce canal. Elles renferment de plus les nerfs qui lui appartiennent, les vaisseaux chylifères et beaucoup de glandes conglobées.

B. *Dans les mammifères.*

La disposition générale du mésentère des *mammifères* est à peu près la même ; sa plus grande portion vient toujours immédiatement d'une partie plus ou moins étendue de la colonne vertébrale, à laquelle elle suspend l'intestin qu'elle embrasse entre ses deux lames. Cette partie répond constamment à l'endroit où le tronc de la mésentérique antérieure se détache de l'aorte. Elle ne présente, dans plusieurs d'entr'eux, aucune différence importante ; dans d'autres cas, ses variations sont plus marquées ; nous ne pouvons que les indiquer rapidement. Elles dépendent, en général, de la longueur plus ou moins grande du canal intestinal, jusqu'à un certain point de sa division en gros et petit intestin, et de la position fixe des différentes portions de ce canal, qui a dû être déterminée par les replis du mésentère. Elles paroissent produites encore par d'autres circonstances, qui existent constamment dans certaines familles ou certains ordres naturels ; les *ruminans* et les *rats* nous en fournissent des exemples, mais qu'il est difficile de bien apprécier.

Il y a toujours un mésorectúm qui fixe dans le bassin ou à la colonne vertébrale, et enveloppe plus ou moins complètement la dernière portion du canal alimentaire. Celle qui la précède ne peut pas toujours être distinguée comme dans l'*homme*, et la plupart des *mammifères* qui ont un cœcum, en colon gauche, transverse et droit, fixé derrière l'estomac et dans les hypocondres et les lombes, par autant de plis du mésentère bien distincts l'un de l'autre. Elle offre cependant quelque chose d'assez constant : c'est qu'elle est presque toujours réunie par un pli analogue au mésocolon transverse, mais qui n'a pas toujours cette direction, soit à l'estomac et au duodénum à la fois, soit à ce dernier seulement; cette dernière disposition est particulière aux *carnassiers* qui manquent de cœcum. Le duodénum fait d'abord un tour dans ces animaux, puis la plus grande partie du canal intestinal est retenue par le mésentère en un seul paquet, dont les circonvolutions sont régulières et concentriques dans quelques-uns (les *chauves-souris*), ou plus ou moins irrégulières; enfin la dernière partie de ce canal s'avance vers le duodénum, ou le rencontre en se portant en arrière, se fixe à cet intestin par un pli assez court, dont la direction est ordinairement longitudinale, et se continue de là, sans détour, jusqu'à l'anus. Il est remarquable dans le *lerot*, qui n'a point de cœcum, ni par conséquent de *colon* : une portion analogue à ce dernier, traverse le duodénum de droite à gauche, et d'arrière en avant, longe, dans la première direction, une partie de la grande courbure de l'estomac, et tient à cette partie ainsi qu'au duodénum, à peu près comme dans le *surmulot*, par une sorte de mésocolon transverse. Ici le défaut de cœcum n'a pas changé essentiellement la position de l'intestin relativement à l'estomac, comme dans les précédens.

Lorsque la portion intermédiaire entre le coecum et le rectum, a beaucoup plus de longueur que ne le comporteroit le simple tour qu'elle fait dans l'homme, (comme cela a lieu, entre autres, dans les *rongeurs*), cette portion éprouve alors un plus grand nombre de courbures, ses circonvolutions sont plus nombreuses et souvent moins fixes. Une partie passe toujours, à la vérité, derrière le duodénum et l'estomac, auxquels elle est fixée par un repli particulier; mais les autres ne tiennent pas aussi constamment à d'autres plis analogues au mésocolon droit et gauche; le premier manque ordinairement. Une grande partie du colon est roulée en spirale dans les rats (Leç. XXI); il forme dans la *marmotte* trois replis parallèles, et dirigés d'arrière en avant et d'avant en arrière, dont le second pénètre jusque dans le bassin, et tient, par sa courbure antérieure, ainsi que le premier, au duodénum et à l'estomac; les deux côtés de chaque tour sont réunis par des portions du mésentère, mais ils sont au reste assez libres, et nullement fixés par des mésocolons latéraux.

Le colon du *porc-epic* forme deux semblables tours, dont le premier se prolonge de même jusqu'au bassin, et le second seulement jusqu'à l'ombilic. Celui du *cochon-d'Inde* en a d'irrégulièrement concentriques, analogues à ceux que nous allons décrire dans les *ruminans*. Ceux-ci n'ont pas proprement de mésocolon droit, ni de mésocolon transverse; leur colon est disposé d'une manière remarquable sur le mésentère, autour duquel est plissé l'intestin grêle. Voici au reste la distribution de tout leur canal intestinal et de leurs mésentères; nous la décrirons d'abord d'après un jeune *lama*, et nous indiquerons ensuite ce que les *ruminans à cornes* offrent de différent à cet égard.

Le duodénum qui est assez long, va, en faisant plusieurs sinuosités, jusque derrière la base du mésentère, où il se termine en passant à gauche de ce prolongement, et tient, dans cet espace, à un repli du péritoine qui lui est propre. Le mésentère proprement dit, est très-peu étendu en comparaison de la longueur de l'intestin qui lui est fixé; il ne tient que dans un court espace aux premières vertèbres lombaires, de sorte que la très-grande partie du canal intestinal est comme flottante dans l'abdomen. L'intestin grêle borde la circonférence en faisant un grand nombre de plis; la base se partage en un appendice oblong entouré, dès le moment où il se détache du mésentère, par la première portion du colon, puis recevant dans son disque plusieurs circonvolutions de cet intestin irrégulièrement concentriques; ensuite le colon s'avance sur le premier mésentère, se replie sous lui pour se porter en arrière; il vient en avant jusqu'à la rencontre du duodénum auquel il est fixé par un pli particulier du péritoine, qui ne l'attache à aucun des estomacs; de là il passe dans l'hypocondre gauche,

gauche, puis sur le rein du même côté où il est sinueux, et longe, dès cette partie, jusqu'au bassin, la colonne vertébrale, en formant encore quelques petites sinuosités. Dans tout cet espace il adhère aux parties sur lesquelles il passe par un mésocolon peu étendu.

Dans les *ruminans* à cornes, le mésentère n'est point divisé en deux lobes; il est aussi très-peu étendu et fixé aux vertèbres dans un très-court espace; les tours concentriques du colon occupent particulièrement sa base et son disque. Celui-ci est bordé de même par la très-grande partie de l'intestin grêle, qui va s'insérer au cœcum après avoir fait un tour concentrique au premier, et beaucoup moins sinueux que lui.

C. *Dans les oiseaux.*

Le mésentère des *oiseaux* se détache du dos dans un petit espace qui est vis-à-vis l'origine de l'artère mésentérique antérieure ou supérieure, et se développe tellement qu'il embrasse la très-grande partie de l'intestin. La dernière portion de celui-ci, qui répond au rectum, est fixée d'une manière moins lâche par un prolongement qui vient du bassin.

D. *Dans les reptiles.*

Le mésentère des *reptiles* offre, dans les différens ordres de cette classe, des variétés qu'il nous suffira d'indiquer en peu de mots.

La première qui se porte aux intestins grêles, dans les *tortues*, ne vient pas immédiatement de la colonne vertébrale, et ne forme le mésentère proprement dit, qu'après avoir fixé le colon transverse par un mésocolon.

Le duodénum est lui-même retenu dans l'hypocondre droit et les lombes, par les lames de la membrane commune qui le recouvrent et se portent ensuite aux parois de l'abdomen.

Le mésentère des *ophidiens* est tout particulier; c'est un pli fort étroit qui ne vient pas immédiatement de la colonne vertébrale, et entre les lames duquel les vaisseaux sanguins rampent sans se diviser, pour former un grand nombre d'anastomoses comme dans les animaux à sang chaud.

Dans les *sauriens* le mésentère est passablement développé. Le prolongement qui se porte au gros intestin, vient de la colonne vertébrale, comme celui qui appartient à l'intestin grêle; seulement il s'en détache plus en arrière. Il n'y a point de mésocolon transverse.

### E. *Dans les poissons.*

Les différens replis du péritoine qui retiennent les intestins sont fréquemment d'une délicatesse extrême. Dans ceux qui ont une vessie aérienne, celle-ci étant appliquée immédiatement à la colonne vertébrale, et située conséquemment hors du sac du péritoine, l'attache des mésentères n'est plus à cette colonne. C'est la différence la plus remarquable que les poissons nous présentent à cet égard.

## ARTICLE III.

### *Des épiploons et des membranes graisseuses dans les animaux qui hibernent.*

A. *Des épiploons.*

Ce sont, comme nous l'avons déja dit (art. I), des prolongemens du péritoine, composés de plusieurs lames extrêmement minces, formant des culs-de-sac, et dont une partie plus ou moins étendue flotte librement dans la cavité abdominale.

Cette définition s'applique sur-tout, dans l'*homme*, au grand *épiploon*, appelé encore *épiploon gastro-colique*. Des deux feuillets qui le composent, l'antérieur est suspendu à toute la grande courbure de l'estomac, depuis le ligament gauche de l'œsophage jusque près du pylore. Il est formé par les deux lames de l'épiploon gastro-hépatique, qui, après s'être écartées pour contenir l'estomac, se rapprochent le long de sa grande courbure, pour former ce feuillet; celui-ci descend plus ou moins dans la cavité d'abdominale, se replie sur lui-même, forme ainsi le feuillet postérieur de l'épiploon, qui remonte jusqu'au colon transverse, auquel il est suspendu, comme l'antérieur l'est à l'estomac. Ses deux lames s'écartent, pour former l'enveloppe extérieure de cet intestin et celle de la rate. On voit que ces deux feuillets de l'épiploon forment un vaste cul-de sac, à parois contiguës, dont le fond est dirigé en bas.

L'*épiploon gastro-hépatique*, que nous ne considérons dans la comparaison que nous allons faire que comme une partie du premier, sert de moyen d'union entre le foie et l'estomac. Il s'étend de la surface inférieure du foie à la petite courbure de l'estomac, et tient, d'une part, à la scissure transversale de ce premier viscère, à la vésicule du fiel, à la fosse du conduit veineux et au diaphragme ; et de l'autre, à toute la petite courbure de l'estomac, depuis l'œsophage jusqu'au duodénum. Les deux feuillets dont il est formé se continuent sur les deux faces de l'estomac, et se prolongent au-delà de celui-ci, comme nous venons de le dire, pour former le grand épiploon. Les cavités de l'un et de l'autre communiquent ensemble, et leurs membranes présentent la même délicatesse.

Un autre épiploon, qui ne semble qu'un appendice du grand, naît de la membrane extérieure du colon transverse, et s'étend au colon droit jusques au-dessus du cœcum : on l'appelle *épiploon colique.*

Enfin, un grand nombre de semblables appendices, mais fort petits, s'observent sur la longueur du cœcum et du colon. Ils font autant de petits culs-de-sac remplis de graisse et formés aux dépens de la membrane extérieure de ces intestins.

On parvient dans la cavité des trois premiers épiploons à travers une ouverture semi-lunaire située sur la partie droite du foie, à l'endroit où il touche au duodénum, entre la veine-porte et la veine-cave. L'air qu'on insuffle par cet endroit écarte les membranes de ces sacs, et les gonfle en boursouflures inégales.

Les vaisseaux sanguins des *épiploons* sont des rameaux de ceux qui passent entre leurs lames, pour se rendre aux viscères auxquels ils sont suspendus. Ainsi l'*épiploon gastro-hépatique* reçoit du sang des artères coronaires; le *gastro-colique*, des *gastro-épiploïques*, droite et gauche, le colique et les autres petits appendices, des artères des gros intestins. Toutes leurs veines désignées sous les mêmes noms que les artères qu'elles accompagnent, reportent ce liquide dans les branches principales de la veine-porte. Ils contiennent généralement beaucoup de graisse, déposée par stries plus ou moins larges et épaisses le long des nombreux vaisseaux sanguins qui les traversent. Cette graisse est beaucoup moins abondante dans l'épiploon gastro-hépatique, que dans le gastro-colique, et dans les petits appendices des gros intestins.

Les caractères particuliers aux deux premiers sont de renfermer les troncs des vaisseaux sanguins et absorbans, et des nerfs qui vont à l'estomac ou qui en viennent. Ils contiennent aussi, dans l'intervalle de leurs lames, des glandes conglobées que traversent les derniers vaisseaux. Leurs membranes, ainsi que celles de l'épiploon colique, se distinguent par leur extrême délicatesse. Tous sont remarquables en ce que leurs vaisseaux sanguins dirigent vers le foie tout le sang qui leur arrive, et augmentent ainsi la quantité de liquide destinée à la sécrétion de la bile. Le grand *épiploon*, suspendu comme un rideau entre les parois musculeuses du bas-ventre et les circonvolutions des intestins, modère sans doute un peu les froissemens que ceux-ci pourroient éprouver des premières, et sert particulièrement à retenir dans les intestins la chaleur qui tend continuellement à s'échapper vers la circonférence. L'histoire des membranes graisseuses dans les animaux qui hibernent, va nous confirmer dans cette dernière opinion. Lorsque l'estomac est plein d'alimens, cet épiploon est raccourci et relevé sur sa face antérieure, de manière à la recouvrir plus complètement qu'avant. Il rend alors plus particulièrement à ce viscère le service que nous venons de lui attribuer à l'égard des intestins. En même-temps le sang passant moins facilement dans ses vaisseaux, coule plus abondamment dans ceux de l'estomac, dont les premiers ne sont que des divisions, et y sépare une plus grande abondance des sucs gastriques.

On voit par l'exposition précédente, que c'est principalement le grand épiploon que nous devons avoir en vue, dans la comparaison que nous allons faire des épiploons de l'homme avec ceux des autres mammifères. Il existe dans tous ces animaux, et son étendue varie beaucoup, sans suivre le rapport des ordres naturels. On sait qu'elle n'est pas, à beaucoup près, la même dans les différens individus de l'espèce humaine, que l'épiploon n'atteint pas quelquefois l'ombilic, que d'autres fois il dépasse à peine ce point, que dans d'autres cas enfin il descend jusqu'au pubis. Les différences moins marquées dans les *autres mammifères* pour les individus d'une même espèce, ont lieu pour des espèces d'un même genre, et sur-tout pour des genres différens, quoique d'un même ordre naturel. Ainsi l'on a trouvé que l'épiploon de l'*ours brun* ne dépassoit pas le milieu de l'abdomen, tandis que dans le *blaireau* et le *raton* il se prolongeoit jusqu'au pubis. Cependant il a le plus ordinairement cette dernière étendue, et remonte même sur les côtés jusqu'aux reins. Dans quelques cas, il est tellement développé qu'après avoir embrassé les intestins en arrière, et s'être enfoncé dans le bassin, il revient en avant en longeant le rectum. C'est ce que nous avons observé plusieurs fois dans quelques espèces de *singes*. L'espèce de cul-de-sac qu'il formoit en arrière, en se repliant ainsi sur les boyaux, étoit retenu par un fort tissu cellulaire à la vessie, au rectum, au mésorectum, et aux côtés du péritoine. Lorsque l'épiploon a cette disposition, non seulement il augmente les enveloppes des intestins, mais encore il fixe ces viscères plus qu'ils ne l'auroient été sans lui, et empêche, en les soutenant, qu'ils ne pèsent trop contre les points foibles des parois de l'abdomen.

Ses lames n'ont pas toujours la même origine et les mêmes rapports que dans l'homme, et les différences qui existent à cet égard, viennent particulièrement de la présence ou du défaut d'un mésocolon transverse.

Citons-en un exemple, en décrivant en détail les différens épiploons du *lion.* Le *gastro-hépatique*, composé de deux feuillets rapprochés, se porte de la base du foie à l'estomac, en formant, dans ce trajet, un sac conique, suspendu dans l'intervalle de l'estomac et du foie. Arrivé à la petite courbure du premier, ses deux lames s'écartent, enveloppent d'un côté la portion recourbée de l'estomac, et de l'autre toute la portion gauche de ce viscère. Elles lui adhèrent dans ses deux faces, et se détachent de toute la grande courbure, pour former le feuillet inférieur de l'épiploon. C'est entre les lames de ce feuillet que se distribuent les vaisseaux de l'épiploon et ceux qui vont à la rate, ou qui viennent de celle-ci à l'estomac, sous e nom de vaisseaux courts. Toute la partie gauche du même feuillet, qui tient à ce côté de l'estomac, passe à la rate et l'atteint après un trajet de quelques centimètres. Sa lame inférieure, prolongée, dans cet intervalle, plus que la supérieure, forme une sorte d'épiploon gastro-splénique, qui ne reçoit que quelques ramifications de vaisseaux sanguins, tandis que les vaisseaux courts marchent plus directement en suivant la supérieure.

Après s'être prolongé fort loin dans l'abdomen, le feuillet inférieur se replie sur lui-même pour former le feuillet supérieur. Cela n'a lieu, du côté de la rate, qu'après avoir enveloppé ce viscère; alors les deux lames se rapprochent, puis s'écartent bientôt après; l'une supérieure et gauche va recouvrir le rein, et tout l'hypocondre gauche, et fournit à l'œsophage les replis qui le fixent au diaphragme; l'autre se replie de gauche à droite, passe sur l'estomac, sans y adhérer, recouvre le tronc cœliaque, les glandes lymphatiques de cet endroit, tapisse supérieurement la cavité de l'épiploon gastro-hépatique, et va gagner le foie.

Du côté droit, les deux lames du feuillet supérieur renferment une grande partie du pancréas; après cela, la lame supérieure se continue avec le mésentère. Le même feuillet enveloppe de ses deux lames le commencement du duodénum, tandis que le reste de cet intestin est vraiment entre les lames du mésentère, avec une portion du pancréas qui l'accompagne.

Il n'y a point d'épiploon-colique, qui manque de même dans tous les autres *carnassiers*.

Dans les *ruminans* à cornes, la cavité du grand épiploon est extrêmement grande; elle renferme les quatre estomacs, le duodénum et le pancréas. Ses deux lames intérieures adhèrent à toute la surface du bonnet et de la panse, tandis que les deux extérieures se détachent de celle-ci dès le milieu de l'une et de l'autre de ses faces, et se prolongent en arrière au-delà de cet estomac, sans devenir de suite contiguës. L'épiploon paroît de plus suspendu à tout le bord postérieur de la caillette. Celle-ci donne encore attache par son bord droit à un appendice du grand épiploon, formant en avant de lui un cul-de-sac triangulaire, dont le feuillet supérieur passe sur le duodénum et va se confondre avec le feuillet correspondant de cet épiploon. Le troisième estomac est enveloppé entièrement par les lames de cet appendice, et sert aussi à le suspendre.

La partie libre du grand *épiploon* contient assez généralement beaucoup de graisse dans les *mammifères*, comme dans l'*homme* : mais cette circonstance varie beaucoup, suivant l'âge, la saison, et même la manière de vivre. Ainsi l'épiploon est très-chargé de graisse en hiver, dans les animaux qui restent engourdis pendant cette saison, et n'en conserve que fort peu en été. Celui des *herbivores* est en général plus graisseux que celui des *carnassiers*. La graisse s'amasse dans cette partie comme dans beaucoup d'autres chez ceux qui se donnent peu d'exercice, tandis qu'elle en est presque entièrement dépourvue dans les animaux dont le genre de vie est très-actif.

On retrouve autour des gros intestins des *mammifères herbivores*, les petits appendices graisseux que nous avons indiqués dans l'homme, mais ils manquent généralement dans les *carnassiers*.

L'épiploon n'existe pas dans les autres classes des animaux vertébrés; car nous ne compterons pas pour tel, les prolongemens du péritoine qui vont du foie à l'estomac, et servent proprement de ligament à ce dernier, quoiqu'ils soient analogues à ce que l'on distingue dans l'homme, mais improprement, sous le nom particulier d'épiploon *gastro-hépatique.*

B. *Des membranes graisseuses dans les animaux qui hibernent.*

Plusieurs des mammifères qui passent l'hiver dans l'engourdissement, tels que la *marmotte* des Alpes, celle *de Pologne*, le *sisel*, le *loir*, la *gerboise* (*m. jaculus*), ont, avec le grand épiploon, deux autres appendices analogues, qui tiennent aux lombes, recouvrent les intestins sur les côtés, et s'étendent quelquefois jusqu'à l'ombilic. Les *épiploons* latéraux sont garnis en hiver, ainsi que le grand, d'une graisse très-épaisse; ils fournissent tous trois, dans cette saison, une enveloppe graisseuse aux intestins, qui contribue sans doute puissamment à y retenir la chaleur naturelle, à empêcher l'accès du froid, et à suppléer au défaut d'alimens. Il est cependant remarquable que tous les animaux qui hibernent ne sont pas pourvus de ces prolongemens accessoires, et sur-tout qu'on ne les trouve pas dans toutes les espèces du même genre, quoique de mêmes mœurs. Ils manquent, par exemple, dans le *lérot*, le *muscardin*; on ne les trouve pas dans l'*ours*, dont la fourrure épaisse le garantit, sans doute, assez du froid. Les *oiseaux* de mœurs analogues, tels que *l'hirondelle de marais*, plusieurs *reptiles* qui hibernent de même, sont dépourvus aussi de ces membranes graisseuses ; il est vrai que leur péritoine se charge, pendant l'hiver, d'une graisse abondante. Cependant on trouve dans les *ophidiens*, parmi ces derniers, quelque chose d'analogue aux membranes graisseuses : ce sont des filets membraneux, supportant, en effet, beaucoup de graisse, qui s'étendent, comme le grand épiploon des mammifères, sous le canal intestinal.

Beaucoup de *sauriens* offrent aussi deux prolongemens du péritoine chargés d'une graisse abondante, qui s'avancent du bord antérieur du bassin sous les viscères de l'abdomen ; et peut être les lobes graisseux attachés aux testicules et aux ovaires des *grenouilles* sont-ils aussi des espèces d'*épiploons*.

## TROISIÈME SECTION.

### *Des vaisseaux et des glandes lymphatiques.*

Il n'y a qu'une partie du système lymphatique qui appartienne proprement aux annexes du canal alimentaire ; c'est celle qui porte le chyle dans le sang, et qui forme les *vaisseaux lactés* ou *chylifères* : mais comme le canal thorachique, où ces vaisseaux aboutissent, est aussi le tronc commun qui reçoit les vaisseaux lymphatiques, et par eux la lymphe, c'est-à-dire, le résidu de la nutrition dans tout le corps, comme ces deux sortes de vaisseaux ont la même organisation, et que les chylifères ne diffèrent des autres que par la nature du fluide qu'ils charient au moment de la digestion, il n'étoit pas à propos de diviser leur histoire.

Nous ne pourrons en donner, au reste, qu'une anatomie comparée fort succincte, et en grande partie empruntée de nos prédécesseurs, parce que nous n'avons fait, par nous-mêmes, qu'un petit nombre de recherches sur cette branche de la science.

## ARTICLE PREMIER.

### *Idée générale des vaisseaux et des glandes lymphatiques.*

#### 1°. *Des vaisseaux lymphatiques.*

##### A. *Dans l'homme.*

LES lymphatiques forment un système particulier de vaisseaux aboutissant au système veineux, et qui lui est, pour ainsi dire, sur-ajouté. Leurs branches et leurs rameaux, très-fins et très-déliés, s'aperçoivent difficilement dans l'état ordinaire, à cause de la transparence de leurs parois et de l'humeur qu'ils charient, excepté dans le mésentère lorsqu'ils sont remplis de chyle. Ils sont extrêmement nombreux et répandus par tout le corps: l'œil et la moëlle de l'épine sont les seuls organes où l'on n'ait pu encore en découvrir, quoiqu'il soit plus que probable qu'ils n'en sont pas dépourvus. Il paroît qu'ils prennent naissance dans toutes les parties, où ils se chargent des substances qui les environnent (ceux de la peau), des liquides qu'elles contiennent (ceux des cavités des membranes séreuses, muqueuses, des cellules du tissu cellulaire, etc.), ou des résidus de la nutrition (ceux du tissu intime de toutes les parties); pour les verser ensuite par un ou deux troncs principaux dans l'angle de réunion des jugulaires et des axillaires. Extrêmement flexueux dans leur trajet, se pliant de mille manières, revenant souvent sur eux-mêmes, et formant entre eux de nombreuses anastomoses, leurs rameaux ne se réunissent point en branches pour ne presque plus se sous-diviser ensuite, comme ceux des veines; mais il arrive souvent que des branches considérables de ces vaisseaux se partagent en plusieurs rameaux, qui se réunissent ensuite entre eux, ou s'anastomosent avec des rameaux voisins, toujours en avançant vers le tronc principal; de sorte que leur ensemble ne peut plus être comparé à un arbre, comme on l'a dit des artères et des veines, mais plutôt à un réseau composé de mailles irrégulières et de fils inégaux. Tous rencontrent, avant d'aboutir au tronc commun, un ou plusieurs renflemens glanduleux, qu'ils pénètrent, dans lesquels ils se ramifient à l'infini, et d'où ils sortent après s'être rassemblés de nouveau en une ou plusieurs branches. Leurs parois, examinées dans les plus gros troncs, n'ont paru composées que de deux membranes, une externe, évidemment celluleuse, plus dilatable, l'autre intérieure, lisse, délicate; celle-ci se prolonge dans leur canal pour former des valvules sémi-lunaires, parfaitement comparables à celles des veines, rassemblées presque toujours deux à deux, excepté à l'endroit de réunion d'un rameau à une branche, où il n'y en a souvent qu'une, et tournées de manière que leur bord libre regarde toujours un des troncs communs. Les vaisseaux lymphatiques des extrémités sont ceux où elles sont le plus nombreuses, et nulle part on n'en trouve moins que dans le canal thorachique. Elles donnent à ces vaisseaux remplis de lymphe, ou d'un liquide quelconque, un aspect noueux, en arrêtant par intervalle une plus grande quantité de ce liquide. Les plus gros troncs des lymphatiques reçoivent visiblement des vaisseaux sanguins; il est probable que leurs branches et leurs rameaux n'en sont pas dépourvus : mais il n'est pas si évident qu'ils reçoivent des nerfs; cependant l'inflammation dont ils sont très-susceptibles, semble le prouver *à priori*. Ils sont très-élastiques et contractiles, et peuvent se dilater beaucoup et se resserrer de même; de-là sans doute le grand nombre de variétés que l'on trouve dans leur diamètre apparent. Il est remarquable qu'ils conservent cette dernière propriété, au moyen de laquelle ils se vident du liquide qu'ils contiennent, plusieurs heures, et même dans les jeunes sujets, comme l'attestent des savans dignes de foi, plusieurs jours après la mort.

B. *Dans les autres animaux.*

L'opacité, la blancheur de ceux du mésentère des *mammifères*, sur-tout des *carnassiers*, au moment où ils sont chargés de chyle, les a fait découvrir de bonne heure, même avant qu'on les connût dans l'*homme*. Par une raison contraire, la transparence du chyle dans les *oiseaux*, les *reptiles* et les *poissons*, jointe au défaut de glandes mésentériques, a long-temps fait penser que ces trois classes d'animaux en étoient dépourvues. Il est bien prouvé actuellement qu'aucune n'en manque, et que dans tous les animaux vertébrés en général, l'absorption n'est jamais effectuée par les veines, mais qu'elle est toujours remplie par cet ordre particulier de vaisseaux.

Il n'en est pas de même des animaux sans vertèbres, qui ont un système vasculaire sanguin. On ne leur connoît point de vaisseaux absorbans composant un système particulier. Ce sont les veines qui en font les fonctions, comme le prouvent des observations récentes, faites sur plusieurs mollusques, et sur lesquelles nous reviendrons dans la leçon suivante.

Les rapports des lymphatiques avec les glandes du même nom paroissent déja moins généraux dans les *mammifères*, chez lesquels, comme nous le le verrons bientôt, ces glandes sont plus rares. Nous venons de dire que presqu'aucun rameau lymphatique ne parvenoit, dans *l'homme*, au tronc commun, sans avoir traversé, au moins une, souvent plusieurs glandes. Dans les *mammifères*, cette marche n'est plus aussi générale ; un assez grand nombre de rameaux et de branches se glissent jusqu'au tronc commun sans rencontrer de semblables glandes dans leur trajet, ou du moins sans s'y introduire. Cela a lieu bien plus souvent encore dans les *oiseaux*, et paroît absolument général dans les *reptiles* et les *poissons*.

Egalement nombreux dans tous ces animaux, leur structure n'y présente presque aucune différence. Leurs parois sont toujours plus ou moins délicates, et hérissées de valvules intérieurement, à des distances plus ou moins rapprochées ; excepté cependant ceux des poissons, qui paroissent, suivant *Hewson*, dépourvus de ces replis.

Dans l'*homme* et dans les autres *mammifères*, leur disposition est telle, que les trois quarts de la lymphe sont versés à gauche par un tronc commun dans l'angle de réunion des veines jugulaire et axillaire de ce côté, ou dans la première de ces veines. Ce tronc est chargé exclusivement de la lymphe des extrémités inférieures, et de la très-grande partie des viscères du bas-ventre, et, en particulier, du chyle que lui apportent les lymphatiques des intestins. Le tronc lymphatique droit ne verse dans la jugulaire droite, ou dans l'endroit de sa réunion avec l'axillaire, que le peu de lymphe qu'il reçoit d'une partie des lymphatiques du foie et du diaphragme, de ceux du poumon droit, de l'extrémité supérieure, de la moitié de la tête et du cou de ce côté.

Dans les trois autres classes des animaux vertébrés, les lymphatiques des viscères de la digestion et de la génération, ceux mêmes des extrémités postérieures, dans les *oiseaux* et les *reptiles*, se rassemblent dans un plexus, ou aboutissent à un réservoir commun, duquel partent deux canaux thorachiques, à peu près de même grandeur, soit immédiatement, soit que leur séparation ne se fasse qu'après un court trajet, comme dans les *poissons*. Ceux des *oiseaux* se divisent et sous-divisent dans leur trajet, et forment des îles beaucoup plus fréquentes que ceux des mammifères. Ils se rendent, dans les *reptiles* et les *poissons*, à deux plexus, où se réunissent en dernier lieu les lymphatiques de tout le corps, et de chacun desquels part un petit canal très-court, qui verse dans les jugulaires la lymphe recueillie dans toutes les parties. Cette disposition ralentit beaucoup la marche de la lymphe, et supplée, jusqu'à un certain point, aux glandes lymphatiques dont ces animaux sont dépourvus. Il en résulte même que le chyle, à peu près également partagé dans les canaux de chaque côté, se mêle plus intimement avec le liquide lymphatique des autres parties, avant d'être versé dans les veines jugulaires, dont chacune en reçoit une portion.

2°. *Des glandes lymphatiques.*

A. *Dans l'homme.*

Elles sont arrondies, plus ou moins volumineuses, ayant depuis deux millimètres jusqu'à plusieurs centimètres de diamètre, en général de couleur grisâtre, plus rouges dans les jeunes sujets que dans les vieux, prenant au reste celle du liquide que charient les lymphatiques qui s'y rendent, verdâtres ou jaunâtres quelquefois dans les environs du foie, blanches dans les mésentères, noires autour des bronches.

Elles sont assez généralement situées le long des gros troncs veineux. Les endroits où l'anatomie n'en a pas encore démontré, sont les pieds et les mains, le dos, l'intérieur du crâne; mais on en rencontre un assez grand nombre au pli du genou, sur les gros vaisseaux de cette partie; à celui de l'aîne, où elles sont distribuées en deux couches, une superficielle, l'autre profonde; à l'extérieur des os coxaux; dans la cavité du bassin; dans celle du bas-ventre; entre les feuillets des mésentères, qui renferment les plus grosses de tout le corps; entre ceux de l'*épiploon*, particulièrement près de la grande courbure de l'estomac; près des reins, sur les veines émulgentes, sur le foie, le pancréas, l'estomac ; dans l'écartement du médiastin postérieur, autour des bronches, au pli du coude ; sous les aisselles ; le long des veines du cou ; sous la mâchoire inférieure ; derrière ses branches ascendantes ; sous l'arcade zygomatique ; autour de l'occiput. Outre le tissu cellulaire qui leur forme une enveloppe extérieure assez dense et pénètre leur tissu, et quelques vaisseaux sanguins, veineux et artériels, beaucoup de glandes lymphatiques ne paroissent formées que d'un réseau inextricable de vaisseaux du même nom : aussi a-t-on dit, avec assez de justesse, qu'elles étoient aux lymphatiques ce que les ganglions sont aux nerfs. Les rameaux qui les pénètrent, divisés presque à l'infini, et roulés sur eux-mêmes, se rassemblent de nouveau, et sortent ordinairement de chaque glande plus gros et moins nombreux qu'ils n'y étoient entrés : quelquefois cependant on observe le contraire.

Dans d'autres glandes, les lymphatiques semblent se diviser de même, mais elles présentent aussi, suivant *Cruikshank*, des cellules contenant une humeur particulière.

D'autres, enfin, d'après *Semmering*, paroissent entièrement celluleuses, et les lymphatiques ne semblent pas y former de réseau très-compliqué.

B. *Dans les autres animaux.*

L'anatomie comparée n'a découvert jusqu'à présent aucune glande lymphatique dans les *reptiles* et les *poissons*.

Extrêmement rares dans les *oiseaux*, chez lesquels on ne les rencontre guère que le long du col; elles sont, dans les *mammifères*, moins nombreuses, plus grosses, plus ramassées que dans l'*homme*. C'est un fait constaté par des observations faites sur des *carnassiers*, des *ruminans* et d'autres *herbivores*.

Il est remarquable que le *mésentère* des animaux appartenant à cette dernière classe, soit le seul, avec celui de l'homme, où l'on rencontre de ces glandes : encore n'y sont-elles pas toujours dispersées comme dans ce dernier, mais rassemblées souvent, sur-tout dans les carnassiers, en une ou plusieurs masses glanduleuses, considérées, mal-à-propos, par *Asellius*, comme un véritable pancréas.

On a très-peu comparé leur structure dans ces différens animaux.

Dans quelques-uns, tels que l'*âne*, etc., elles semblent plus celluleuses que vasculeuses; mais jusqu'à quel point présentent-elles cette dernière apparence? existe-t-il un rapport entre elles et le genre de nourriture de l'animal? c'est ce qui n'a pas encore été bien déterminé.

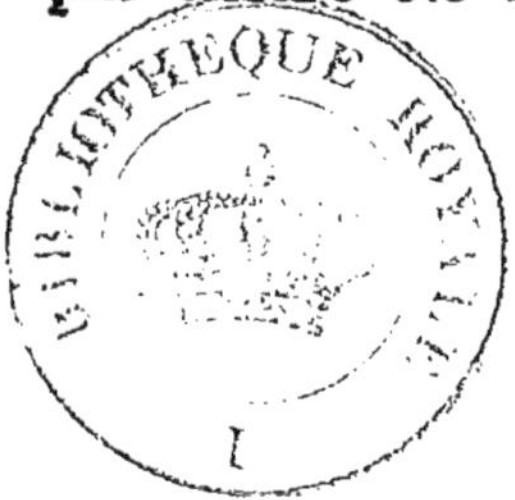

## ARTICLE II.

### *Description particulière des vaisseaux et des glandes lymphatiques.*

Après avoir donné une idée générale du système lymphatique, nous allons en faire une description plus circonstanciée, quoique sommaire.

A. *Dans l'homme.*

Les vaisseaux lymphatiques de la tête se rendent soit aux glandes couchées sur les parotides, sur le buccinateur, le long de la veine faciale ou du bord inférieur de la mâchoire, ce sont ceux de la face, du nez, de la langue, etc.; soit aux glandes placées à l'endroit de réunion des branches de la jugulaire, ceux du péricrâne, du cerveau, de l'arachnoïde, de la dure-mère, etc. De-là ils descendent le long du col en suivant les jugulaires, passent successivement par plusieurs des glandes qui avoisinent les veines, se joignent aux vaisseaux qui viennent du pharynx et du larynx, reçoivent quelques rameaux de l'intérieur de la poitrine et des glandes axillaires, et se rassemblent en un ou deux troncs principaux qui s'ouvrent, à gauche, dans le canal thorachique près de sa terminaison, ou dans la sous-clavière, et se rendent, du côté droit, à la branche commune qui vient des glandes axillaires, ou s'insèrent, séparément de cette branche, dans l'angle que forment la jugulaire et la sous-clavière.

Une autre branche considérable naît de la réunion d'un grand nombre de lymphatiques dans les glandes de l'aisselle. Celles-ci reçoivent tous ceux des extrémités supérieures, dont la plupart n'y parviennent qu'après avoir traversé quelques glandes qui se trouvent au pli du coude, ceux de la partie inférieure du cou, ceux du dos, la plupart de ceux des tégumens et des muscles de la poitrine et de la partie supérieure et antérieure des tégumens du bas-ventre. Ils se rassemblent en sortant de ces glandes, en deux ou trois branches, puis en un seul tronc, qui passe derrière le muscle sous-clavier, et se recourbe en arc avant de se terminer dans la veine sous-clavière. C'est du moins la terminaison ordinaire du tronc gauche lorsqu'il reste simple. Lorsqu'il se bifurque, une de ses branches suit cette dernière marche, tandis que l'autre, après s'être anastomosée avec plusieurs petits troncs de la partie inférieure du col, vient se rendre au canal thorachique. Celui du côté droit, rarement aussi grand que ce dernier canal, s'ouvre plus souvent dans l'angle des jugulaire et sous-clavière : c'est proprement le canal thorachique droit.

Les glandes placées au pli du genou et à celui de l'aîne, sont les rendez-vous successifs des lymphatiques des extrémités inférieures, comme celles de l'aisselle et du coude, des lymphatiques, des membres supérieurs.

Les superficiels qui viennent de la plante du pied, du dos de cette partie, des orteils, passent derrière ou devant le bas de la jambe, tendent tous, à mesure qu'ils montent, vers le côté interne de la cuisse, accompagnent de leurs troncs principaux la grande veine saphène, et se rendent par trente à quarante troncs à la partie supérieure et interne de la cuisse, dans six ou sept glandes lymphatiques, où viennent également aboutir les lymphatiques des tégumens et des muscles du bas-ventre, au-dessous de l'ombilic, des fesses, de la verge et du scrotum dans l'homme, et des grandes lèvres dans la femme. Les plus profonds, après avoir traversé les glandes lymphatiques qui sont au pli du genou, suivent les vaisseaux sanguins, autour desquels ils forment des plexus, et se rendent aux glandes inguinales profondes situées sur la veine crurale. Quelques-uns de leurs rameaux s'en détachent pour s'anastomoser avec les superficiels; la plupart se rassemblent, au sortir des glandes, pour accompagner, dans le bas-ventre, les vaisseaux cruraux, en s'y introduisant avec eux sous l'arcade crurale. Les lymphatiques profonds de la verge traversent immédiatement cette arcade sans s'arrêter aux glandes de l'aîne; ceux du testicule en totalité, du clitoris et du vagin en partie, pénètrent dans le bassin par l'anneau inguinal. Les rameaux nombreux arrivés dans cette cavité, forment des plexus avec les vaisseaux lymphatiques de la vessie, des vésicules séminales, des prostates qui entourent particulièrement les vaisseaux sanguins, et traversent les glandes du grand et du petit bassin, et celles des lombes. Ils sont joints encore par les lymphatiques des muscles de ces régions. A mesure qu'ils s'élèvent davantage, ils rencontrent des glandes qu'ils pénètrent, se joignent à d'autres lymphatiques, et composent enfin, par leur réunion, les branches principales du canal thorachique. Ceux des intestins grêles, après avoir traversé les glandes mésentériques; ceux des colons, après s'être divisés dans celles des mésocolons; une grande partie de ceux du foie, particulièrement les profonds, et ceux de sa surface concave; les vaisseaux lymphatiques de l'estomac, du pancréas, de la rate, des reins et des capsules surrénales, se rassemblent autour de l'aorte et de la veine-cave, vis-à-vis des colonnes du diaphragme, forment des plexus qui embrassent les troncs cœliaques et ses branches mésentériques supérieures où pénètrent en dernier lieu les rénales. Les glandes situées sur l'aorte dans le même endroit, et sur la veine-cave, concourent également à former le tronc commun, ou le canal thorachique. Aucun des vaisseaux qui s'y rendent, ne le fait par un chemin direct, mais toujours en se détournant plus ou moins. Placé d'abord entre les piliers du diaphragme, il n'y est point dilaté en ampoule, comme l'ont écrit plusieurs anatomistes, qui ne l'avoient pas observé chez l'homme : mais il présente une forme cylindrique, et pénètre, en suivant la même voie, dans la cavité de la poitrine. D'abord à droite de l'aorte, longeant la colonne vertébrale entre cette artère et la veine azygos, il se détourne à gauche vis-à-vis la sixième, la cinquième ou même la quatrième vertèbre dorsale, parvient au-dessus de la sous-clavière de ce côté, monte, en suivant le long du cou, jusqu'à la dernière ou jusqu'à la sixième vertèbre cervicale, se réfléchit de-là derrière la jugulaire, et s'insère dans l'angle qu'elle fait avec la sous-clavière. Quelquefois il se partage en plusieurs branches qui s'ouvrent dans la première de ces veines. Il reçoit, pendant son trajet dans la poitrine, une partie des vaisseaux lymphatiques de cette cavité. L'autre partie jointe aux vaisseaux lymphatiques de la portion droite et de la surface convexe du foie, de la moitié droite du diaphragme, va se rendre au tronc commun des vaisseaux lymphatiques du côté droit, plus petit que le gauche, et dont nous avons décrit, en premier lieu, une partie des branches et l'insertion.

B. *Dans les autres mammifères.*

On n'a pas fait jusqu'ici de recherches suivies et bien détaillées sur la distribution des lymphatiques dans cette classe d'animaux. Ce que l'on en sait cependant suffit pour nous apprendre qu'elle est en général la même que dans l'homme. Les principales différences que l'on y observe tiennent en partie à quelques différences dans la distribution des glandes, et se trouvent, pour l'autre partie, dans l'origine, la marche et la terminaison du canal thorachique.

Ainsi, il est très-fréquent, comme nous l'avons déja dit, de rencontrer les glandes lymphatiques du mésentère réunies en une seule masse vers laquelle convergent tous les vaisseaux lymphatiques du canal intestinal; ou du moins sont-elles rassemblées souvent en une masse principale, près de laquelle sont placés d'autres groupes plus petits. Dans l'*ours*, la *taupe*, le *phalanger brun*, etc., elles ne forment qu'un seul groupe; dans la *belette* il y en a deux; dans le *chat*, le *lion*, le *dauphin*, il en existe un principal, près duquel il y en a d'accessoires. Dans le *galéopithèque*, le *rat vulgaire*, les *ruminans*, elles sont dispersées; de sorte que l'on peut tirer la conséquence, de ce petit nombre d'exemples que nous pourrions multiplier, qu'il paroît y avoir un rapport entre l'arrangement des glandes lymphatiques du mésentère et celui du canal intestinal, et qu'elles paroissent, en général, beaucoup plus dispersées dans les animaux qui ont de longs et de gros intestins, et par conséquent dans les herbivores que dans les carnassiers.

Quant aux différences que présente le canal thorachique, nous ne nous arrêterons pas à les détailler. Assez souvent il commence par une ampoule ou dilatation plus ou moins grande et irrégulière, à laquelle se terminent les vaisseaux lymphatiques des extrémités inférieures, et ceux des viscères abdominaux. Cette ampoule étoit placée dans un *lion*, où nous l'avons observée, au-dessus du rein gauche, vis-à-vis de sa partie antérieure. Elle manque dans le *dauphin*, chez lequel le canal thorachique commence comme dans l'homme, mais il est beaucoup plus composé dans sa marche, et forme à la fin deux branches principales qui s'ouvrent à côté l'une de l'autre dans la veine jugulaire.

C. *Dans les oiseaux.*

Les vaisseaux lymphatiques des pieds, des jambes et des cuisses, ceux du bassin, des organes de la génération, des reins et de tous les viscères de la digestion, se rassemblent aux environs du tronc cœliaque, et y forment un plexus d'où partent deux canaux thorachiques. Ceux-ci s'avancent de chaque côté de l'épine sous les poumons, et montent jusqu'au côté interne des jugulaires, où ils s'insèrent, un peu au-delà de leur réunion avec les axillaires; celui de gauche reçoit, dans ce trajet, une branche qui lui vient du ventricule succenturié et de l'œsophage; et il s'anastomose, peu avant sa terminaison, avec la branche correspondante des vaisseaux lymphatiques du col et de la tête. La branche droite de ces derniers vaisseaux, après avoir traversé, comme la première, une glande lymphatique fixée sur la veine jugulaire de son côté, se divise en deux autres branches, dont l'une s'ouvre immédiatement à la face interne de cette veine, et l'autre va joindre l'extrémité du canal thorachique droit. C'est également à l'extrémité de chacun de ces canaux que se rendent les lymphatiques des ailes.

D. *Dans les reptiles.*

Ceux de la partie postérieure du corps se rendent, dans la *tortue*, à un plexus qui environne l'aorte droite, et de là, dans un réservoir situé plus avant sous l'aorte gauche. Celui-ci donne naissance à deux canaux thorachiques, ou plutôt à plusieurs branches principales qui s'avancent ou se divisent jusqu'aux sous-clavières de chaque côté, et forment, dans cet endroit, deux plexus assez compliqués avec les vaisseaux lymphatiques des extrémités extérieures de la tête et du cou. Du plexus droit sortent deux branches qui s'insèrent dans la jugulaire près de sa jonction avec la sous-clavière ; le gauche n'en fournit qu'une, dont l'insertion se fait dans l'angle de réunion de ces deux veines.

E. *Dans les poissons.*

Dans les poissons, les lymphatiques du foie, du pancréas, de la partie inférieure de l'estomac, des intestins et des autres viscères de l'abdomen, se réunissent dans un réservoir placé à la face supérieure et droite de l'estomac, et duquel naît le canal thorachique ; qui, après s'être avancé à droite de l'œsophage, ne tarde pas à se diviser en deux branches. L'une passe à gauche, suit le côté interne de la veine-cave gauche, reçoit une ramification de la première, communique avec un plexus considérable qui entoure le péricarde, et se termine dans un autre plexus situé au-dessous des orbites, et dans lequel viennent se rassembler tous les lymphatiques de la moitié gauche du corps. Ceux de la tête et des ouïes s'y rendent immédiatement. Il en part un seul petit tronc qui s'insère au côté interne de la veine jugulaire. La branche droite se comporte à peu près de même. Toutes deux communiquent avec deux autres branches principales du système lymphatique. L'une située profondément près de la colonne épinière, commence à la queue, reçoit des rameaux, des nageoires dorsales et des parties du dos, s'avance jusqu'à la tête, et envoie un rameau à chaque division du conduit thorachique.

L'autre, placée d'abord immédiatement sous la peau, à la partie inférieure et moyenne du corps, semble opposée à la première ; elle va de l'anus à la tête, reçoit les lymphatiques des parois du ventre, passe entre les nageoires abdominales, se rend à un vaisseau lymphatique sur les os des branchies, forme ensuite le plexus du péricarde où se réunissent la plupart des lymphatiques des reins, envoie de-là des branches aux canaux thorachiques, reçoit les lymphatiques des nâgeoires de la poitrine, puis une branche qui règne sur le côté du corps, et se termine enfin dans le plexus sous-orbitaire de son côté, rendez-vous général des lymphatiques de la moitié correspondante du corps.

On voit, par cette description abrégée, que les branches du système lymphatique des poissons, qui portent le nom de canaux thorachiques, n'ont pas, à beaucoup près, l'importance des troncs analogues dans les mammifères, et peut-être même dans les oiseaux. Les canaux thorachiques, dans les poissons, sont proprement les petits troncs qui sortent des derniers plexus, pour s'insérer aux jugulaires. On pourroit en dire autant des troncs analogues qui se voient dans les reptiles.

# VINGT-TROISIÈME LEÇON.

## *Du canal alimentaire, et de ses annexes dans les animaux sans vertèbres.*

### PREMIÈRE SECTION.

#### *Du canal alimentaire lui-même.*

Ce canal est composé des mêmes tuniques essentielles que celui des animaux vertébrés. On y observe un épiderme intérieur qui devient de même calleux dans certaines circonstances ; une veloutée, ou tunique papillaire, une tunique cellulaire ou nerveuse, et une musculaire, la plus extérieure des trois, et la plus variable pour l'épaisseur : mais une première différence, c'est que très-souvent la tunique séreuse ou mésentérique manque tout-à-fait, ainsi que le mésentère lui-même. Il ne paroît point y en avoir dans plusieurs mollusques ni dans les insectes, et ce n'est que dans les échinodermes qu'on la retrouve.

Une autre différence, c'est que la membrane cellulaire n'est pas toujours vasculaire ; il n'y a que les mollusques, les vers, et quelques-uns des échinodermes où elle le soit. Les insectes n'ont jamais que des trachées, ramifiées dans les parois de de leurs intestins, et la plupart des zoophytes n'y ont rien du tout.

Une troisième différence moins générale, c'est que les membranes de l'estomac y sont souvent armées de parties dures, soit simplement en forme de plaques, comme dans les *bullées*, soit en forme de dents, comme dans les *écrevisses*, ou d'écailles, comme dans les *sauterelles*, ou de crochets, comme dans l'*aplysie*, etc.

C'est une nouvelle analogie des membranes intestinales avec la peau; car on sait que dans ces animaux les coquilles et les écailles qui les revêtent, sont souvent produites par le durcissement du corps muqueux de leur peau.

Quant à la disposition générale, le canal alimentaire des animaux sans vertèbres offre dans sa longueur relative, dans la largeur de ses diverses parties, dans le nombre et la forme de ses dilatations, et particulièrement de ses estomacs et de ses cœcums, dans les replis de son intérieur, des variétés entièrement analogues à celles des animaux vertébrés, et qui produisent des effets semblables. Ainsi les carnassiers ont toujours le canal plus simple et plus court, etc.

La position de l'anus varie davantage. On sait que les zoophytes, quelques échinodermes exceptés, n'ont point d'anus du tout, et rendent leurs excrémens par la bouche. Les insectes, les vers, les crustacés, ont toujours l'anus à l'extrémité du corps opposée à la bouche, et en dessous.

Mais les mollusques n'observent à cet égard aucune règle.

Les *doris* ont l'anus en arrière et en dessus.

L'*onchidie* en arrière et en dessous.

La *limace*, le *colimaçon*, l'*aplysie*, la *bullée*, sur le côté droit.

Le *patelle*, sur la tête; les *seiches*, au-devant du cou; le *clio*, sur le côté du cou.

Les *acéphales* en général l'ont cependant opposé à la bouche.

## ARTICLE PREMIER.

### *Du canal alimentaire dans les mollusques.*

#### A. *Dans les céphalopodes.*

TOUS ces animaux marchent la tête en bas; leur bouche est entre les pieds; il faut que de-là les alimens montent dans l'abdomen; le rectum s'ouvre et descend dans un cloaque ou entonnoir cartilagineux placé au-devant du cou, et qui reçoit également la semence, les œufs, et l'encre que ces animaux répandent.

L'œsophage passe derrière le foie, du côté du dos, et le rectum par-devant, c'est-à-dire du côté du ventre. Le reste de l'intestin est dans le fond du sac ou de l'abdomen.

Il y a dans le milieu de la longueur de l'œsophage du *poulpe*, une forte dilatation, dont les parois, quoique minces, sont sensiblement glanduleuses ; c'est un véritable jabot, analogue à celui des oiseaux, mais il n'y a rien qui représente le ventricule succenturié.

En revanche, l'estomac est un gésier dans les formes ; ses parois sont garnies de deux muscles presque aussi forts que ceux du gésier des gallinacés, et sa membrane interne est aussi épaisse et aussi cartilagineuse ; elle se sépare aussi aisément.

Le pylore est tout près du cardia, et conduit dans une espèce de cœcum, ou, si l'on aime mieux, dans un troisième estomac, qui est roulé sur lui-même un peu en spirale. C'est là qu'aboutissent les canaux hépatiques. Le second, ou vrai pylore, est encore tout près de l'autre et du cardia. Le long de la partie concave du troisième estomac, est un canal lisse ; le reste de sa surface interne est ridé transversalement, et l'on y voit les orifices d'une infinité de petits follicules muqueux.

L'intestin lui-même est large, à parois minces, d'un diamètre à peu près égal par-tout.

Dans le *poulpe* il fait deux circonvolutions presque transversales, et un grand repli longitudinal avant de se rendre directement vers l'entonnoir.

Dans le *calmar* il y va tout droit sans se replier.

B. *Dans les gastéropodes.*

Il y a dans cette famille une variété étonnante pour le canal alimentaire. Un des plus simples est celui de la *limace* et du *colimaçon*. L'oesophage, après s'être un peu dilaté pour former une espèce de jabot, aboutit à l'estomac, qui n'est lui-même qu'un sac membraneux oblong, dans le fond duquel s'ouvre le large canal hépatique. Tout près de-là est le pylore, d'où part l'intestin, lequel, restant toujours égal et cylindrique, fait deux replis, et se porte en avant et à droite, où il s'ouvre au bord de l'orifice du poumon, après avoir rampé sur les parois de cette cavité, et y avoir fourni aux vaisseaux veineux qui les parcourent, une infinité de racines absorbantes.

Les autres gastéropodes offrent toujours le même rapport entre leur intestin et leur organe pulmonaire; c'est pourquoi l'anus est toujours voisin de la branchie, lorsque celle-ci a une étendue bornée.

La *parmacelle* ne diffère des précédens que parce que son anus, ainsi que l'ouverture de son poumon, sont plus vers l'arrière, et la *testacelle*, que parce qu'elles sont tout-à-fait à l'extrémité postérieure.

Les *doris* ont aussi un estomac simple et membraneux; c'est un sac ovale; le foie verse la bile dans son fond par une multitude d'orifices. Le pylore est en avant, tout près du cardia, et le canal intestinal, large et court, se rend directement en arrière, presque sans aucune inflexion, et s'ouvre au centre du cercle de branchies qui garnit la partie postérieure du dos.

Les *tritonies*, les *phyllidies* ont l'estomac comme les doris, mais leur intestin se porte en avant vers le côté droit, où est l'anus, sous le rebord du manteau. Les *phyllidies* ont seulement le pylore plus près du cardia, et l'anus plus antérieur, et rapproché de l'orifice de la génération; il est séparé et plus en arrière dans les *tritonies*.

L'*halyotis* n'a aussi qu'un sac membraneux tout à l'arrière du corps. Le canal est égal par-tout; il parcourt deux fois et demie la longueur du corps, presque en trois lignes droites; et s'ouvre par un tube charnu, dans la cavité des branchies, à gauche du corps.

Dans les *buccins*, l'œsophage, long et mince, produit un petit jabot latéral, et entre quelque temps après dans un estomac en sac arrondi. L'intestin est très-court. Arrivé dans le côté droit de la cavité branchiale, il se dilate en un très-large tube à parois épaisses, dont la tunique intérieure est ridée longitudinalement, et qui se rétrécit tout d'un coup avant de s'ouvrir à l'anus.

Dans les *murex*, l'estomac n'est qu'une légère dilatation membraneuse. Le rectum ne se dilate point, mais il est placé comme dans les buccins. L'intestin est court.

L'estomac des *patelles* n'est qu'une dilatation peu sensible; la bile y entre par beaucoup de pores. Celui des *oscabrions* est un sac arrondi. Le canal dans ces deux genres est grêle, long, et fait beaucoup de circonvolutions.

C'est dans le *bulime des étangs* que l'estomac commence à se compliquer. Il y est garni de deux muscles réunis par deux tendons communs, et rayonnans absolument comme dans le gésier des oiseaux. Immédiatement avant d'y pénétrer, l'œsophage se dilate en une espèce de jabot.

L'*onchidie* a aussi un épais gésier, précédé d'un jabot; deux canaux hépatiques s'ouvrent dans celui-ci, et un troisième dans le fond de l'autre: mais ce qui ajoute beaucoup à la complication de l'organe, c'est que le gésier est encore suivi de deux autres estomacs membraneux, mais épais; l'un pyramidal, à partie évasée tournée vers le gésier, et à parois profondément plissées en côtes longitudinales; l'autre plus étroit, cylindrique, et plissé plus finement.

Il y a quelque analogie entre l'estomac du *pleurobranche* et celui de l'*onchidie*; mais celui du *pleurobranche* est plus foible. Il y a d'abord un jabot membraneux qui n'est qu'une dilatation de l'œsophage; c'est dans son fond, à côté de l'entrée du second estomac, que la bile pénètre; puis vient un gésier, petit, et à parois minces, quoique musculeuses; puis un troisième estomac, qui rappelle le feuillet des ruminans par les lames longitudinales, larges et minces, dont il est garni intérieurement; enfin un quatrième, simplement membraneux comme le premier de tous, mais plus petit. On voit dans le gésier un sillon étroit qui conduit directement du premier estomac dans le troisième, et qui sert peut-être à une sorte de rumination.

L'intestin est court et égal.

Les alimens se moulent dans le troisième estomac en longs cordons blanchâtres.

Mais un estomac beaucoup plus curieux est celui de l'*aplysie ;* il est aussi quadruple.

L'œsophage, d'abord étroit, se dilate subitement pour former le premier estomac ou le jabot, qui est une grande et large poche, à parois membraneuses très-minces, sans apparence glanduleuse; il fait ordinairement un tour presque en spirale. Ce jabot est suivi d'un gésier en forme de cylindre court, et dont les parois sont musculaires et très-robustes; elles sont garnies intérieurement d'une armure fort extraordinaire, et dont je ne trouve point d'analogue exacte quoique les pièces osseuses de l'estomac des bullées y aient quelques rapports. Qu'on se représente des pyramides à bases rhomboïdales, et dont les faces irrégulières se réunissent en un sommet partagé en deux ou trois pointes mousses. Leur substance est demi-cartilagineuse, et composée de couches parallèles à la base; leur nombre, dans les individus où je les ai recueillies avec soin, s'est trouvé de douze grandes, placées en quinconce sur trois rangs, et de quelques petites, rangées sur le bord supérieur de ce gésier. L'adhérence de ces pyramides à la veloutée est si légère, que le moindre contact les fait tomber sans qu'on aperçoive de trace de membrane, ni d'aucun autre moyen d'union. Les endroits auxquels elles adhéroient sont bien marqués néanmoins, par une surface lisse et saillante, tandis que les intervalles sont un peu creux et légèrement ridés. Les hauteurs de ces pyramides sont telles, que leurs pointes se touchent au milieu du gésier, et qu'il reste entre elles très-peu d'espace pour le passage des alimens, qu'elles doivent par conséquent broyer avec force.

Le troisième estomac, aussi large que le premier, quoique moins long, a une armure aussi singulière que le second : ce sont de petits crochets pointus, attachés à l'un des côtés de sa surface interne, mais presque aussi légèrement que le sont les pyramides du gésier; leurs pointes sont dirigées vers le gésier, et je ne puis leur concevoir d'autre usage que d'arrêter au passage les alimens qui n'auroient pas été suffisamment triturés dans ce gésier; en effet, on ne distingue presque plus la forme des substances alimentaires qui occupent le troisième estomac. Près du pylore sont deux petites crêtes membraneuses, saillantes en dedans, entre lesquelles on remarque l'orifice du quatrième estomac, que l'on pourroit aussi, comme dans les seiches, appeler un cœcum, et ceux des vaisseaux hépatiques; le cœcum est aussi long que le troisième estomac où il aboutit; mais son diamètre est petit, ses parois simples et sans valvules, ni aucunes parties saillantes en-dedans : il est absolument caché dans le foie.

Le canal intestinal est également uniforme dans son diamètre, à parois minces et transparentes, plus que celles du troisième estomac, et s'en distinguant subitement par cette différence de qualité; il fait deux grands contours embrassés par les divers lobes du foie, et se termine à l'anus, au milieu du côté droit du corps, par un rectum qui s'y rend transversalement. On ne voit dans son intérieur ni papilles ni valvules, et il n'a ni étranglement ni dilatations sensibles.

L'un des mieux armés de tous les estomacs connus, est celui des *bulla lignaria* et *aperta*; il a trois pièces pierreuses, plates, dont deux latérales pareilles, triangulaires, plus larges, et une au milieu, plus étroite, rhomboïdale, réunies par les fibres de la membrane musculaire, qui peuvent les rapprocher en se contractant. Les pièces du *bulla lignaria* sont plus grandes et un peu autrement faites que celles de l'autre. On sait que feu *Draparnaud* a reconnu que c'étoit cet estomac qui, considéré comme un coquillage, avoit donné lieu à l'établissement du genre *tricla* ou *gioënia*.

C. *Dans les ptéropodes.*

Deux des petits genres qui composent cet ordre, savoir les *clio* et les *pneumodermes*, ont le même estomac, un sac membraneux et simple, enveloppé de toutes parts par le foie, et recevant la bile par beaucoup d'orifices. Le troisième, l'*hyale*, a une dilatation de l'œsophage, suivie d'un gésier cylindrique et court ; l'un et l'autre ont l'intérieur plissé longitudinalement.

Les deux premiers genres ont l'intestin court et droit. L'*hyale* seule a aussi trois circonvolutions, qui se font entre les lobes du foie.

### D. *Dans les acéphales.*

La règle générale pour cette famille, est d'avoir un estomac membraneux, venant après un œsophage très-court, et enveloppé de toute part par le foie, qui lui adhère intimement, et dans lequel il semble avoir été creusé; ses parois sont fort inégales, formant divers petits culs-de-sac, dans le fond desquels sont les trous par où la bile y pénètre; car dans tous ces animaux elle entre immédiatement dans l'estomac. Ces trous ont des bords un peu en forme de valvules, qui empêchent les alimens de pénétrer dans les conduits biliares. Le canal intestinal fait ensuite diverses circonvolutions, en grande partie hors du foie, et le plus souvent dans l'épaisseur des muscles du pied, où il est comme enchâssé. Dans quelques espèces, ce canal a, vers son origine, des dilatations, qui pourroient passer pour de seconds estomacs. Dans d'autres, il y a un véritable second estomac séparé, une espèce de cœcum près du pylore. Ce que ce canal a de plus singulier, et même d'absolument propre à certains acéphales, c'est une partie, remarquée depuis long-temps par *Willis*, *Swammerdam* et d'autres, mais que M. *Poli* a décrite plus en détail, sous le nom de *stylet cristallin*. Sa substance est gélatineuse et cartilagineuse; sa transparence, parfaite; sa forme, celle d'un stylet, obtus par un bout et pointu par l'autre. Il est composé de lames qui s'emboîtent les unes dans les autres, et enfermé dans une gaîne collée à la face interne du commencement de l'intestin, et percée tout près de l'estomac, de manière à y laisser pénétrer la pointe du stylet seulement.

Sur cette pointe est articulée une partie de substance semblable, mais qui se divise en quelques éminences coniques, et qui occupe l'entrée de l'estomac.

Il est très-difficile d'imaginer quel peut être l'usage d'un tel organe. On soupçonne que ces éminences peuvent boucher les ouvertures des canaux biliaires, et arrêter l'entrée de la bile tant que l'estomac n'est pas dilaté par les alimens.

Je trouve un second estomac au *solen*; il est long et mince, et occupe la moitié de la longueur du pied dans lequel il s'enfonce; le commencement de l'intestin part à côté de son origine, et lui marche parallèle. J'en trouve aussi un à *l'huître*; il est situé entre les branchies et le muscle constricteur de la coquille; l'intestin naît de lui près de son origine, et marche dans une direction opposée.

Le canal intestinal est, dit M. *Poli*, plus court

dans les genres qui restent fixés, comme l'*huître* et le *spondyle*, que dans ceux qui rampent, comme les *cardium*, les *vénus*; cependant la *moule d'étang* (*anodontes anatinus*) l'a court; il n'y fait qu'un repli dans l'épaisseur du pied, et revient en arrière pour descendre vers l'anus. Il en est de même dans la *mulète* (*unio pictorum*). Dans l'*huître*, en partant du second estomac, il remonte et fait le tour du foie, puis se reporte en arrière. Il est à-peu-près semblable dans le *spondyle*. Dans la *moule de mer* (*mytilus esculentus*), il descend le long du dos, remonte, fait le tour du foie, et redescend encore une fois pour gagner l'anus. Je l'ai trouvé très-court, ne faisant que deux arcs en ∽, dans la *vénus decussata*; mais dans le *cardium edule*, il fait sept ou huit replis en spirale dans l'épaisseur du pied, et il a plus de cinq fois la longueur du corps. Il est bien aussi long dans le *mactra piperata*, où il est un peu autrement arrangé, et où son commencement est fort gros et pourroit aisément passer pour un second estomac. Ces deux circonstances ont aussi lieu dans certaines *vénus*, et dans les *tellines orbiculaires*; les *tellines ordinaires* ont de plus une espèce de cœcum au bout de cette dilatation.

Dans la plupart de ces *acéphales*, le rectum traverse le milieu du cœur; l'*huître* ordinaire fait cependant exception.

Il y a quelques variétés notables pour l'anus.

Dans ceux qui n'ont point de tubes au manteau,

et qui marchent ou filent comme les *moules*, les *anodontes* ou *moules d'étang*, il s'ouvre par un disque charnu ou sphincter, entre les deux bords du manteau.

Dans ceux qui ont ces tubes, l'anus en fait lui-même un autre, situé plus intérieurement, et saillant dans la cavité du manteau, derrière l'un des muscles qui réunissent les coquilles. C'est ainsi qu'il est dans le *solen*, la *pholade*, etc.

Les *acéphales sans coquilles* ont l'estomac simple et l'intestin court. Dans l'*ascidie*, ce dernier ne fait que deux replis ; dans les *biphores* (*salpa*), il s'entortille deux fois autour du foie, et l'anus est tout près du foie. Il n'y a qu'une espèce (le *thalia*) où ce canal se prolonge au-delà, jusque vers l'autre extrémité du corps. Le cœur de cette famille n'est jamais traversé par le rectum.

Les *brachiopodes* (*térébratules* et *lingules*) n'ont qu'un canal simple et tout d'une venue, sans dilatation. Dans la *lingule*, il vient de la bouche qui est entre les deux bras, et fait deux replis avant de se rendre à l'anus qui est sur le côté ; il est à peu près deux fois long comme le corps.

## ARTICLE II.

### *Du canal alimentaire des crustacés.*

Il est tout droit, et tout d'une venue, à l'exception de l'estomac. Celui-ci est très-différent dans les *crustacés décapodes*, et dans les *branchio-*

*podes*; l'estomac des premiers est même remarquable parmi tous ceux des animaux, en ce qu'il est le seul connu qui soit soutenu par un appareil osseux, une espèce de squelette, et qui par conséquent ne s'affaisse point lorsqu'il est vide. La destination de cet appareil n'est pas moins extraordinaire que son existence; il sert à porter cinq dents dures et mobiles, qui exercent, dans l'estomac, une véritable mastication; elles sont placées en avant du pylore, et ne laissent sortir, par cette ouverture, que les substances qu'elles ont parfaitement broyées.

L'estomac est dans le thorax, au-dessus de la bouche. L'œsophage y aboutit par une large ouverture, la partie antérieure est plus large que la postérieure; c'est à l'endroit où il commence à se rétrécir que les dents sont situées. Il y a d'abord à la paroi supérieure, à celle qui est opposée à la bouche, une arête transverse, occupant le milieu de l'estomac. Elle porte une première dent ou plaque osseuse oblongue, collée à la paroi supérieure de l'estomac, se dirigeant vers le pylore, et se terminant en arrière par un tubercule.

Sur cette extrémité postérieure s'articule une seconde arête, dirigée en arrière, bifurquée en Y; et sur chacune des apophyses latérales de celle-ci, s'en articule une autre, qui revient en avant et en dehors, gagner l'extrémité latérale de la première arrête transverse.

C'est sur ces deux arêtes latérales que sont portées les deux plus grandes dents. Elles sont oblongues, ont une couronne plate, sillonnée en travers; et dont les sillons et les inégalités varient selon les espèces : ainsi dans le *crabe poupart* (*cancer pagurus* Lin.), la couronne est striée finement, porte à son bord inférieur de grosses dentelures, et a en avant une partie saillante et non striée. Dans le *homar* (*cancer gammarus* L. *astacus marinus* Fabr.), il y a neuf côtes transverses dont les trois antérieures sont de beaucoup les plus grosses, etc.

Du point de réunion de l'arête transverse et de la latérale de chaque côté, en part une autre latérale qui va plus bas que la première, et porte à son extrémité une dent latérale plus petite que la précédente, placée un peu en avant et au-dessous de son extrémité antérieure, et hérissée de trois petites pointes aiguës et recourbées, et quelquefois de cinq.

Les deux petites dents à pointes crochues, saisissent la nourriture qui vient de la bouche; elles la portent entre les deux dents à couronne plate, qui la broient entre elles, et contre la première plaque impaire dont nous avons parlé.

Après avoir subi cette opération, l'aliment passe par la partie étroite de l'estomac, où son chemin est encore embarrassé, d'abord par une saillie charnue et ovale qui répond sous l'intervalle des deux grosses dents latérales, et ensuite par une crête aiguë, qui partage le pylore en deux demi-canaux.

Cet estomac a des fibres propres qui rapprochent ses arêtes et les dents qu'elles portent ; il a aussi des muscles extrinsèques, qui servent à écarter ces mêmes dents, et qui s'attachent aux parties voisines du thorax, et sur-tout aux inférieures. Ces muscles ne peuvent manquer d'être soumis à la volonté ; et c'est une nouvelle singularité à ajouter à toutes celles que ces estomacs nous offrent.

Après un estomac si gros et toujours dilaté, vient un intestin fort grêle, qui va directement s'ouvrir à l'extrémité de la queue. Vers son milieu, l'on remarque un bourrelet, en dedans duquel est une forte valvule, et d'où part un très-long cœcum.

J'ai vérifié tous ces points, tant sur les écrevisses à longue queue, comme celle d'eau douce, et le *homar*, que sur des écrevisses parasites (le *bernard-hermite*), et sur des *crabes*, le *poupart*, l'*étrille* et le *crabe vulgaire*, etc. ; on peut donc les croire communes à tous les *crustacés décapodes* ; mais les *branchiopodes* ne m'ont offert qu'un petit estomac en prisme triangulaire, membraneux, et garni de chaque côté de son extrémité postérieure d'une rangée de petites dents pointues, suivi d'un canal intestinal très-mince, allant d'un bout du corps à l'autre, et à-peu-près égal par-tout.

Les *cloportes* ont la partie antérieure de leur canal seulement un peu plus renflée que le reste.

ARTICLE III.

## ARTICLE III.

### *Du canal alimentaire des insectes.*

Cette classe immense offre, dans la structure de son canal alimentaire, autant de variétés que toutes celles des animaux vertébrés ensemble ; il y a non-seulement les différences de famille à famille, d'espèce à espèce, mais un seul et même individu a souvent un canal tout différent, selon qu'on le considère dans l'état de larve, ou dans celui d'insecte parfait, et toutes ces variétés ont des rapports fort exacts, souvent très-appréciables, avec le genre de vie momentané ou constant des animaux où on les observe.

Ainsi, les larves voraces des *scarabés*, des *papillons*, ont des intestins dix fois plus gros que les insectes ailés et sobres auxquels elles donnent naissance, si l'on peut employer cette expression.

Dans les familles naturelles des insectes, il y a la même ressemblance de cette partie que dans celles du reste du règne animal ; ainsi tous les *coléoptères lamellicornes*, tous les *carnassiers*, ont des intestins pareils dans chacun de leurs états, etc.

La longueur et la complication des intestins sont ici, comme dans les autres classes, un indice d'une nourriture peu substantielle ; leur brièveté et leur minceur indiquent, au contraire, que l'animal vit de proie, etc.

A. *Dans les coléoptères.*

Nous nous attacherons particulièrement à décrire quelques familles, choisies, et comme bien naturelles, et comme remarquables par quelque singularité; nous décrirons ensemble le canal de la larve et celui de l'animal parfait, pour en mieux faire saisir l'énorme différence d'un de ces états à l'autre.

1°. *Dans les coléoptères lamellicornes.*

C'est dans cette famille que ce dernier point est le plus frappant. Les larves de tous les genres qui le composent, ont un canal alimentaire gros et court, divisé ainsi qu'il suit : 1°. un petit œsophage court et mince ; 2°. un estomac cylindrique, droit, assez gros, musculeux; entouré de trois cercles ou couronnes de petits cœcums, placés l'un au commencement, l'autre au milieu, le dernier à la fin du cylindre. Ces cœcums sont nombreux, minces et courts; ceux de la troisième couronne sont branchus dans les larves de scarabées proprement dits (*geotrupes* Fab.). Dans les *hannetons*, les cœcums de la couronne supérieure portent de petites dentelures latérales, qui sont autant de cœcums plus petits. Dans les *lucanes* la couronne supérieure et l'inférieure sont formées d'un petit nombre de gros cœcums; celle du milieu, d'une infinité de très-petits. Il paroît qu'ils sont tous destinés à produire quelque liqueur dissolvante qu'ils versent dans l'estomac.

3°. Un intestin grêle beaucoup plus mince et un peu plus court que l'estomac. Son origine un peu plus large que le reste reçoit en dessus les vaisseaux hépatiques; il se termine à l'extrémité postérieure du corps de la larve.

4°. Un *colon* ou gros intestin énorme, trois fois plus gros que l'estomac, et remplissant tout le tiers postérieur du corps. Il a deux bandes lisses aux côtés desquelles sont des boursouflures transversales, comme celles du colon de l'homme. Sa direction est en sens contraire de celle de l'intestin grêle, c'est-à-dire, qu'il retourne d'arrière en avant; il est placé sur cet intestin.

5°. Un *rectum* qui revient d'avant en arrière sur le colon pour se terminer à l'anus. Il est grêle et droit, sans aucune inégalité.

Il sembleroit que des singularités aussi marquées auroient dû laisser quelque trace dans l'insecte parfait, et cependant il n'en est rien. Tous ces insectes, *lucanes*, *scarabés*, *stercoraires*, *hannetons*, *cétoines*, ont un long canal grêle, surpassant quatre ou cinq fois la longueur du corps, très-replié sur lui-même, et sans presque de dilatation apparente. Quelquefois seulement la partie antérieure est un peu plus large et plissée en travers.

2°. *Dans les coléoptères carnassiers.*

Ceux-ci étant d'une nature fort opposée aux précédens, ont un caractère tout différent de canal alimentaire dans leurs deux états. Dans l'état parfait on voit d'abord, 1°. un œsophage long et fort dilatable; 2°. un premier estomac presque sphérique, à parois musculeuses, et ridées longitudinalement; 3°. un deuxième estomac, membraneux, alongé, et, chose remarquable, villeux, non par dedans, comme ceux de certains animaux vertébrés, mais par dehors; c'est que ses villosités sont des vaisseaux qui pompent dans le fluide nourricier ambiant le suc gastrique qu'ils versent dans l'estomac, selon les lois de la sécrétion dans les insectes, en leur qualité d'animaux sans circulation. 3°. Un intestin de longueur médiocre, d'une fois et demie à deux fois celle du corps, grêle, et d'un diamètre égal par tout. 4°. Un *cæcum* conique assez long, qui s'insère tout près de l'anus. Il se trouve au bord de l'anus même deux vésicules qui versent la liqueur âcre que ces animaux ne manquent guère de lancer lorsqu'on les saisit.

Tels sont les insectes des genres démembrés des *carabes*, des *cicindèles* et des *ditisques*; leurs larves n'ont pas même de dilatation stomacale; leur canal est grêle, et tout d'une venue, de la bouche à l'anus, et à peine une fois et demie long comme le corps. On y voit cependant le cœcum vers l'anus. C'est du moins ce que j'ai observé dans les larves de ditisques.

### 3°. *Dans les coléoptères clavicornes.*

Le grand *hydrophile* (*h. piceus*), a, dans l'état

parfait, des intestins cylindriques très-longs (quatre ou cinq fois plus que le corps), égaux par-tout, formant de grandes spirales dans l'abdomen. Sa larve, qui est beaucoup plus carnassière que lui, en a de courts (une fois et demie comme le corps), dont près des deux tiers font un estomac alongé et villeux par dehors ; et le reste est lisse, et divisé en deux parties par un étranglement.

Les *silphes*, au contraire (*silpha atrata*, etc.), ont, dans l'état parfait, un tel estomac, suivi d'un intestin grêle deux fois long comme le corps.

### 4°. *Dans les coléoptères lignivores.*

La larve des *priones* et des *cérambyx* a des intestins très-gros, à parois minces, à peu près égaux par-tout, et faisant quatre replis chacun de toute la longueur du corps. Le commencement, que l'on peut seul comparer à un estomac, est un peu froncé en travers comme un colon. Dans l'insecte parfait il y a d'abord un estomac membraneux et rond, puis un autre ovale, qui se rétrécit insensiblement en un canal cylindrique, lequel devient subitement plus mince à l'endroit de l'insertion des vaisseaux hépatiques, et reste tel jusqu'à l'anus. Tout ce canal a au plus deux fois la longueur du corps.

Dans la larve des *lamia*, il y a d'abord un estomac très-marqué, puis un intestin grêle noueux, qui se change subitement en un gros intestin plus long que lui.

5°. *Dans les coléoptères filicornes de la famille des vésicans*, les *meloë* ont un énorme estomac ovale, qui remplit presque tout l'abdomen; la partie antérieure est garnie de fibres circulaires très-fortes, et l'on voit au cardia une valvule cylindrique rentrante, toute semblable à la valvule de *Bauhin*, du colon de l'homme.

Dans ceux de *la famille des lucifuges*, le *ténébrion* a un estomac cylindrique alongé, un premier intestin fort grêle, et un autre un peu plus gros. Le tout ensemble a trois fois la longueur du corps. Le *blaps* a d'abord un estomac cylindrique musculeux, puis après un léger étranglement, un autre également gros, mais membraneux, et un intestin grêle qui grossit un peu vers l'anus; la proportion est à peu près la même.

6°. Les *brachélytres* ou *staphylins* ressemblent aux *carnassiers* par la villosité de leur estomac, comme par leur naturel.

B. *Dans les orthoptères.*

Ils sont presque, parmi les insectes, ce que sont les ruminans parmi les quadrupèdes, du moins par rapport à la complication de l'estomac, et il paroît qu'on leur voit aussi quelquefois faire revenir leurs alimens à la bouche et les remâcher.

Comme insectes à demi-métamorphose, leur canal alimentaire est le même dans l'état de larve et dans l'état parfait. Il consiste en général dans les parties suivantes.

1°. Un œsophage ordinaire.

2°. Un premier estomac membraneux. Dans la plupart des genres il n'est qu'une simple dilatation de l'œsophage, dont la membrane intérieure et lisse est plissée longitudinalement.

Les *locusta* l'ont un peu, et les *blatta* beaucoup plus grand que les autres genres.

Dans les *acheta*, c'est un sac ovale tout-à-fait latéral, et placé au côté de l'œsophage comme seroit un cœcum, n'ayant qu'un orifice pour l'entrée et la sortie.

3°. Un *deuxième estomac*, ou *gésier*, petit, à peu près rond, à tunique charnue très-épaisse, et armé en dedans d'écailles ou de dents. Dans les *locusta* et les *acheta*, ce sont des rangées longitudinales d'écailles fines et nombreuses, imbriquées ou posant les unes sur les autres, et se dirigeant en arrière. Dans les *blattes*, c'est une rangée unique de six ou huit grosses dents crochues et dentelées comme des becs d'oiseaux de proie, se dirigeant également en arrière.

4°. Les *cœcums*, ou *troisièmes estomacs*; ils sont immédiatement autour de l'orifice postérieur du gésier, et varient pour le nombre. Les *locustæ* et les *acheta* n'en ont que deux grands, et c'est ce qui a fait dire trop généralement, que les sauterelles avoient quatre estomacs comme les ruminans. La membrane interne y est fort plissée; et le fond reçoit beaucoup de petits vaisseaux sécrétoires qui y versent le suc gastrique. Dans les *gryllus* il y a cinq de ces coecums, et dans les *blattes* huit ou dix.

5°. *Le canal intestinal*, qui varie pour la longueur et pour le diamètre.

D'après *Possel*, le *perce-oreille* seroit très-différent des autres *orthoptères*; il n'a qu'un estomac simple alongé, un intestin très-court, et vers l'anus un renflement avec des plis longitudinaux.

C. *Dans les hyménoptères.*

Les *abeilles* ont un premier estomac membraneux et transparent, pointu en avant, large et bilobé en arrière; c'est là que se travaille le nectar des fleurs, et qu'il se change en miel. Cet estomac paroît en être le réservoir, et elles déposent ce suc précieux dans leurs ruches en le vomissant. De l'intervalle de ses lobes postérieurs part le second estomac, alongé, et dont le milieu se renfle latéralement. Les vaisseaux hépatiques s'insèrent immédiatement après le pylore. Le premier intestin est grêle, et égale à peine le second estomac en longueur. Le rectum est gros et encore plus court.

Le premier estomac des *guêpes* est plus petit; le second plus long, et sur-tout beaucoup plus musculeux. Les larves de l'un et de l'autre genre n'ont qu'un immense estomac cylindrique, musculeux, remplissant presque tout leur abdomen, suivi d'un très-court intestin.

Les sphex parfaits ressemblent aux abeilles. Ils ont seulement les parties plus grosses à proportion de leur longueur.

D. *Dans les névroptères.*

La famille des *odonates*, excessivement carnassière, a, dans ses trois états, des intestins très-courts, et n'excédant pas la longueur du corps. La *grande demoiselle (aeshna grandis)*, montre, après un oesophage grêle, un petit estomac ovale, musculeux, strié sur sa longueur, et un intestin ou second estomac tout droit, gros, ne s'étranglant que très en arrière, à l'insertion des vaisseaux hépatiques. L'intervalle de là à l'anus est fort court, et plissé en long.

Dans sa larve, l'oesophage est boursouflé en anneau. L'étranglement du cardia fait une espèce de valvule. A compter de ce point le canal prend une belle couleur jaune, jusqu'à l'endroit des vaisseaux hépatiques; sa dernière portion prend une couleur blanche et un tissu plus épais. C'est elle qui contient ce singulier appareil respiratoire que nous décrirons ailleurs.

Dans la famille des agnathes, l'*éphémère* n'a, dans l'état de larve, qu'un canal droit et égal sans circonvolution, qui devient d'une minceur extrême dans l'état parfait.

E. *Dans les hémiptères.*

Il paroît y avoir en général un estomac simple, ovale et musculeux, assez grand, suivi d'un intestin grêle, de longueur médiocre, près de l'extrémité duquel est un petit cœcum. Voilà du moins ce que j'ai observé dans les *nepa*, les *notonecta*, etc.

F. *Dans les lépidoptères.*

Les *chenilles* ont un canal alimentaire large, court, droit et sans grandes inégalités. L'œsophage est la partie la plus grêle, l'estomac est alongé et se rétrécit au pylore. L'intestin est plus large après le pylore que dans le reste de sa longueur : c'est vers l'anus qu'il est le plus étroit. C'est aussi là qu'il a les fibres annulaires les plus fortes : il y en a sur ses parois d'autres différemment croisées, et aboutissant à deux lignes blanches qui règnent sur toute sa longueur, une en dessus, l'autre en dessous. Les diamètres de ses diverses parties sont sujets à varier, selon que les matières s'y accumulent. Quelquefois la distinction de l'estomac et de l'intestin est insensible.

On voit que ce sont-là des intestins destinés à des alimens matériels et abondans. Le papillon, qui ne se nourrit que de sucs subtils, a des intestins tout autrement conformés : dans les papillons de jour, par exemple, l'*atalante* a l'œsophage grêle, et sur le côté une dilatation membraneuse, ou jabot, plus ou moins arrondie, et qu'on trouve souvent pleine d'air. Après quoi vient un second estomac elliptique, membraneux, et dont toutes les parois sont boursouflées inégalement, présentant beaucoup de saillies demi-sphériques ; puis un troisième, cylindrique et un peu musculeux, que suit un intestin grêle de longueur médiocre, terminé par un rectum un peu plus gros.

G. *Dans les diptères.*

Ils ont, en général, le canal assez long dans leurs deux états. J'ai disséqué ceux des larves de *stratyomys* et de *syrphus* : dans la première, il a cinq fois la longueur du corps, et consiste en un œsophage court et grêle comme un fil, un très-petit estomac ovale, et un intestin dont la première moitié est ridée en travers, qui devient ensuite plus gros et plus lisse, jusqu'à l'insertion des canaux hépatiques, au-dessous de laquelle il s'étrangle subitement et reste étroit. Les différences de la seconde se réduisent presque à rien, et les insectes parfaits n'en montrent pas beaucoup non plus. Cependant je remarque dans l'anatomie que *Swammerdam* a donnée de la larve de la mouche du fromage, quatre petits cœcums après l'estomac, que je n'ai point vus dans les diptères que j'ai disséqués.

H. *Dans les gnathaptères.*

Les *scolopendres* ont un long canal qui se rétrécit en arrière ; les *jules* en ont un également long et cylindrique. Nous avons déja parlé de celui des *cloportes*.

I. *Dans les aptères sans mâchoires.*

Le *pou* a deux petites boursouflures à l'origine de l'estomac ; celui-ci est alongé ; l'intestin n'est pas plus long que lui, est grêle, et terminé avant l'anus par un renflement musculaire. Cette description est d'après *Swammerdam*.

## ARTICLE IV.

### *Du canal alimentaire des vers.*

Il est, en général, droit, et n'a point de fortes inégalités, s'étendant d'une extrémité du corps à l'autre, et en remplissant presque toute la capacité ; il est assez grand proportionnellement.

Dans l'*aphrodite commune* (*a. aculeata*), il y a d'abord une partie antérieure très-charnue, qui tient, jusqu'à un certain point, lieu de trompe, pouvant se dérouler hors du corps ; on s'est entièrement trompé en la prenant pour un estomac ; puis vient l'intestin cylindrique, assez mince, mais fournissant de chaque côté une vingtaine de cœcums très-longs, qui se grossissent vers leur extrémité aveugle, laquelle est attachée entre les muscles des pieds et les vaisseaux latéraux. Cette organisation est d'autant plus extraordinaire, qu'on ne trouve rien de semblable dans les genres voisins.

Ainsi, l'*amphinome chevelue* (*terebella flava*, Gmel, et l'*amphinome tetraëdre* (*terebella rosata*, Gmel.), ont d'abord une masse charnue de bouche ou trompe, plus arrondie et plus courte que celle des *aphrodites*; puis un œsophage mince et un estomac énormément dilaté, à parois boursouflées comme celles d'un colon, et dont les plis sont fixés par une ligne tendineuse placée au côté ventral. Il occupe les deux tiers de la longueur du corps, et se termine dans un intestin large et court.

L'*arénicole des pêcheurs* (*lumbricus marinus*, Lin.) n'a point de trompe charnue; son œsophage occupe le huitième de sa longueur; son estomac, qui est plus dilaté, en occupe le tiers; il est du plus beau jaune; sa surface est toute divisée en boursouflures en losanges, dont les séparations sont marquées par des vaisseaux d'un beau rouge. Le reste du canal est plus mince, lisse et droit.

Dans la grande *sangsue d'eau douce* (*hirudo sanguisuga*), après un œsophage du huitième de la longueur, vient un estomac qui en occupe moitié. Il est large, à parois minces, et divisé d'espace en espace par des diaphragmes membraneux, qui le rétrécissent beaucoup, ne laissant qu'un trou dans leur milieu. L'intestin est plus étroit, et sa membrane interne, qui est opaque, montre une infinité de petites rides; il s'élargit vers l'anus qui est fort petit, et dont quelques-uns ont même nié mal-à-propos l'existence. Du pylore naissent deux cœcums, qui marchent parallèlement au canal principal, et sont presque aussi longs que lui. Dans la *sangsue* *mer* (*hirudo tuberculata*), le canal aliment va, pour ainsi dire, en s'élargissant depuis la b che jusqu'à l'extrémité opposée ; l'estomac n' marqué que par ses valvules ou diaphragmes, q manquent dans l'intestin.

Le *lombric ordinaire*, ou *ver de terre*, n qu'un long canal, divisé par un très-grand nomb de ces diaphragmes transverses, qui sont mêm raffermis par des membranes qui les attachent l'enveloppe extérieure du corps. Les renfleme antérieurs un peu plus larges peuvent représent une espèce d'estomac.

Le canal des *néréïdes* est également simpl droit, et étranglé d'espace en espace ; les *térébe les*, les *amphitrites* et les *serpules* ne m'ont rie offert de plus. Les *amphitrites* ont le corps termi par une longue queue, qui contient le rectum. J' cependant trouvé dans une *amphitrite*, celle q habite communément sur les huîtres, un *gési* globuleux très-épais et très-dur.

Dans les *thalassèmes* (*lumbricus thalassem* et *echiurus*), le canal est cinq ou six fois lon comme le corps ; ses parois sont minces et froncées son diamètre est le même par-tout ; sa partie posté rieure est remplie d'excrémens moulés en petits cy lindres courts et minces.

Parmi les vers intestins, l'*ascaride* a un can très-simple, à parois minces, à-peu-près égal pa tout, et à peine plus long que le corps.

## ARTICLE V.

### *Du canal et du sac alimentaires des zoophytes.*

On trouve dans cette classe des canaux alimentaires, avec bouche et anus, et d'autres en forme de simple sac, plus ou moins compliqué.

Les premiers sont même soutenus par un vrai mésentère, qui manquoit à tous les insectes, aux mollusques et aux vers. On les observe dans les oursins et les *holothuries*.

Dans l'*holothuria tubulosa*, il est quatre fois plus long que le corps, dans lequel il se replie deux fois comme un 8 : il commence à la bouche par un léger rétrécissement, garde ensuite à-peu-près le même diamètre par-tout; ses parois sont minces; l'anus s'ouvre dans le grand cloaque situé à l'arrière du corps, et qui n'est séparé de la cavité de l'abdomen que par une valvule; nous reparlerons de cette dernière circonstance à l'article de la respiration. Un mésentère membraneux suspend tout ce canal aux parois extérieures du corps.

L'*holothuria pentactes* offre les mêmes choses.

Le *siponcle* a un canal mince et égal, qui va d'abord droit d'une extrémité du corps à l'autre, et qui revient ensuite entourer en spirale cette première partie droite, pour se terminer à un anus latéral, très-près de la bouche. Il est bien, à ce moyen, six ou huit fois long comme le corps.

La cavité alimentaire, en forme de sac compliqué, s'observe dans les *astéries* ou *étoiles de mer*, c'est un sac membraneux, très-plissé quand il est vide, situé au centre commun des branches, et ne s'ouvrant qu'à la bouche, de sorte que les excrémens n'ont pas d'autre issue. Ce sac a dix appendices ou boyaux aveugles, extrêmement subdivisés en branches et en rameaux, et formant à l'œil des espèces d'arbres très-agréables à voir. Ils sont logés dans les branches du corps, deux dans chaque branche; quand l'astérie a plus de cinq branches, alors il y a aussi plus de dix arbres de cœcums. Ces arbres, ou ces espèces de grappes, sont fixés dans leur place par des mésentères membraneux.

Les *étoiles de mer*, dont les branches n'ont pas de pieds, et ressemblent à des queues de serpens, (*ophiures*, Lam.), n'ont pas de tels cœcums. Leur estomac est un simple sac qui n'occupe que le disque au centre des branches; seulement sa membrane montre de toute part une infinité de petites boursouflures. Il en est probablement de même des étoiles de mer dites *têtes de méduse*.

La cavité alimentaire des *méduses* est aussi compliquée que celle des astéries, mais elle a cela de particulier, qu'elle n'est point suspendue dans la grande cavité du corps, mais qu'elle est comme creusée dans sa masse. L'estomac, qui est assez vaste, remplit la base de ce que l'on nomme dans ces animaux le pédicule; il en part des tuyaux, qui vont en rayons vers les bords de la partie supérieure et élargie du corps, laquelle est faite, comme on on sait, en segment de sphère; ces vaisseaux communiquent entre eux par des branches latérales, et tant eux que ces branches fournissent une infinité de petits rameaux, qui forment un lacis très-compliqué, lequel s'étend par tout le corps, et y porte la nourriture comme pourroient le faire des vaisseaux sanguins; ce lacis est sur-tout sensible sur les bords de la partie faite en segment de sphère; il y représente une sorte de dentelle.

Il y a une grande différence entre les méduses pour la manière dont les alimens entrent dans l'estomac. Les unes ont une seule bouche, une large ouverture ronde; d'autres ont, au lieu de bouche, une multitude de tentacules branchus, percés chacun d'une petite ouverture; chaque ouverture donne naissance à un petit canal qui se réunit au petit canal voisin, et ainsi de suite; il se forme, de cette manière, quatre gros troncs qui aboutissent dans l'estomac, et y portent le liquide pompé par tous les petits orifices des tentacules : ces derniers sont quelquefois au nombre de plus de huit cents.

C'est sur cette organisation unique, jusqu'à présent, dans le règne animal, que j'ai établi le genre *rhizostome*, dont le nom signifie *bouche-racine*. On peut dire, en effet, du rhizostome, qu'il se nourrit par une sorte de racine, et de lui aussi bien que de toutes les méduses, que l'estomac leur tient lieu de cœur.

Dans les polypes ordinaires (*hydra* Linn.), il n'y a pas même ces prolongemens vasculaires dans la masse du corps; le corps tout entier n'est qu'un estomac, et nourrit par imbibition sa substance spongieuse.

On en peut dire autant du *pyrosoma*, espèce d'énorme polype de mer, mais sans bras, dernièrement rapporté par M. Péron.

Les polypes, dont la réunion forme les animaux composés, tels que ceux qui produisent les divers *lithophytes*, ont un système nutritif qui a des rapports avec ceux du *polype ordinaire* et de la *méduse*; voici ce que j'en ai observé dans le *vérétille* (*pennatula cynomorium* Gmel.), dont le corps grand et mou, et les polypes très-transparens, permettent ces sortes de recherches mieux que la plupart des autres animaux de cette classe. On voit au travers du corps de chaque polype, un petit estomac à parois brunâtres, duquel partent cinq tuyaux pareils à ceux des méduses, c'est-à-dire faisant à la fois les fonctions d'intestins et celles de vaisseaux. Ces intestins sont d'abord jaunâtres et ondulés; arrivés aux deux tiers de la longueur du polype, ils deviennent droits, plus minces, et pénètrent ainsi dans le corps général, ou la tige qui porte tous les polypes; arrivés là, ils s'écartent pour rejoindre les vaisseaux pareils qui viennent des polypes voisins, et forment, avec eux, un lacis qui occupe toute la masse de cette tige. Au moyen de cette communication, ce que l'un des polypes mange profite à tout le *vérétille*, et l'on peut considérer celui-ci comme un seul animal à plusieurs bouches et à plusieurs estomacs.

L'*alcyonium exos* m'a montré dans ses polypes une structure intérieure analogue ; ce qui me fait penser qu'on doit étendre cette conclusion à toute cette classe.

Le *vérétille*, comme les *pennatules ordinaires*, sert encore à prouver, d'une autre manière, et dans un autre sens, l'unité de ces sortes d'animaux à plusieurs bouches. Ces genres pouvant se mouvoir d'un lieu à un autre, il faut que tous les polypes qui les composent agissent ensemble, pour effectuer la marche commune. Il faut donc qu'il n'y ait pour eux tous qu'une seule volonté, comme il n'y a qu'une seule digestion.

## DEUXIÈME SECTION.

### *Des annexes du canal alimentaire.*

## ARTICLE PREMIER.

### *Du foie des mollusques.*

TOUS les mollusques ont un foie, et il est généralement très-considérable ; mais il n'a jamais de vésicule du fiel. Il ne reçoit point particulièrement (comme dans les animaux vértébrés) le sang qui a circulé dans les intestins, et qui a déja acquis une nature veineuse ; mais c'est de l'aorte qu'il tire le sang nécessaire, tant à sa nutrition propre qu'à la production de la liqueur qu'il sépare; et c'est dans la veine-cave, qui dans ces animaux ne fait qu'une avec la pulmonaire, que ce sang retourne après avoir circulé dans le foie. C'est aussi probablement la raison pour laquelle ils n'ont point de rate.

Le foie des *céphalopodes* est une très-grande masse ovale d'un brun jaunâtre, située du côté du dos vers la tête, remplissant en partie l'intervalle situé derrière l'entonnoir, et descendant en partie dans l'abdomen.

Cette masse se laisse diviser en deux lobes, entre lesquels passe le tronc de l'aorte, qui leur donne à chacun une forte branche. Comme dans le *poulpe* (*sepia octopodia*), la bourse qui produit l'encre particulière à ces animaux, est enchâssée entre ces deux lobes du foie; et dans le *calmar* (*S. Loligo*), elle est attachée au-devant. *Monro* a cru qu'elle tenoit lieu de vésicule du fiel, que l'encre n'étoit autre chose que la bile, et que par conséquent la bile de ces animaux est une liqueur excrémentitielle.

Quoique cette opinion ait été répétée par des naturalistes de mérite, c'est une erreur grossière. Déja dans la seiche, la bourse de l'encre est située dans le fond du sac abdominal, et fort éloignée du foie; mais dans les espèces même où elle s'en rapproche par la position, elle n'y est point liée organiquement: elle a en dedans d'elle-même son propre tissu sécrétoire, dont nous parlerons ailleurs, et le foie verse, comme à l'ordinaire, la bile dans le canal alimentaire.

Il y a deux conduits excréteurs : un pour chaque lobe, qui se rapproche pour pénétrer ensemble dans le troisième estomac, vers le milieu de sa longueur. Le souffle poussé dans la veine hépatique, passe aisément dans ces deux canaux; eux-mêmes enflent vîte le troisième estomac quand on les souffle. La bile qu'ils versent est d'un jaune orangé; elle doit séjourner long-temps avec le chyme, dans ce réservoir latéral et tortueux du troisième estomac, et peut y exercer à loisir son action.

Les *gastéropodes* ont tous un foie volumineux, divisé en un grand nombre de lobes et de lobules, et quelquefois en plusieurs masses, qui ont chacune un canal excréteur particulier. Ces lobes sont entrelacés avec les circonvolutions de l'intestin, qui les enveloppent ou dont ils sont enveloppés; et ils sont fixés par une cellulosité commune. On y voit aisément la division de l'artère et de la veine, et encore plus, celle des vaisseaux propres, qui se distribuent jusque dans les plus petits lobules; car ce foie ressemble toujours plus à une grappe, qu'à une masse homogène et parenchymateuse; il s'étend d'ordinaire dans presque toute la longueur du corps. Dans l'*aplysia*, il verse la bile par plusieurs trous, près de l'ouverture du cœcum, ou du quatrième estomac, par conséquent à peu près comme dans les *céphalopodes*. Dans le *pleurobranche* et l'*onchidium*, autres genres à plusieurs estomacs, il y a des différences : le *pleurobranche* reçoit la bile dans le premier de ses estomacs, l'*onchidium* a son foie divisé en trois masses distinctes, qui ne réunissent pas même leurs canaux excréteurs en un seul ; les deux premières font entrer les leurs dans le premier estomac par deux orifices distincts ; la troisième fait pénétrer le sien dans le fond du gésier, ou deuxième estomac.

On retrouve dans la *testacelle* une division du foie en deux masses indépendantes, mais leurs conduits s'insèrent l'un vis-à-vis de l'autre, dans le commencement de l'intestin, et non dans l'estomac.

Les *doris* et *phillidies*, qui n'ont qu'un seul estomac membraneux, y reçoivent immédiatement la bile par plusieurs trous. Le foie des *doris* est en outre remarquable, parce qu'il naît de sa substance un deuxième vaisseau excréteur, qui prend son issue hors du corps, à côté de l'anus. Je n'ai pu savoir encore à quoi sert cette conformation si extraordinaire ; peut-être y a-t-il ici une glande semblable à celle de l'encre dans les seiches, mais dont les lobules sont tellement entrelacés avec ceux du foie, qu'il m'a été impossible de les démêler.

La *limace* et le *colimaçon* ont des foies énormes, divisés en un grand nombre de lobes et de lobules, qui versent tous leur liqueur, par un canal commun, dans le fond du cul-de-sac que fait l'estomac en arrière du pylore. Ce viscère présente, sur-tout dans la *limace*, un aspect singulier, parce que les vaisseaux sanguins, d'un beau blanc opaque, y forment une superbe broderie sur la surface presque noire du foie. Le foie est également très-volumineux dans les *gastéropodes testacés*, et y remplit, conjointement avec les organes de la génération, la plus grande partie des circonvolutions de la coquille.

Le foie des *acéphales* enveloppe généralement l'estomac, comme une croûte collée à sa surface; il y verse sa bile par un grand nombre de trous percés dans ses parois.

La *patelle* parmi les *gastéropodes*, et les *clios* et *pneumodermes* parmi les *ptéropodes*, ont offert la même circonstance; mais l'*hyale*, qui appartient aussi à ce dernier ordre, a son foie placé comme les *gastéropodes* ordinaires, c'est-à-dire entrelacé avec l'intestin.

Dans les *acéphales* mêmes, l'intestin sorti de l'estomac, revient souvent ramper dans l'épaisseur du foie qui entoure ce viscère.

Cette forme et cette position du foie ont lieu dans les *acéphales nuds* (*les ascidies et les biphores*), comme dans les autres.

Dans les *brachiopodes* (*lingules* et *terebratules*), le foie se retrouve distinct, et entrelacé dans les circonvolutions de l'intestin, et même dans les muscles.

Dans tous ces animaux, comme dans ceux à sang rouge, la bile est d'un jaune plus ou moins verdâtre.

## ARTICLE II.

### *Des vaisseaux hépatiques des crustacés et des insectes.*

Quoique les *crustacés* aient encore un cœur et des vaisseaux, la plupart n'ont déja plus de foie proprement dit; leur organe générateur de la bile est composé d'une quantité de petits tubes aveugles. C'est apparemment comme le pancréas des poissons, que l'on juge être remplacé par cette multitude de cœcums qui s'ouvrent à l'origine de l'intestin.

Les cœcums hépatiques des *crustacés* décèlent aisément leur nature; ils sont de couleur jaune; leurs parois semblent spongieuses; la liqueur qu'ils produisent est brune et amère; c'est elle qui donne son amertume à ce que l'on nomme la farce dans les écrevisses; car les cœcums hépatiques remplissent, avec l'estomac, presque tout le thorax de ces animaux: et dans le *bernard-hermite*, ils remplissent encore presque toute la queue.

Les *mantes de mer* (*squilla.* Fab.) font exception à la règle; elles ont un foie, rangé par lobes des deux côtés de toute la longueur du canal, et qui est solide et tout-à-fait semblable à une glande conglomérée.

Il y a encore moins d'apparence de foie dans les *insectes* propromont dits, que dans les *crustacés* ordinaires ; comme le défaut de vaisseaux sanguins les empêche d'avoir aucune glande, la bile est produite chez eux, comme toutes les autres sécrétions, par des vaisseaux minces, à parois spongieuses, lesquels flottent dans le fluide qui baigne toutes les parties, et y puisent, par l'organisation de leur tissu, les élémens propres à former cette liqueur.

Ces vaisseaux existent également dans l'état de larve et dans celui d'insecte parfait ; la liqueur qu'ils produisent et qu'ils contiennent les teint de sa propre couleur ; le plus souvent ils sont jaunes ; quelquefois, comme dans les *scarabés* et les *cerambyx*, ils sont d'un blanc opaque ; d'autres fois, comme dans les *ditisques*, d'un brun foncé. Leur goût amer est dû à cette même liqueur ; et il est probable qu'elle auroit beaucoup des qualités de la bile, si l'on pouvoit en obtenir assez pour l'analyser.

Les vaisseaux varient pour le nombre ; quand ils sont plus nombreux, ils sont aussi plus courts ; de manière que la totalité de leur surface reste à peu près la même. Ils aboutissent quelquefois tous à un canal excréteur commun, qui se rend dans l'intestin. C'est le cas du *grillo-talpa*. Leur insertion se fait d'ordinaire après les estomacs ; quelquefois cependant elle n'a lieu, comme dans les *sauterelles*, que vers le milieu du canal intestinal ; ou même, comme dans les *demoiselles*, vers la fin. Les *cloportes* seuls les ont insérés tout près de l'œsophage.

Les *cloportes* n'en ont que quatre, gros, ondulés, de la longueur du corps, de couleur jaune orangée.

Parmi les *névroptères*, les *demoiselles* en ont un grand nombre de courts, entourant l'intestin, à peu de distance de l'anus, à l'endroit où il devient gros. La même chose a lieu dans les *sauterelles ordinaires*. Dans le *grillo-talpa* il y a un grand paquet de ces vaisseaux, ressemblant à une queue de cheval, et s'insérant par un canal commun au milieu du gros intestin. Dans tous ces genres, les larves offrent les mêmes circonstances que les insectes parfaits. Il paroît d'ailleurs que cette ressemblance a lieu par rapport à ces organes hépatiques, même dans les classes où, pour tout le reste, la métamorphose est des plus absolue: du moins le nombre n'y varie-t-il point dans les deux états: il est considérable dans les *hyménoptères*, et ordinairement de deux dans les *coléoptères*; ils rampent dans ceux-ci parallèlement aux deux côtés du canal intestinal, en ondulant et serpentant de mille manières: leur insertion est immédiatement après l'estomac, dans les larves des *scarabés*, dans les *distiques*, les *carabes*, etc.

Les *chenilles* et les *papillons* en ont aussi deux, subdivisés chacun en trois, placés, dans les premières, aux côtés de la moitié postérieure du canal, et faisant leurs principaux replis tout à-fait à l'arrière du corps. Parmi les *hémiptères*, les *nepa* ne paroissent en avoir aussi que deux. Parmi les *diptères*, on en trouve quatre dans les larves de *stratyomys* et de *syrphus*, qui aboutissent dans l'intestin par un tronc commun.

Je n'ai rien trouvé d'analogue au foie dans les vers, à moins qu'on ne veuille considérer comme tel l'enduit jaune qui se trouve dans les parois de l'estomac de l'*arénicole*. Je n'ai rien vu non plus dans les *échinodermes*, ni dans les *zoophytes*, qu'on puisse comparer à cette glande. Il paroît donc qu'elle finit avec les *mollusques* et quelques *crustacés*; que les *insectes* n'en ont plus qu'un suppléant, et qu'il n'y a rien de semblable dans les *zoophytes*. A mesure que la fonction de respirer est moins restreinte, et s'étend dans le corps à un plus grand nombre de parties, le foie cesse plus complétement.

## ARTICLE III.

### *Des soutiens et des enveloppes du canal intestinal.*

#### A. *Dans les mollusques.*

ON peut dire en général que le canal alimentaire des mollusques n'est ni soutenu ni enveloppé par un *mésentère*. Les différentes circonvolutions sont fixées entre elles et entre les lobes du foie, par de la cellulosité, et par des vaisseaux sanguins et des nerfs, mais non suspendues à une membrane. Un véritable *péritoine* contient cependant la totalité des viscères, et forme même une lame de séparation pour le cœur qui est dans une cavité à part, ainsi que le poumon quand celui ci n'est pas tout à-fait extérieur ; mais je n'ai point vu que ce péritoine se repliât en dedans pour embrasser l'intestin.

Le péritoine des *gastéropodes* double presque toute la peau extérieure du corps ; cette tunique si épaisse et si musculeuse le contient et le protège éminemment Dans ceux qui ont une coquille, la partie du corps qui reste toujours dans cette armure, n'est point enveloppée de muscles ; elle n'est revêtue que du péritoine et d'une lame mince de la peau : on pourroit presque la considérer comme une hernie naturelle, qui auroit échappé à la pression de la partie musculeuse, de celle qui peut à volonté rentrer ou sortir de la coquille.

Dans les *céphalopodes*, le péritoine est un sac, plongé dans un autre sac, dans celui qui constitue proprement le corps : mais ce dernier n'enveloppe pas entièrement l'autre ; son ouverture laisse le péritoine à découvert par-devant ; il n'a alors sur lui qu'un prolongement mince de la peau. Le péritoine des *céphalopodes* est encore remarquable en ce qu'il est ouvert de deux orifices qui communiquent au-dehors, et qui peuvent en laisser échapper les sérosités ; je ne crois pas qu'il y ait d'autre exemple de cette conformation, si ce n'est dans les *raies*, où l'on peut aussi en soupçonner une pareille.

Comme les *céphalopodes* ont une tête distinguée par un col et un vrai crâne cartilagineux ; leur péritoine, qui ne va que jusqu'au col, n'embrasse pas le cerveau, ni la masse de la bouche, comme cela arrive dans les autres mollusques.

Le péritoine des *acéphales* occupe, en vertu de la forme de leur corps, une moindre place que celui des autres mollusques ; il est embrassé par les muscles qui se rendent au pied, et lorsqu'il n'y a point de pied, il est simplement recouvert par la peau générale : aucun mollusque ne m'a rien montré qui eût l'air d'un épiploon.

B. *Dans les vers.*

Les uns, comme l'*arénicole*, n'ont leur canal soutenu que par les vaisseaux sanguins ; les autres, comme le *ver de terre*, ont de petites membranes transverses qui lient le canal à l'enveloppe extérieure du corps, mais il m'a semblé qu'un *mésentère* proprement dit n'existe dans aucun. Une membrane mince qui double intérieurement l'enveloppe générale, peut passer pour un *péritoine.*

C. *Dans les crustacés.*

Nous avons vu, dans la section précédente, comment l'estomac des crustacés est maintenu en place par ses muscles ; le reste du canal ne l'est que par les vaisseaux et par la compression des parties environnantes.

D. *Dans les insectes.*

Il n'y a que les seules trachées qui maintiennent le canal intestinal des insectes, et l'on n'y voit ni mésentère, ni vaisseaux, ni même de tissu cellulaire ; aussi quand on place dans l'eau un insecte ouvert, voit-on tous les replis de son canal se soulever et se développer à cause de la légèreté spécifique que l'air contenu dans les trachées leur donne.

On peut donner le nom de péritoine à la membrane fine qui double l'abdomen intérieurement, et qui est enveloppée par les anneaux de la peau et par leurs muscles.

Mais ce que les insectes ont de plus remarquable dans l'état de *larve*, et ce qu'ils onts euls parmi les animaux invertébrés, ce sont ces lambeaux d'une cellulosité remplie de graisse, qui peuvent être comparés à des *épiploons*, et qui paroissent en remplir toutes les fonctions.

Ils ont sur-tout éminemment celle de fournir à la nutrition de l'animal, pendant tout le temps où, dans l'état de chrysalide, il ne mange rien absolument, comme la graisse des épiploons soutient la vie des quadrupèdes qui passent l'hiver dans un sommeil léthargique; à l'époque où l'*insecte* change de tégumens et de forme, pour devenir *insecte parfait*, il est probable que ce sont encore ces lambeaux graisseux qui fournissent la quantité prodigieuse de matières que doit exiger le développement subit de tant de parties; aussi n'en trouve-t-on plus dans ce dernier état.

Les formes, la couleur, la consistance de ces lambeaux varie. Les *chenilles* les ont oblongs, renflés, pleins d'une graisse blanche et semblable à de la crême; les larves de *scarabés* les ont en forme de larges membranes demi-transparentes avec beaucoup de grains blancs et opaques; celles des mouches et des *stratyomis*, sont déchiquetées comme des rubans étroits irrégulièrement rassemblés. J'en vois point ou peu, dans les larves d'insectes à demi-métamorphose, qui mangent toujours, et n'ont jamais à rester dans l'état de chrysalide. Dans tous les ordres, ces lambeaux reçoivent beaucoup de vaisseaux aériens ou trachées, etc.

E. *Dans les échinodermes.*

On retrouve subitement dans cet ordre un *mésentère* parfait, et même quelquefois une sorte d'*épiploon*. Dans les *oursins*, le mésentère s'attache à la coquille extérieure, et se contourne absolument comme l'intestin qu'il embrasse. Dans les *étoiles de mer* il y a autant de mésentères que d'arbres de cœcums se rendant dans chaque branche du corps. Ils adhèrent aussi à la face interne de l'enveloppe générale parallèlement á l'axe de la branche. Dans l'*holothuria tremula*, le mésentère prend l'intestin dès la bouche; il le conduit jusqu'à l'autre extrémité du corps en suivant un des muscles longitudinaux; il traverse, puis revient vers la bouche en en suivant un second ; traverse encore, et redescend vers l'anus en en suivant un troisième. Mais il faut bien remarquer que ce n'est pas dans ce mésentère qu'on voit les vaisseaux nombreux de cet animal, mais à la face opposée du canal. Nous reviendrons, dans un autre endroit, sur ces vaisseaux dont l'entrecroisement entre eux et avec les organes respiratoires, forme une espèce d'*épiploon* très-singulier, par son usage dans la respiration.

### F. *Dans les zoophytes.*

Les *actinies* ont leur sac alimentaire soutenu par beaucoup de membranes verticales qui l'entourent comme des rayons, et vont joindre l'enveloppe du corps par quelque portion de leur bord opposé à celui qui touche au canal ; le reste de ce bord paroît comme frangé, et pourroit bien être quelque organe propre à épancher le fluide nutritif venu du sac alimentaire, dans la grande cavité placée entre ce sac et l'enveloppe extérieure.

Les *méduses* n'ont pas besoin de mésentère, puisque leur cavité alimentaire n'est que creusée dans la masse gélatineuse de leur corps, et les *polypes à bras* encore moins, puisque leur intestin et leur corps ne sont que la même chose, c'est-à-dire, un sac formé d'une membrane simple et gélatineuse.

## ARTICLE IV.

### *Des raisons qui font penser qu'il n'y a dans les mollusques et dans les vers d'autres vaisseaux absorbans que les veines.*

ON est d'abord porté à cette idée lorsqu'on pense que le sang de ces animaux ne diffère point de ce qu'on nomme *lymphe* dans les animaux à sang rouge; et qu'aucun moyen anatomique n'a pu encore y démontrer des vaisseaux différens des sanguins. Nous avons déja eu plusieurs fois occasion d'annoncer que les parties auxquelles M. *Poli* donne le nom de vaisseaux lymphatiques, appartiennent toutes au système nerveux.

Mais il y a aussi quelques raisons positives; la principale consiste dans les communications naturellement ouvertes, des grandes cavités du corps où il y a toujours beaucoup de fluides à résorber, avec les troncs des grosses veines.

Ces communications sont sur-tout sensibles dans les *céphalopodes*. Les principales branches de la veine-cave y sont garnies d'une multitude de corps semblables à des arbres glanduleux, qui flottent dans la cavité de l'abdomen. Ces arbres ont des conduits qui se rendent visiblement dans le tronc de la veine percée pour les recevoir. Lorsqu'on injecte quelque liqueur dans la veine, elle traverse comme une rosée les extrémités des ramuscules de ces arbres glanduleux, et remplit la cavité de l'abdomen; le souffle même y passe quelquefois : il doit donc y avoir aussi une communication inverse, à laquelle la structure de ces petits arbres est d'ailleurs extrêmement propre par elle-même.

Parmi les *gastéropodes*, l'*aplysia* montre une communication non moins ouverte, de ses veines avec les grandes cavités de son corps. Si l'on souffle du côté du poumon dans les veines-caves, qui, dans ces animaux, ne font qu'une avec l'artère pulmonaire, la cavité de l'abdomen se gonfle toute entière. Les orifices par lesquels l'air s'échappe, sont d'ailleurs visibles à l'œil; il n'est pas possible qu'ils n'admettent les liquides de l'abdomen dans les veines, comme ils laissent sortir l'air des veines dans l'abdomen.

Le trajet du rectum des *acéphales* au travers du cœur, semble aussi de quelque considération; on ne voit guère à quoi ce passage pourroit servir si le fluide nutritif ne transsudoit de l'intestin pour se mêler immédiatement avec le sang que le cœur contient et met en mouvement.

Il y a de plus dans cette manière de concevoir, un certain accord avec l'ordre de gradation des systèmes organiques des diverses classes d'animaux. Les insectes, comme nous venons de le dire, n'ont très-probablement aucun vaisseau du tout; il étoit naturel de trouver avant eux, dans l'échelle, des animaux qui n'eussent des vaisseaux que d'un seul ordre, et qui fussent, par conséquent, placés entre les animaux vertébrés, qui en ont de deux ordres, les lymphatiques et les sanguins, et les insectes qui n'en ont d'aucun, à moins qu'on ne veuille regarder les sécrétoires comme un troisième ordre, qui sera plus essentiel, puisqu'il sera commun à tous.

Ce sont les *mollusques*, les *vers* et les *crustacés* qui paroissent destinés à tenir ce rang intermédiaire.

Les *échinodermes*, et sur-tout les *holothuries*, me semblent encore d'une nature ambiguë ; j'hésite sur la place que je dois leur assigner. Au reste, je décrirai, dans l'une des leçons suivantes, les vaisseaux qu'on y observe, et je laisserai aux naturalistes à juger de leurs fonctions.

## ARTICLE V.

### *Des raisons qui font croire que la nutrition des insectes se fait par imbibition, et qu'ils n'ont ni vaisseaux lactés, ni vaisseaux sanguins.*

On arrive à cette conclusion par des motifs de plusieurs natures ; les uns directs, mais négatifs ; d'autres ne fournissant que des inductions ; il nous semble cependant que leur réunion suffit pour convaincre le naturaliste.

D'abord il est constant que l'on ne trouve aucun vaisseau en disséquant les insectes ; nous en avons cherché avec le plus grand soin, et à l'aide du microscope, dans les parties qui en montrent d'ordinaire le plus, comme la choroïde de l'oeil, et les membranes du canal intestinal ; nous n'y en avons jamais trouvé, quoique les trachées et les nerfs s'y découvrent fort bien, et qu'on puisse sur-tout y suivre, de l'oeil, les premières dans leurs innombrables ramifications. Lyonet, qui a décrit et dessiné dans la chenille des parties mille fois plus petites que ne seroient les principaux vaisseaux sanguins, n'a jamais pu trouver ceux-ci, etc.

Il y a bien dans les insectes un organe auquel certains anatomistes ont donné le nom de cœur ; c'est un tube membraneux qui règne tout le long du dos, tant dans les larves que dans les insectes parfaits, et où l'on observe des mouvemens de contraction et de dilatation, qui semblent passer successivement d'une extrémité à l'autre : mais, malgré cette particularité qui semble indiquer un organe de circulation, ce tube n'a aucun vaisseau qui en sorte, et l'on ne peut ni lui attribuer la fonction de cœur, ni lui en imaginer une autre.

Enfin, des naturalistes qui ont observé, au microscope, les parties transparentes des insectes, n'y ont vu qu'un fluide en repos, qui les baigne de toutes parts.

Tels sont les argumens négatifs ; ceux tirés de l'induction se rapportent sur-tout à deux objets, la manière dont se fait la respiration dans les insectes, et la forme des organes sécrétoires.

Dans les animaux qui ont une circulation, le

fluide nourricier se rassemble continuellement dans un réservoir central, d'où il est lancé avec force sur toutes les parties; c'est toujours du cœur qu'il y arrive, et il retourne toujours au cœur avant d'y revenir : il pourroit donc être modifié dès sa source par l'action de l'air; et en effet, avant de se rendre, par l'aorte et ses rameaux, aux parties qu'il doit nourrir, il commence par faire un tour dans le poumon ou dans les branchies. S'il n'en est pas ainsi dans les insectes, c'est très probablement parce que leur fluide nourricier n'est point contenu dans des vaisseaux, qu'il ne part point d'une source commune, et qu'il ne lui étoit pas possible d'aller se faire modifier dans un organe séparé avant de se rendre aux parties : baignant continuellement et tranquillement toutes les parties qui doivent y puiser les molécules qu'elles ont à s'approprier, l'action de l'air devoit pouvoir l'atteindre par-tout, et c'est ce qui arrive très-parfaitement par les dispositions des trachées, n'y ayant aucun point du corps des insectes où les fines ramifications de ces vaisseaux n'aboutissent, et où l'air n'aille immédiatement exercer son action chimique; en un mot, le sang ne pouvant aller chercher l'air, c'est l'air qui va chercher le sang.

Quant aux sécrétions des insectes, elles ne se font jamais par des glandes conglomérées; leurs organes sont toujours, comme nous venons de le voir par rapport au foie, des tubes longs et minces qui flottent dans la cavité du corps, sans être liés ensemble, ni fixés autrement que par des trachées.

On voit aisément que c'est encore là une suite nécessaire, et par conséquent une indication très-probable de l'absence des vaisseaux. Lorsque les puissans moteurs de la circulation existent, ils portent, avec facilité, le fluide nourricier jusque dans les points les plus profonds des glandes; l'entrelacement des vaisseaux sanguins forme un tissu épais et serré, dans lequel les vaisseaux propres sont saisis. Lorsqu'il n'y a, au contraire, ni cœur, ni vaisseaux, aucune force ne poussant ce fluide plutôt vers les organes sécrétoires qu'ailleurs, ceux-ci avoient besoin d'une force attractive plus puissante, et comme elle ne peut s'exercer que par le tissu de leurs parois, il falloit qu'ils fussent libres, flottans, longs et minces, afin d'augmenter leur surface.

Les *zoophytes*, proprement dits, n'ont pas même besoin de cette transsudation que nous admettons dans les insectes; la substance même de leur corps servant de parois à leur cavité alimentaire, s'y imprègne immédiatement de fluide nutritif. Les *méduses* ne diffèrent à cet égard des *polypes* les plus simples, que parce qu'elles ont une cavité divisée en un grand nombre de branches tubuliformes. Si ces tubes intestinaux étoient considérés comme des vaisseaux, ce seroit l'estomac qui feroit, à leur égard, les fonctions de cœur.

# VINGT-QUATRIÈME LEÇON.

## *De la circulation, des vaisseaux sanguins en général, et du cœur en particulier, dans les animaux vertébrés.*

### ARTICLE PREMIER.

### *De la circulation, et de ses différens modes et agens en général.*

LE volume précédent, et les deux premières leçons de celui-ci, nous ont montré tout ce qui concourt à la préparation et à la production du fluide destiné à réparer les pertes et à rétablir la composition des organes du corps animal : en un mot le *chyle* est fait.

Dans les *zoophytes*, toute la nutrition est opérée en même temps ; le chyle passe dans les parties à mesure qu'il se fait ; dans les insectes il va les baigner à mesure qu'il se fait, et elles ne tardent point à se l'approprier. Dans les animaux supérieurs, il y a une opération intermédiaire ; un fluide particulier, toujours en mouvement dans un système propre de vaisseaux, nourrit seul les parties d'une manière immédiate, et c'est lui qui a

L 4

besoin d'être renouvelé par le chyle. C'est le mouvement continuel de ce fluide propre, de ce *sang*, qu'on nomme *circulation*. La circulation n'a donc lieu que dans les classes supérieures, savoir ; les animaux *vertébrés*, les *mollusques*, les *vers* et les *crustacés*.

Il faut considérer dans la circulation deux parties principales ; les agens qu'elle emploie, et les routes qu'elle trace au sang.

Ces routes sont sur-tout intéressantes à connoître dans la partie qui conduit le sang à l'organe respiratoire : l'une des principales utilités de la circulation est en effet de contraindre le sang à passer sans cesse en plus ou moins grande quantité dans un organe où il peut éprouver l'action médiate ou immédiate de l'oxigène ; et comme les qualités du sang dépendent beaucoup, ainsi que nous le verrons dans la leçon de la respiration, du plus ou moins de force de cette action, et du degré de modification qu'il en reçoit, et que toutes les parties du corps étant nourries par le sang, participent à ses qualités, il arrive que la nature entière d'un animal est en quelque sorte déterminée par la distribution de ses organes circulatoires, et par la route que cette distribution trace au sang.

Delà dérive l'importance de la structure du cœur en histoire naturelle, et la justesse des caractères que l'on en tire pour former des classes. Cette importance avoit été devinée plutôt que démontrée par des hommes de génie, mais ce n'est que dans ces derniers temps qu'on a pu l'établir sur des principes rationnels.

On appelle la circulation qui se fait dans le poumon, *petite*, et celle du reste du corps, *grande circulation*.

La *grande circulation* consiste en général en ce que tout le sang qui revient des parties par des vaisseaux appelés *veines*, dont les rameaux aboutissent à des branches, et celles-ci à des troncs qui se réunissent tous en un tronc commun, retourne ensuite à ces mêmes parties par d'autres vaisseaux appelés *artères*, entre lesquels le sang se partage, le tronc commun se divisant en branches, celles-ci en rameaux, et ainsi de suite, jusqu'à ce que les dernières divisions des artères échappent à l'oeil, de même que leur réunion avec les premières racines des veines.

Si le tronc commun des veines communiquoit directement avec le tronc commun des artères, il n'y auroit donc qu'une seule circulation; le sang revenu au centre retourneroit directement aux parties pour revenir encore, et ainsi de suite; mais c'est ce qui n'arrive jamais entièrement.

Le sang arrivé au tronc commun des veines avant de rentrer dans le tronc commun des artères, se redivise, en tout ou en partie, dans l'organe pulmonaire. C'est là qu'il éprouve l'action de l'oxigène, par des moyens que nous expliquerons dans la leçon de la respiration, et dont le principal consiste dans la multiplication de surface qui résulte de cette division même.

Il peut arriver que la division soit telle, qu'aucune goutte de sang ne puisse retourner dans le tronc des artères avant d'avoir passé dans le poumon, par la *petite circulation;* c'est qu'alors le tronc des veines du corps donne tout entier dans le tronc artériel propre à cette petite circulation. Les branches de ce tronc produisent à leur tour des veines dont le tronc se rend ensuite tout entier dans celui des artères du corps ou de la grande *circulation.* Il y a alors *circulation double.*

Si au contraire le *tronc commun des veines du corps*, au lieu de se distribuer tout entier au poumon, n'y envoyoit qu'une branche, et que le reste du sang qu'il auroit apporté, rentrât directement dans le *tronc commun des artères* du corps, la petite circulation ne seroit qu'une fraction de la grande, plus ou moins considérable, selon que la branche qui lui seroit consacrée seroit plus ou moins forte; il n'y auroit qu'une partie du sang qui respireroit à chaque circuit, et les artères porteroient sans cesse dans les parties du sang qui y auroit déja passé, sans avoir refait son tour dans le poumon. Ce sang, et les parties qu'il nourriroit, participeroient moins (toutes choses égales d'ailleurs), aux qualités que l'oxigène peut leur communiquer.

C'est ce qui arrive dans les *reptiles;* leur circulation pulmonaire n'est qu'une fraction de la grande, plus ou moins forte selon les genres, et produisant aussi dans ces différens genres des effets gradués selon sa force.

Les autres classes, savoir ; les *mammifères*, les *oiseaux*, les *poissons*, les *mollusques* et les *vers*, ont une circulation double, et aucune parcelle de leur sang ne peut retourner dans la grande circulation qu'après avoir passé par la petite.

Mais il ne faut pas croire pour cela que l'effet définitif de la respiration soit le même, parce que la circulation est la même. Les moyens respiratoires peuvent être différens ; et comme ils sont un des facteurs, le produit peut être fort altéré par leur différence.

Tous ces animaux ont donc bien une circulation pulmonaire entière, tandis que les reptiles n'en ont qu'une fraction ; qu'elles soient, par exemple, comme un à un demi.

Mais les poissons, les mollusques et les vers, qui respirent dans l'eau, et seulement l'oxigène mêlé et contenu dans cet eau, peuvent être considérés comme n'ayant qu'une demi-respiration, tandis que les reptiles, qui respirent l'air lui-même, en ont une entière.

Une respiration entière, multipliée par une demi-circulation, et une demi-respiration par une respiration entière, donnent des produits égaux de part et d'autre ; c'est toujours une demi-oxigénation du sang.

Les mammifères, qui ont circulation et respiration entière, auront aussi oxigénation entière.

Les oiseaux ont une circulation entière aussi, mais ils ont une respiration double, parce que l'air pénètre, par des voies que nous indiquerons dans la suite, dans toutes les parties de leur corps, et y baigne continuellement le sang de la grande circulation, presque comme celui de la petite peut l'être dans le poumon. Le produit sera donc une oxigénation double.

On sent que je n'ai pris la fraction $\frac{1}{2}$ que pour m'exprimer plus clairement, mais que dans la réalité on ne peut l'apprécier si rigoureusement, et qu'elle varie même probablement dans les divers genres de chaque classe.

Toujours est-ce d'après ces considérations que l'on peut estimer, et, pour ainsi dire, calculer la nature de chaque animal; car la respiration communiquant au sang toute sa chaleur et son énergie, et par lui aux parties toute leur excitabilité, c'est en raison de sa quantité que les animaux ont plus ou moins de vigueur dans toutes leurs fonctions.

Delà la force du mouvement, la finesse de sens, la rapidité de digestion, la violence de passion des oiseaux. Delà le degré plus tempéré de toutes ces qualités dans les mammifères; delà l'inertie, la stupidité apparente des autres classes.

De-là les degrés de chaleur naturelle à chacune de ces classes, qui sont des indices tout-à-fait proportionnés de ceux de leurs autres qualités.

Pour revenir à la *circulation* même, elle s'opère au moyen des forces musculaires; et ces forces sont sur-tout exercées par le système artériel. Le veineux semble n'être que passif.

Sur la réunion du tronc veineux au tronc artériel qui lui correspond, se trouve un muscle creux doué d'une irritabilité très-vive, et sur-tout très-continue, qui se contracte avec force sur le sang, toutes les fois qu'il y arrive. Il porte le nom de *ventricule.* Aux deux orifices de sa cavité sont placées des valvules. Celles du côté de la veine sont disposées de manière à laisser entrer le sang dans le ventricule, mais à ne lui point permettre de sortir. Celles du côté de l'artère le laissent sortir et non entrer. De cette manière la marche régulière du sang des veines vers le ventricule, et du ventricule vers les artères, est constamment entretenue; et comme tout le système est plein de sang, les valvules sont soutenues dans leur effort par le sang qui est derrière elles, et n'ont pas besoin d'une grande force pour n'être pas déchirées, quoique l'action du ventricule soit assez violente. Tout seroit, pour ainsi dire, en équilibre sans elles; elles n'ont d'autres fonctions que de rompre cet équilibre. Ainsi le ventricule ne peut se contracter sans se vider dans les artères qu'il gonfle, en poussant en avant le sang qu'elles contiennent déja au moyen de celui qu'il y ajoute, et c'est ce gonflement qu'on appelle *pouls.* Il paroît qu'en gonflant les artères, le cœur les déplace aussi en les redressant, et que ce déplacement entre pour quelque chose dans le pouls.

Les artères qui sont irritables elles-mêmes, se contractent aussi sur le sang qui les gonfle, et elles ne peuvent l'évacuer que dans les veines, à cause des valvules placées à l'origine du système artériel, et qui empêchent le retour du sang dans le ventricule. Celui-ci, une fois vidé du sang qui l'irritoit, se relâche et se dilate ; il est aussitôt rempli par le nouveau sang que les veines y versent. Les veines, si l'on excepte leurs plus gros troncs, n'ont point de contraction sensible, mais la marche du sang, outre l'impulsion qu'il a reçue des artères, y est facilitée et dirigée par des valvules toutes dirigées vers le cœur.

Avant d'entrer dans le ventricule, la veine se dilate ordinairement, et forme un sac musculeux, quoique plus mince que le ventricule lui-même ; il porte le nom d'*oreillette* ; il est irrité comme le ventricule par le sang qui y arrive, et se contracte dessus pour le chasser dans le ventricule. L'entrée de l'oreillette est très-souvent pourvue de valvules, dont l'effet est le même que celui des valvules du ventricule : d'autres fois il n'y en a point, et alors une partie du sang ne peut manquer de refluer dans les veines.

On comprend, sans que nous le disions, que les contractions du ventricule sont alternatives avec celles des artères et avec celles de l'oreillette.

Les animaux qui n'ont qu'une circulation n'ont

aussi qu'un ventricule, quoiqu'ils aient quelquefois deux oreillettes.

Les animaux qui ont une circulation double, peuvent avoir un ventricule à l'origine de leurs deux artères, ou seulement à l'une des deux.

Les *mammifères* et les *oiseaux* en ont ainsi deux, et les *seiches*, parmi les *mollusques*.

Tous les autres animaux n'en ont qu'à l'origine de l'une des deux artères, et pas tous à l'origine de la même. Les *poissons* l'ont à l'origine de l'artère pulmonaire; les *mollusques* à l'origine de l'artère du corps, ou de l'*aorte*; car c'est le nom particulier de cette artère.

La réunion de l'oreillette et du ventricule porte le nom de *cœur*. Les *poissons* et les *mollusques* ont donc un *cœur simple*; *pulmonaire* dans les premiers, *aortique* dans les autres. Les *reptiles* ont aussi un *cœur simple*, mais qui est à la fois *pulmonaire* et *aortique*. Les *mammifères*, les *oiseaux* et les *seiches*, ont un *cœur double*, ou plutôt deux cœurs; un *aortique* et un *pulmonaire*.

Dans les *mammifères* et les *oiseaux*, les deux cœurs sont accolés l'un à l'autre, et ne forment qu'une masse, et c'est cette masse qui porte vulgairement le nom de *cœur*, comme si elle n'en faisoit qu'un. Dans les *seiches*, non-seulement les deux cœurs sont séparés, mais le cœur pulmonaire est lui-même divisé en deux, fort éloignés, parce que la veine qui vient du corps se divise en deux avant d'entrer dans les deux poumons.

Il y a d'autres mollusques où le *cœur aortique* est aussi divisé en deux : tels sont les *lingules*.

Delà les expressions employées par les naturalistes, que les *mammifères* et les *oiseaux* ont *un cœur à deux oreillettes et à deux ventricules ;* les *reptiles* et les *poissons*, *un cœur à une seule oreillette, et un seul ventricule.* Cette dernière phrase, outre le défaut d'exprimer de même deux choses très-différentes, contient encore une erreur de fait ; car les *reptiles* ont souvent *deux oreillettes.*

Quant aux *mollusques*, comme on les confondoit avant nous avec les *vers* et les *zoophytes*, les naturalistes les regardoient assez comme manquant de *cœur.* Nous sommes les premiers qui ayons déterminé d'une manière générale les lois que la nature suit à leur égard ; et si nous voulions leur appliquer les formules précédentes, nous dirions que les *céphalopodes* ont *trois cœurs, dont deux à un seul ventricule et une seule oreillette, et un à un seul ventricule sans oreillette,* que les *gastéropodes* n'en ont qu'un *à un seul ventricule et une seule oreillette ;* les *acéphales*, un *à un seul ventricule et deux oreillettes ;* les *brachiopodes*, deux *à un seul ventricule, sans oreillette*, etc.

Lorsqu'il n'y a qu'un seul cœur, il faut que celui

celui des deux systèmes artériels qui en manque éprouve encore l'influence du cœur unique, et que le sang y conserve son mouvement après s'être filtré au travers de toutes les subdivisions du système pourvu de ce cœur; ou bien il faut que ce système artériel sans cœur, agisse assez par lui-même sur le sang, pour le pousser, par la contraction successive de toutes ses parties, dans toutes ses subdivisions, et de celles-ci dans les veines; ou bien enfin, les deux actions s'entr'aident, et c'est cette dernière idée qui nous semble la vraie.

L'*esturgeon*, par exemple, nous donne une preuve évidente de la continuation de l'action du cœur pulmonaire sur le système aortique. A peine les veines du poumon s'y sont-elles réunies pour former l'aorte, que celle-ci s'enfonce dans un canal cartilagineux qui lui est fourni par le corps des vertèbres. Elle s'y dépouille entièrement de ses tuniques, et le sang coule dans un tuyau à parois absolument immobiles; c'est des trous de ce tuyau ou canal cartilagineux, que sortent les branches artérielles qui se rendent aux parties. Le sang ne peut évidemment entrer dans ces branches, qu'en vertu de l'impulsion qu'il a reçue primitivement du cœur, et des artères pulmonaires.

Dans beaucoup d'autres *poissons* les parois de la grosse artère sont adhérentes en partie dans le demi-canal osseux qui contient cette artère. Il faut donc que l'impulsion imprimée au sang artériel par le cœur, se conserve à travers les branchies, jusqu'au moins dans les troncs principaux des artères du corps. Voilà pourquoi la base de l'artère pulmonaire est distincte du reste par sa dilatation et ses fortes parois musculeuses. C'est pour ainsi dire un second ventricule placé au-devant du premier, et dont l'action augmente plus ou moins l'impulsion imprimée au sang par celui-ci. On le remarque même dans les *batraciens*, chez lesquels il est nécessaire dans leur état de larve, comme chez les poissons; et par la même raison, parce qu'ils respirent aussi par des branchies.

D'un autre côté, il y a des animaux où il faut bien que l'irritabilité artérielle soit le seul agent de la circulation; ce sont ceux qui ont des vaisseaux, et point de cœur, c'est-à-dire point de renflement musculaire à la base d'aucun de leurs systèmes artériels; ces animaux sont les vers proprement dits, et à sang rouge; *sangsues*, *néréides*, etc.

Au reste, l'évaluation des forces du *cœur* et des artères appartient à la physiologie pure, et n'est pas de notre sujet. C'est un problème auquel plusieurs géomètres anatomistes ont travaillé, sans paroître encore être approchés d'une solution démontrable. Nous pensons que la contraction successive de l'artère, en même temps qu'elle dispense d'attribuer tant de force au cœur, rend la quantité précise de celle qu'il a réellement, impossible à déterminer.

Nous traiterons, à l'article de la génération, des différences qui ont lieu entre la circulation des fœtus et des larves, comme têtards de grenouille, etc., et les animaux adultes.

Quant au sang en lui-même et à sa composition, la chimie comparée ne nous a fourni encore que des notions très-imparfaites. Les essais d'analyse faits sur le sang de plusieurs *mammifères*, tels que le *cheval*, l'*âne*, le *bœuf*, le *mouton*, la *chèvre* et le *cochon*, tous herbivores, à l'exception du dernier, qui est omnivore, n'ont donné pour résultats que des différences de proportion, soit entre les individus d'une même espèce, soit entre ces différentes espèces, soit entre elles et l'*homme*.

On sait que, dans ce dernier, le sang est un fluide d'un beau rouge, d'une saveur douceâtre un peu salée, d'une odeur fade et particulière, dont la consistance, un peu visqueuse, varie beaucoup, ainsi que l'intensité de sa couleur.

Constamment agité dans les vaisseaux qui le renferment, et soumis à une température de 30 à 32°, il conserve sa liquidité; mais nous verrons tout à l'heure qu'il la perd bientôt par le repos et le refroidissement, ainsi que par une plus forte chaleur.

Ce qui le caractérise essentiellement dans le premier état, ce sont les molécules rouges que des observations microscopiques ont constaté flotter dans sa partie la plus fluide. Ces molécules, dont la figure n'est pas la même dans tous les animaux, qui se rapprochent, dans l'homme, de la forme lenticulaire, et qui paroissent avoir la même grandeur dans le même individu ou dans les individus différens, quelle que soit d'ailleurs leur proportion, constituent proprement la partie colorante du sang.

Dans l'état de vie, on les voit se mouvoir avec l'autre partie du sang qui les entraîne dans son cours, sans qu'aucune d'elles vienne se heurter contre sa voisine, comme si elles étoient douées d'une force répulsive qui les éloignât. On rapporte même, que si l'animal tombe en syncope, ou bien est asphyxié momentanément, elles se rapprochent et semblent ne plus former qu'une seule masse ; et qu'elles sont agitées d'abord d'un mouvement oscillatoire, puis se séparent de nouveau, pour ne plus se toucher dès que l'animal est rappelé à la vie, et que le sang reprend son cours ordinaire.

Aussitôt que ce liquide est extrait de l'animal et cesse d'être agité, il se sépare en deux parties distinctes, dont la proportion varie beaucoup, suivant l'état de vie des différens individus. L'une, appelée *serum*, est liquide, jaunâtre, d'une saveur un peu salée ; et se compose particulièrement d'eau et d'albumine dissoute au moyen d'une certaine quantité de soude, et contient encore d'autres sels, tels que des muriates de soude et de potasse, des phosphates de soude et de chaux, mais dans une beaucoup moindre quantité : elle forme au moins le $\frac{1}{3}$, plus sous souvent les $\frac{2}{3}$ de la totalité du sang. L'autre partie du sang, son caillot, est elle-même un composé de deux substances bien distinctes ; on les obtient séparément par le lavage à l'eau froide. Celle qui se dissout dans l'eau et la colore en rouge, est formée des molécules dont nous avons parlé plus haut. C'est, suivant les dernières découvertes de M. *Fourcroy*, un composé de phosphate de fer suroxidé, de soude, qui anime ce sel neutre, d'albumine et de gélatine, et de beaucoup d'eau. L'autre portion du caillot, qui reste non-dissoute, a tous les caractères de la fibrine, qui se trouve en plus grande proportion dans les muscles. Sa quantité moyenne n'est, dans les *mammifères*, suivant le même auteur, que 0,0028. Cependant, elle n'entre pas moins essentiellement dans la composition du sang. M. *Homberg*, l'a trouvée dans celui des mollusques, et elle existe probablement dans le fluide nourricier des classes inférieures, toutes les fois que ce fluide doit nourrir des muscles distincts.

## ARTICLE II.

### *De la structure du cœur en général.*

Dans tous les animaux où il existe, le cœur est, comme nous l'avons dit, un muscle creux, ayant une ou deux, quelquefois trois et souvent quatre cavités. Une d'elles, dans le second cas, reçoit le sang des veines et le verse dans l'autre ; il y en a deux dans le troisième cas qui remplissent la même fonction, ainsi que dans le quatrième; elles portent le nom d'*oreillettes* ou de *sinus des veines*.

Dans le dernier exemple, les deux cavités qui se remplissent du sang des oreillettes, le vident dans les artères. La même chose s'exécute dans les deux autres exemples, par une seule cavité, que l'on appelle *ventricule*. La capacité des ventricules est plus grande que celle des oreillettes dans tous les animaux à sang chaud, ou à circulation double. Le contraire a lieu dans les classes dont le sang est froid. Les parois de ces dernières, beaucoup plus minces que celles des ventricules, semblent généralement autant membraneuses que musculeuses. Elles n'ont pas de couches épaisses de fibres musculaires, mais seulement des faisceaux, rassemblés, dans certaines portions, en cordons plus ou moins forts, qui s'entrelacent entr'eux, et ne présentent souvent, dans leurs intervalles, qu'une paroi membraneuse et transparente. Les parois des ventricules ou des cavités artérielles sont, au contraire, essentiellement musculeuses; elles ont toujours beaucoup plus d'épaisseur que celles des sinus veineux, et sont presque uniquement composées de faisceaux musculeux, ayant une manière d'être toute particulière qui distingue parfaitement le cœur, des muscles volontaires. Ce ne sont point, en effet, comme dans ceux-ci, des faisceaux parallèles entr'eux, et réunis par un tissu cellulaire plus ou moins évident; mais ils se partagent souvent et semblent se ramifier, s'entrelacent les uns dans les autres, prennent des directions bien différentes, et n'ont point de tissu cellulaire apparent qui serve à les unir. Cette description est d'autant plus vraie, qu'on les observe plus près de la surface interne du ventricule. Là ils se rassemblent en cordons plus ou moins forts, plus ou moins distincts, plus ou moins détachés de cette surface, qui s'entrecroisent et laissent entr'eux des enfoncemens ovales ou d'autres formes, dont la profondeur varie. Dans les animaux qui ont deux ventricules séparés, ces cordons sont toujours plus forts et plus distans dans celui qui répond aux artères du corps, que dans le ventricule pulmonaire; mais dans l'un et dans l'autre ils sont peu libres, et rarement détachés de tout leur contour, au point de former par intervalle des espèces de ponts, sous lesquels le sang puisse passer. Ils sont au contraire beaucoup plus libres dans les animaux où le cœur n'a qu'un ventricule, particulièrement lorsque celui-ci doit avoir sa cavité plus ou moins anfractueuse, ou même divisée en plusieurs loges. Alors, comme nous le verrons plus en détail dans les articles suivans, un grand nombre de ces cordons sont détachés dans une partie de leur étendue, et forment, en s'entrecroisant, une foule de petits sinus qui communiquent les uns dans les autres, et dans lesquels le sang passe comme à travers un crible. Ils servent, dans le cas de circulation pulmonaire incomplette, à mélanger, jusqu'à un certain point, la portion du sang qui vient des poumons, avec celle qui n'a pu y passer. Des artères qui viennent des gros troncs du corps, pénètrent la substance du cœur et lui portent le sang qui doit la nourrir. Il est bien remarquable que, dans les *poissons*, ce n'est point de l'artère qui part du cœur immédiatement, ou de la pulmonaire, que naissent les artérioles de ce viscère, mais qu'il reçoit le sang nourricier d'une des branches qui forment l'aorte, c'est-à-dire, de suite après le passage du fluide à travers les branchies. Le résidu en est repris par des veines analogues, qui s'ouvrent dans le sinus commun des veines, ou, lorsqu'il y en a deux, dans celui qui répond aux veines du corps. La partie de ce même résidu, sortie des vaisseaux sanguins, est absorbée, dans les animaux pourvus d'un système lymphatique, par un grand nombre de ces vaisseaux formant des plexus autour du cœur ou dans son voisinage.

Les nerfs qui vont au cœur servent encore à le distinguer essentiellement des muscles volontaires. Ils viennent, en effet, pour la plupart, du trisplanchique ou grand sympathique dans les quatre classes des animaux vertébrés; car la paire vague ne paroît lui fournir qu'un petit nombre de filets. Ils ont par conséquent la mollesse des nerfs des viscères, et non la dureté ou la consistance des nerfs qui viennent immédiatement du cerveau ou de la moelle épinière; et ils se distribuent, comme les premiers, autour des artères, sans paroître aboutir en particulier aux différens faisceaux du cœur.

Les cavités du cœur sont toujours revêtues d'une membrane mince, délicate, transparente, à surface parfaitement lisse, qui se continue des sinus veineux dans les veines, et des ventricules dans les artères. Ce viscère est de même constamment enveloppé par un péricarde ou sac membraneux, qui le contient, ainsi que la base des gros vaisseaux, comme le péritoine contient les intestins, c'est-à-dire qu'il forme, à la manière de toutes les membranes séreuses, une cavité fermée de toutes parts, dont une portion, repliée dans l'autre, recouvre immédiatement le cœur et les gros vaisseaux, et adhère par un tissu cellulaire serré à leur surface externe. Ce viscère est plus ou moins libre dans l'autre portion, dont la cavité excède un peu son volume; elle permet ses mouvemens de contraction et de dilatation, le contient jusqu'à un certain point, en se fixant, par quelques portions de sa surface externe, aux parties environnantes, et empêche qu'il ne nuise à ces parties par ses mouvemens, ou qu'il ne contracte avec elles des adhérences inflammatoires.

Le péricarde existe aussi généralement que le cœur; sa nature et sa disposition paroissent toujours semblables. On lui trouve, dans tous les animaux, une cavité remplie plus ou moins d'une vapeur ou d'un liquide aqueux; une portion plus mince adhérente au cœur; et l'autre, plus épaisse, plus consistante, fixée, par quelques points de sa surface externe, aux parties environnantes. Sa constance confirme les usages importans que nous venons de lui assigner.

## ARTICLE III.

### *De la structure des artères en général.*

Les artères sont les canaux qui reçoivent le sang du cœur et le conduisent aux parties.

Leurs parois, plus épaisses que celles des veines, dont elles se distinguent d'ailleurs par leur blancheur, sont composées généralement de trois membranes. 1°. L'extérieure, qui leur est accessoire et semble provenir des différentes parties qu'elles traversent, n'est composée que de tissu cellulaire, dont on distingue aisément les filamens ou les lames; c'est la plus dilatable des trois. 2°. La moyenne, que l'on appelle ordinairement leur membrane propre, jaune, consistante, beaucoup plus épaisse que les deux autres, particulièrement dans les gros troncs, est formée de plusieurs couches de fibres circulaires, dont les anneaux, dirigés un peu obliquement, ne sont jamais complets. Les couches, plus nombreuses dans les grosses artères, et d'autant plus serrées qu'elles sont plus intérieures, se détachent facilement les unes des autres, particulièrement dans les grands animaux. Leurs fibres, également plus remarquables dans ces derniers, diffèrent évidemment des fibres musculaires ordinaires par leur couleur jaunâtre ou blanchâtre, et leur figure applatie. Telle étoit entr'autres leur structure dans l'aorte des deux *éléphans* que nous avons eu l'occasion de disséquer. Elle est la même dans le *bouc*, le *cheval* et les autres grands animaux. 3°. La troisième, ou la plus intérieure de leurs membranes, est remarquable par sa transparence, son tissu serré et son peu d'épaisseur. Elle se continue dans les artères, après avoir tapissé la cavité du cœur, où leur tronc prend son origine; et, à l'exception de ce dernier endroit, où elle se replie pour former les valvules, sa surface interne est par-tout extrêmement lisse et sans rides.

Ces trois membranes forment, par leur réunion, des parois d'autant plus épaisses, qu'on les observe dans les plus gros troncs artériels; elles s'amincissent à mesure que l'on s'éloigne du cœur, et que l'on approche davantage des dernières divisions; voilà pourquoi la lumière des artères, comparée à leur diamètre total, est beaucoup plus grande dans les petites ramifications que dans les gros troncs. Cette diminution successive a lieu principalement dans la membrane moyenne; et il est remarquable que c'est précisément où cette membrane est la moins épaisse, que les artères paroissent plus irritables. Il est vrai qu'à mesure qu'on approche des ramuscules de ce système, les fibres annulaires, du moins les intérieures, deviennent plus rougeâtres, et prennent une apparence plus musculeuse.

Les plus grosses artères reçoivent évidemment des artérioles qui entourent et pénètrent leurs parois;

sans doute que les petites n'en sont pas dépourvues, jusqu'à un certain point cependant, qui n'a pas encore été déterminé. Elles ont de même de petites veines qui accompagnent les artérioles. On y découvre aussi des vaisseaux absorbans. Toutes ont des nerfs à l'exception des artères ombilicales où l'on n'a pu encore en découvrir. Plus nombreux et formant des plexus plus serrés autour de leurs rameaux que sur leurs branches et leurs troncs, ils semblent augmenter, comme l'irritabilité, avec la finesse des artères. Celles qui vont aux viscères sont particulièrement entourées de semblables plexus, dans lesquels se distribuent presque exclusivement les nerfs qui sont destinés à ces parties. Rien de plus compliqué que ceux qui enveloppent, par exemple, les artères dorsales de la verge : ils sont très-faciles à apercevoir dans l'*éléphant*.

Les artères vont toujours en se divisant, depuis leur origine jusqu'à leur terminaison ; de manière que les lumières réunies des deux artères qui résultent de la division d'une autre, sont constamment plus grandes que la lumière de celle-ci ; quoique l'une ou l'autre soit toujours plus petite que l'artère dont elle provient. C'est dans ce dernier sens seulement que l'on a pu dire, que les artères étoient coniques ; car leur calibre conserve toujours le même diamètre, et par conséquent une forme cylindrique dans l'intervalle d'une division à une autre. Les anatomistes qui ont cherché à déterminer, dans l'homme, le nombre de celles-ci, n'ont pu les poursuivre au-delà de vingt. Sont-elles plus nombreuses, comme il est possible, dans les grands animaux que dans les petits ? Nous n'avons pas cherché jusqu'à présent à résoudre cette question, qui nous paroît au reste de pure curiosité, et peu applicable à la physiologie.

Ces divisions semblent se faire assez généralement sous un angle aigu dans les troncs, les branches et les rameaux principaux, tandis que l'angle devient plus ouvert dans les petites ramifications. Dans le premier cas, le sang doit passer plus facilement des troncs dans les branches, et de celles-ci dans les rameaux, qu'il ne le fait dans le second; et cette dernière circonstance contribue à retarder sa marche. Elle a lieu d'une manière bien marquée dans les *serpens*, chez lesquels les branches que fournissent les principaux vaisseaux s'en détachent à angle droit, ou même quelquefois à angle obtus. Cependant, comme dans les autres *reptiles* ces divisions ressemblent de nouveau à celles de la généralité des *mammifères* et des *oiseaux*, le seul exemple des *serpens* ne nous permet pas d'attribuer au peu d'influence de cette organisation sur le mouvement du sang, sur la lenteur ordinaire des animaux de cette classe.

La situation des artères est généralement plus profonde que celle des veines, dans les membres et à l'intérieur des grandes cavités. Dans celles-ci et dans les viscères, les unes et les autres marchent ordinairement rassemblées. Le danger de leurs blessures, la nécessité d'être protégées par des corps environnans, a déterminé la première disposition.

Deux branches considérables se réunissent rarement en une seule : les vertébrales en fournissent un exemple ; mais les anastomoses sont beaucoup plus fréquentes entre leurs rameaux. Les divisions et la distribution de ceux-ci ont quelque chose de particulier dans la plupart des viscères.

Avant que l'anatomie comparée, aidée du microscope, eût démontré, dans les *grenouilles*, la terminaison des artères dans les veines sanguines, ou que l'art des injections eût rendu indubitable dans d'autres animaux plus voisins de l'homme, et enfin dans celui-ci, on croyoit que le sang étoit déposé par les précédens vaisseaux dans un tissu spongieux, d'où il étoit repris par les veines. Ce passage des artères dans les veines, peut se faire lorsque les unes et les autres contiennent encore un sang rouge, ou lorsque celles-ci dans leur origine, et les premières dans leur fin, ne charient plus qu'une sérosité transparente et sans couleur. Le sang qui passe si facilement dans certaines maladies, ou par les injections, sans lésion organique apparente, des artères dans les canaux excréteurs, prouve bien que ceux-ci sont encore l'aboutissant d'une partie des ramifications des premières. Enfin, les artères se terminent à la surface de la peau, dans les cellules des poumons, dans les cavités fermées des membranes séreuses, dans celles ouvertes des membranes muqueuses, dans les nombreuses cellules du tissu cellulaire, par une foule de petits vaisseaux capillaires qui ne charient plus de sang, mais une humeur ordinairement séreuse, un peu différente cependant dans ces différentes parties, qui s'exhale probablement des orifices béans de leurs extrémités.

## ARTICLE IV.

### *De la structure des veines en général.*

Les veines rapportent au cœur le sang qu'elles ont reçu des extrémités artérielles, et, dans les animaux qui ont un système lymphatique, l'humeur que les vaisseaux nombreux de ce système vont puiser dans toutes les parties. Dans ceux qui en sont dépourvus, elles reçoivent immédiatement le chyle des intestins, et les résidus de la nutrition des autres parties.

Ce sont des canaux analogues aux artères, dont ils diffèrent cependant à beaucoup d'égards. Leurs parois, généralement minces, et demi-transparentes, plus épaisses cependant proportionnellement dans les petites veines que dans les grandes, s'affaissent lorsqu'on les coupe transversalement; elles sont beaucoup plus extensibles que celles des artères, et les surpassent en densité. Elles ne sont point entourées, comme les artères, de plexus nerveux, composés de filamens nombreux et serrés; mais le peu de nerfs qui semblent leur appartenir, marchent, pour la très-grande partie, suivant leur longueur. Leurs vaisseaux sanguins sont aussi moins évidens, quoique l'inflammation qui les affecte quelquefois, prouve bien leur existence.

On ne peut guère y compter que deux membranes distinctes ; car le tissu cellulaire qui les environne, ne forme pas une couche aussi marquée qu'autour des artères, et mérite à peine d'être appelé leur membrane externe. Celle qui leur est particulière, ou leur *membrane propre*; bien différente de celle des premiers vaisseaux, n'a point, comme elle, des fibres dont la direction est à-peu-près semblable ; elles sont entrelassées irrégulièrement, beaucoup plus fines d'ailleurs, et sans apparence tendineuse. Leur tissu est, à la vérité, très-serré, comme celui de la membrane interne : mais en les tirant fortement, nous l'avons vu se développer dans l'une et l'autre, comme un feutre, composé de longs filamens soyeux : c'est sur les parois de la veine axillaire de l'*éléphant*, que nous avons fait cette observation. La membrane externe des veines tient fortement à l'interne; cette dernière est très-mince, lisse intérieurement, très-extensible comme la précédente, et forme, dans un grand nombre de veines, des replis sémilunaires, fixés aux parois de celles-ci par le bord convexe, leurs cornes tournées vers le cœur, libres par leur bord concave, servant de valvules, s'appliquant à à ces parois pour laisser passer le sang qui va au cœur, se relevant pour obstruer, en partie ou en totalité, leur canal, lorsque ce liquide prend une direction opposée. Ces valvules achèvent de distinguer, des artères, la plupart des veines : toutes celles qui sont soumises à la pression des muscles en sont pourvues, cela doit être ainsi ; car, sans ce moyen, le sang comprimé par ces derniers, n'auroit pas eu de direction plus déterminée d'un côté que d'un autre, et le mouvement, au lieu d'accélérer la circulation, auroit pu la ralentir, ou du moins l'auroit troublée. Elles manquent au contraire dans les veines de la plupart des viscères, dans tout le système de la veine-porte, dans les veines de la vessie, de l'utérus, des reins, des capsules surrénales, des poumons, dans les sinus vertébraux et dans ceux du cerveau ; l'azygos en manque quelquefois, ou n'en a que fort peu. Plus rapprochées dans les petites veines, plus rares dans les grandes, rangées par paires dans celles-ci, ou, ce qui est rare, trois à trois, elles sont ordinairement une à une dans les premières, et disparoissent même entièrement dans leurs plus petites ramifications. Celles-ci ne diffèrent pas sensiblement de celles des artères avec lesquelles elles s'abouchent, et dont elles semblent être la continuation. Telle est l'unique origine des veines. Elle a lieu dans toutes les parties du corps où elles reçoivent le sang des artères par un nombre infini d'embouchures. De-là les nombreux rameaux veineux se rassemblent en rameaux plus grands, et ainsi de suite, jusqu'à ce qu'ils forment des branches, puis les principaux troncs, dont le nombre varie dans les différentes classes d'animaux, comme celui des troncs artériels, mais qui viennent toujours se terminer au cœur. Plus grosses, plus nombreuses que les artères, s'anatomosant plus fréquemment, formant même des anses à la manière des vaisseaux lymphatiques, et par ci par-là, des plexus assez considérables, leur distribution est beaucoup moins régulière que celle des précédens vaisseaux, et moins comparable aux divisions d'un arbre. Elles n'augmentent pas aussi régulièrement que les artères diminuent, et il n'est pas rare de trouver que le diamètre d'une branche est plus grand que les diamètres réunis de deux rameaux. Celles des viscères marchent rapprochées des artères ; la plupart de celles des membres sont situées sous la peau, tandis que quelques-unes sont placées plus profondément à côté des artères.

Cette idée générale des veines convient à tous les animaux où elles ont été observées, avec quelques restrictions cependant : ainsi quelques quadrupèdes, notamment le *cheval*, ont des valvules à l'origine des rameaux des veines mésentérique et hémorrhoïdale ; il en a aussi dans les veines de la rate. On en voit dans les poumons du *chien* et de la *brebis*. Nous citons ces faits d'après Haller, n'ayant pas fait nous-mêmes des recherches à cet égard.

## ARTICLE V.

### *De la structure du cœur des mammifères en particulier.*

CETTE structure, comme nous l'avons déja vu, est la même, pour l'essentiel, dans tous les *mammifères*, et ressemble à celle du cœur de l'*homme*. Comme dans celui-ci, le cœur des mammifères est composé, 1°. de deux cavités adossées l'une à l'autre, à parois épaisses, et presque uniquement charnues, qui chassent le sang dans les poumons et dans toutes les autres parties du corps; 2°. de deux autres cavités à parois beaucoup moins épaisses, bien moins charnues, paroissant sur-ajoutées à la masse qui forme les précédentes, et dans lesquelles elles versent le sang qu'elles ont reçu des veines; 3°. d'une poche membraneuse qui l'enveloppe de toutes parts, ainsi qu'une portion des gros vaisseaux qui en partent ou qui s'y rendent. Dans tous, le cœur, et le sac qui le recouvre, est situé dans la cavité thorachique, entre les lames des médiastins, et présente une forme assez généralement conique ou ovalaire.

Comparons successivement ces différens points: ils nous offriront quelques circonstances particulières, beaucoup moins importantes, à la vérité, que les ressemblances générales, mais qui ne doivent cependant pas être passées sous silence.

1°. *Forme du cœur.*

La forme du cœur, qui est proprement celle de la masse dans laquelle sont creusés les deux ventricules, ressemble à un cône obtus dans l'*orang-outang*, le *cheval*, le *bœuf*, etc. comme dans l'homme; s'arrondit beaucoup dans plusieurs autres singes, tels que le *saï*, plusieurs *guenons*, dans le *lori*, dans la *loutre*, le *castor*, le *porc-épic*, l'*écureuil*; est large et courte dans l'*éléphant* et le *dauphin*; et s'alonge, au contraire, dans les *phalangers*, le *chien*, le *bouc*. Au reste, cette forme change avec l'âge, et n'est pas même toujours semblable dans tous les individus d'une même espèce. Ajoutons cependant que le cœur du *lamantin* en présente une bien singulière. Il est beaucoup plus large que long, et fortement échancré à l'endroit qui répondroit à sa pointe, ce qui vient de ce que les deux ventricules sont absolument séparés dans leur moitié postérieure.

Le sillon qui règne obliquement, de la base à la pointe, sur les deux faces du cœur de l'homme, et qui répond à la cloison des deux ventricules, dans lequel rampent les principaux vaisseaux du cœur; ce sillon, dis je, change de direction dans les autres *mammifères*, lorsque la position relative des deux ventricules change elle-même. Il ne s'étend pas jusqu'à la pointe quand le ventricule droit n'avance pas jusque-là, ce qui a lieu assez souvent, comme nous le verrons bientôt dans l'histoire de ce ventricule.

Alors la pointe du cœur n'est point bifide, comme dans l'homme, mais c'est le côté droit de ce viscère qui est échancré par le sillon.

La situation du cœur des *mammifères* est peut-être la circonstance par laquelle il s'éloigne le plus de celui de l'homme, ce qui tient à la marche horizontale de la plupart des premiers. Il n'est plus, comme dans ce dernier, placé obliquement, de manière que sa pointe vient frapper le cartilage de la cinquième ou de la sixième côte du côté gauche, tandis que sa face plate repose sur le diaphragme, et que sa base remonte à droite jusqu'à la huitième vertèbre dorsale. Les *orangs* sont presque les seuls où il présente cette obliquité, et dans lesquels il touche au diaphragme par une si grande étendue. Dans les autres *singes*, il ne répond à ce muscle que par sa pointe qui conserve un peu d'obliquité à gauche; et dans la très-grande partie des autres mammifères, elle n'atteint même pas jusqu'à ce muscle, et vient se poser, ainsi qu'une portion de la face inférieure du cœur, sur la partie moyenne du sternum. De sorte que chez ces animaux, le cœur est placé sur la ligne médiane du corps, dans une situation à-peu-près droite d'avant en arrière, et à une certaine distance du diaphragme. Comme dans l'*homme*, il n'est assujetti, dans sa position, que par les gros vaisseaux et le sac qui le contient.

2°. *Péricarde.*

Ce dernier, ou le *péricarde*, forme au cœur une double enveloppe, dont la plus intérieure, la plus mince, adhère immédiatement à sa surface externe, et à celle du commencement des gros vaisseaux. Elle se replie de-là sur elle-même, et vient former, autour du cœur, un deuxième sac, dont la capacité excède un peu le volume du cœur : ces deux sacs n'en font proprement qu'un, dont une partie seroit repliée dans l'autre, comme on le fait des bonnets de nuit. Il résulte de cette disposition que la cavité du péricarde est fermée de toutes parts comme celles du péritoine et de la plévre ; sa structure et ses fonctions ont d'ailleurs une parfaite analogie. Sa surface interne est constamment humectée de la vapeur qui s'en exhale, et favorise les mouvemens du cœur, qu'il protège en lui fournissant une enveloppe, et qu'il assujettit. La moitié libre du péricarde, beaucoup plus épaisse que celle qui est adhérente au cœur, n'a point exactement la forme conique de ce dernier, mais elle se rapproche de la forme globuleuse. Cette même partie adhère dans l'homme, par un tissu cellulaire serré, au centre tendineux du diaphragme, et même à sa partie charnue vis-à-vis du cartilage de la sixième côte. On trouve encore dans l'*orang-outang* une semblable adhérence ; mais elle est réduite à peu de chose dans les autres *singes*, et elle devient nulle dans la très-grande partie des *mam-*

*mifères*; il y a même souvent un intervalle assez considérable entre le diaphragme et la pointe du péricarde, que remplissent des petits lobes du poumon. Dans ceux-ci, les deux prolongemens du médiastin s'avancent de ce muscle aux côtés du péricarde, et suppléent, en se fixant à ce sac, aux adhérences immédiates qu'il n'a pas.

### 3°. *Des oreillettes.*

Les deux cavités qui reçoivent le sang des veines sont adossées l'une à l'autre, comme celles qui forment le cœur proprement dit. Elles portent le nom particulier d'oreillettes, à cause d'un appendice conique qui en fait partie, et qui est replié sur la base des ventricules de chaque côté des troncs artériels.

Leurs parois sont minces et peu musculeuses en comparaison de celles des ventricules. Dans plusieurs endroits on n'y remarque que la membrane qui se prolonge de l'intérieur des veines pour tapisser leur cavité, réunie à la portion du péricarde qui les enveloppe extérieurement.

#### A. *De l'oreillette droite.*

L'oreillette droite, ou le sinus dans lequel viennent aboutir les veines caves, est la plus grande des deux. Lorsqu'elle est dilatée, sa figure est elliptique. Elle semble formée par la réunion des veines-caves qui s'ouvrent aux deux extrémités supérieure et inférieure de cette oreillette. Ses parois sont minces, lisses intérieurement, et sans colonne charnue bien prononcée, excepté dans l'appendice, qui a sa surface interne toute raboteuse par de semblables colonnes ramifiées en différens sens. La cloison qui sépare cette oreillette de l'autre, percée dans le fœtus, ne présente plus qu'un enfoncement, au même endroit, qui porte le nom de fosse ovale. Celle-ci est entourée, principalement à sa partie supérieure, d'un rebord musculeux plus ou moins saillant, remarquable par l'obstacle qu'il doit présenter, dans le fœtus, au sang de la veine-cave supérieure, en le détournant du trou ovale. Au-delà de la fosse ovale, et plus inférieurement, se trouve l'orifice de la veine-cave inférieure, bordé, du côté de cette fosse, d'un repli semilunaire, ou de la valvule d'*Eustache.* Plus en dedans de l'oreillette, et plus à droite que ce dernier orifice, se trouve celui de la grande veine coronaire, également bordé d'un repli de même forme.

Enfin, ce sinus s'ouvre dans le ventricule du même côté par un large orifice ovale, qui répond à l'endroit où l'oreillette joint la base du ventricule et paroît entouré, du côté de la première, d'une zône de fibres blanchâtres, et comme tendineuses.

La plupart de ces circonstances sont communes à l'*homme* et aux autres *mammifères ;* ceux qui sont aquatiques et s'enfoncent fréquemment sous les eaux, tels que la *loutre*, les *phoques*, les *cétacés*, ont le trou de botal également fermé lorsqu'ils sont adultes. Nous l'avons vérifié, pour les cétacés, sur plusieurs cœurs de *marsoin*, et sur un de *dauphin*; et pour les *amphibies*, sur un cœur de *phoque*. Le bourrelet qui surmonte, dans la plupart des cas, la fosse ovale, détourne de cette fosse le sang de la veine-cave supérieure, et le dirige vers l'orifice de l'oreillette dans le ventricule. Dans le *porc-épic* et l'*éléphant*, qui ont deux veines-caves antérieures, le sang de la veine-cave antérieure gauche, qui s'ouvre dans ce sinus, tout près de son embouchure dans le ventricule, est porté plus directement dans ce dernier. Il n'y a guères que celui qui vient de la veine-cave antérieure, qui puisse arriver dans l'appendice, encore cela ne peut avoir lieu que par une sorte de reflux. Cet appendice retombe en avant du cœur, sur le côté droit de l'aorte, dans les mammifères à marche horizontale; il varie un peu en épaisseur, et paroît plus ou moins alongé.

La grande valvule d'*Eustache* paroît manquer assez souvent; nous ne l'avons pas trouvée dans le *lion*, l'*ours*, le *porc-épic*; tandis qu'elle étoit grande et musculeuse dans le *phoque*. Dans l'*éléphant*, cette valvule a une direction spirale, et se continue le long des parois supérieures du sinus, avec l'extrémité postérieure et gauche d'une autre valvule large et sémi-lunaire, qui sépare l'orifice de la veine-cave antérieure et droite de la cavité de l'appendice.

B. *De l'oreillette gauche.*

L'oreillette gauche, plus petite que la droite, ne semble qu'une dilatation des veines pulmonaires qui s'ouvrent, à sa partie supérieure, par deux orifices. Sa partie inférieure répond au ventricule gauche. Son appendice se relève dans l'*homme* sur la base du cœur, ou paroît suspendu au-devant de cette base dans les quadrupèdes, à gauche de l'artère pulmonaire. Ses parois sont, comme dans l'oreillette droite, affermies par des colonnes charnues, tandis qu'elles sont lisses et peu musculeuses dans le reste de l'oreillette. On remarque, dans celle-ci, les traces de la valvule qui formoit le trou de botal dans le fœtus. Son embouchure dans le ventricule aortique, est entourée de même d'une zône blanche, comme tendineuse. Cette conformation est commune à l'*homme* et à tous les *mammifères*.

4°. *Des ventricules.*

C'est au corps qu'ils forment par leur réunion, que l'on donne particulièrement le nom de cœur. Ils diffèrent l'un de l'autre par leur forme, par la disposition et l'épaisseur de leurs parois, et par l'arrangement des faisceaux charnus qui composent celles-ci.

a. *Du ventricule droit.*

Dans tous les animaux à sang chaud, le ventricule pulmonaire est placé en écharpe sur le devant, et un peu à la droite du ventricule aortique, qui semble faire plus particulièrement la masse du cœur, en sorte que, lorsqu'on coupe transversalement le cœur, la coupe du ventricule aortique est un cercle, et celle du ventricule pulmonaire un croissant concentrique, et extérieur à ce cercle.

En prenant pour sa longueur une courbe qui seroit la continuation de l'artère pulmonaire, on peut dire que sa direction est en montant obliquement de droite à gauche, et que sa partie droite est la plus large.

Ou bien on peut le considérer comme un triangle dont la base seroit formée de ses deux grandes ouvertures, et dont le côté gauche est plus long que le droit, qui est presque parallèle au côté du cône que le cœur forme.

La position du cœur fait que dans l'homme ce ventricule est plutôt antérieur et supérieur que droit, par rapport à l'autre : mais ce nom lui convient assez dans les *quadrupèdes*. Il se contourne en dessous de gauche à droite, de la base à la pointe en remontant de ce dernier côté, et se termine quelquefois loin de celle-ci aux deux tiers de la longueur du cœur, tandis qu'il fait une saillie ovale vers sa base, d'où part l'artère pulmonaire. Cette disposition est bien marquée dans le *kanguroo-géant* et le *chien*. (Il s'étend peu en arrière dans l'ours, et ne dépasse pas la base de l'autre ventricule en avant.)

Nous n'avons pas trouvé, dans la plupart des

*mammifères*, que sa capacité soit bien évidemment plus grande que celle du ventricule gauche, comme on le dit du cœur de l'homme. Autant qu'on en peut juger à la vue, cette capacité nous a paru égale le plus souvent ; quelquefois même elle sembloit être au désavantage du ventricule droit.

Il n'en est pas de même de la force de ces deux ventricules, si l'on en doit juger par l'épaisseur de leurs parois, et par celle des colonnes charnues qui rendent leur surface interne si inégale. Ces colonnes sont beaucoup moins prononcées dans le ventricule dont il est question, et l'épaisseur de ses parois atteint à peine, dans l'*homme*, comme dans les autres *mammifères*, le tiers de celle du ventricule gauche. Il arrive même quelquefois qu'elles n'ont que le quart de cette épaisseur, comme nous l'avons vu entr'autres dans un cœur d'*ours*, où cette circonstance n'étoit au reste qu'individuelle, et dans le *kanguroo-géant*. Dans le *dauphin*, au contraire, elles sont la moitié aussi épaisses que les parois du ventricule gauche. Cela viendroit-il de ce que le sang a plus d'obstacles à vaincre pour traverser les poumons de cet animal, ou du jeune âge de l'individu observé ?

Sa paroi externe est concave en dedans ; sa paroi interne, qui est la cloison du cœur, est convexe : elle a, entre l'ouverture de l'oreillette et celle de l'artère, une saillie longitudinale un peu plus convexe, qui répond à peu près vis-à-

pulmonaire et l'aorte. L'une et l'autre sont garnies, dans l'homme, d'une multitude de cordons charnus qui se croisent dans divers sens, et interceptent des aréoles ovales qui elles-mêmes en contiennent de plus petites. Il y a beaucoup moins de ces cordons à la paroi convexe. Où il y en a le plus, c'est dans le fond à gauche, le long de la courbe de réunion de cette paroi à la paroi concave; ils semblent se détacher les uns des autres dans cet endroit, pour intercepter des aréoles profondes; la direction des principaux est plutôt dans le sens de la longueur de l'axe du cœur, que dans le sens opposé. La partie de la paroi convexe, située près de l'artère pulmonaire, est à peu près lisse.

Le *mandrill* a ces cordons plus nombreux et plus marqués que l'homme, sur-tout à la paroi convexe. Le *baboin* à museau de chien (*simia hamadryas*) de même. Les cordons sont très-forts et très-marqués dans le *dauphin*, ce qui correspond à la grande épaisseur des parois du ventricule droit.

Le *mouton* n'a presque point de cordons charnus; sa paroi concave ne présente que de légères saillies; sa paroi convexe n'en a aucune. Il en est de même dans le *bœuf*: les cordons charnus de ces deux animaux sont plus marqués dans les environs de l'oreillette, toujours à la paroi concave.

Le *cochon* a ces cordons plus marqués à la paroi concave que les deux précédens.

Les parois du *lapin* sont presque lisses.

Il y a des poutres charnues qui traversent d'une paroi à l'autre. C'est vers le fond, à droite, qu'il y en a d'ordinaire le plus ; il y en a une qui va de la base du grand mammelon de la paroi concave, vers celle de la convexité aortique de la paroi convexe. Elle se retrouve dans l'*homme*, le *singe*, le *bœuf*, le *mouton*, le *cochon*, le *daim*, l'*antilope-kevel* ; elle manque dans le *lapin*.

Le *mandrill* a beaucoup plus de poutres charnues, et bien mieux marquées que l'homme.

Outre ces poutres charnues, on en trouve de tendineuses, ou quelquefois même de simples filets de même nature qui vont semblablement d'une paroi à l'autre.

L'ouverture par laquelle l'oreillette communique avec le ventricule, peut être dilatée circulairement.

De tout son pourtour, pend, en dedans du ventricule, un voile membraneux, ou un anneau, mais dont le bord inférieur n'est pas égal.

C'est ce qu'on nomme valvule tricuspide. Des filets tendineux qui s'attachent à tout son bord inférieur, vont, en se rapprochant, se fixer à certains points des parois du ventricule.

Vis-à-vis de chacun de ces points, le voile a une large échancrure arrondie, au pourtour de laquelle ces filets tendineux s'attachent, comme les bâtons à un éventail ; ils s'épanouissent sur la face convexe de ce voile, en y étendant leurs fibres, qui y deviennent plus nombreuses et plus grosses.

Dans le *bœuf*, le *mouton*, ces échancrures sont au nombre de trois, très-grandes, à-peu-près de forme parabolique, et elles interceptent trois pointes aiguës, qui ont valu, à ce voile, le nom qu'il porte.

Dans le *cochon*, les pointes sont un peu plus courtes.

Dans l'*homme* et le *singe*, les portions plus longues du voile ne sont point terminées en pointe, mais arrondies irrégulièrement. Le lobe du côté de l'artère est plus large, et attaché de très-près à la paroi convexe, de sorte qu'il peut fermer, lorsque ces valvules s'ouvrent, la portion du ventricule qui conduit vers l'artère. Il n'en est pas de même dans le *bœuf* et le *mouton*; ce lobe y est très-écarté de la paroi convexe; mais on retrouve la première disposition dans le *lion*, l'*ours brun*, la *loutre*, le *porc-épic*. On peut distinguer, dans ces animaux, toute la valvule en deux portions. L'une, beaucoup moins libre, répond à la paroi convexe, à laquelle elle est retenue par des filets courts. L'autre, ayant plus de jeu, comprend les deux tiers de toute la valvule, répond à la paroi concave, et envoie des filets plus longs et plus nombreux aux mammelons charnus que nous allons décrire.

Les fils tendineux ne vont pas tous s'attacher immédiatement aux parois, mais souvent à des proéminences charnues, nommées *colonnes* ou *mammelons*.

Dans l'*homme*, il y a une production du voile d'ordinaire adossée à la cloison du cœur ; cela est toujours ainsi dans les animaux où ces productions sont en pointe.

Elle a, vers la droite, un éventail de fibres qui tient à un mammelon situé à la paroi convexe, tout près de l'angle qu'elle fait du côté droit avec la paroi concave.

Vis-à-vis de cet angle, est encore d'ordinaire une des productions du voile, et la troisième vis-à-vis la portion du ventricule qui mène à l'artère. Elles sont séparées l'une de l'autre par un second éventail, qui tient à un mammelon attaché au milieu de la paroi concave, et tantôt plus long, tantôt plus court, divisé en deux, trois, quatre ou plus de pointes.

Le troisième principal éventail tient à la face convexe, à cet endroit plus convexe qui répond à l'aorte ; il n'y a que rarement un mammelon.

Indépendamment de ces trois principaux éventails, il y en a quelques-uns plus petits, ou des fibres isolées, qui ont à leurs bases de très-petits mammelons. Cette irrégularité n'a pas lieu dans les quadrupèdes, c'est elle qui fait que leurs valvules sont mieux terminées que dans l'homme.

Les trois mammelons du *bœuf* sont gros, courts, et sans divisions. Leur sommet est circulaire, tranchant et émet les filets de son bord. Ils sont forts et moins nombreux que dans l'homme. Le *mouton* n'a n'a guères que le mammelon de la paroi concave: les deux autres sont très-petits.

Il y a dans le *mandrill* cinq mammelons alongés, cylindriques, à extrémités bi ou trifides: deux du côté antérieur, qui prennent leur racine dans le fond même du ventricule; un dans l'angle à droite, un petit à la face concave, et un petit à la convexité aortique.

Dans le *lapin*, la partie antérieure du voile est attachée à trois colonnes grêles qui tiennent cependant toutes à la paroi convexe. Les fils de la portion opposée du voile tiennent à cette même paroi, mais sans mammelons sensibles.

Le *dauphin* a trois gros mammelons seulement: celui qui sépare la valvule de l'artère de celle de la cloison, est attaché au bas de la paroi concave, vers la gauche, et non sur la convexité aortique.

Le *cochon* n'a de sensible que le court mais très-large mammelon de la paroi antérieure ou concave. Les fils qui répondent aux deux autres échancrures, s'attachent immédiatement à plusieurs points de la face convexe.

Le *lion* n'a de même qu'un mammelon fixé à la surface concave, auquel se rendent les filets des deux tiers de la valvule. Il y en a trois sur la même surface dans le *porc-épic*. Le cœur de la *loutre* en a quatre, grêles et alongés à la surface convexe. Il y en a un, à chaque surface, dans le

4 O

*daim*; le *chien* en a deux à la surface convexe, et un seul à la surface opposée.

On ne trouve rien, à cet égard, d'un peu général, que le rapport des filets qui se fixent aux mammelons avec la portion de la valvule à laquelle ils se rendent. Ils ne vont ordinairement qu'à la partie de cette valvule qui répond, comme nous l'avons dit, à la surface concave, et contribuent, ainsi que la longueur de ces filets, à lui donner plus de jeu.

b. *Du ventricule gauche.*

Le ventricule gauche a la même forme que le cœur; c'est un cône, ou plutôt un ovoïde long et étroit, dont la coupe est ronde par-tout, et dont les parois charnues sont plus épaisses que celles du ventricule droit.

Son extrémité la plus large est divisée en deux ouvertures, celle de l'oreillette et celle de l'aorte : cette dernière est contre la cloison du cœur; l'autre, contre sa circonférence. Ces rapports sont constans dans tous les *mammifères*.

Les parois en sont garnies par-tout de cordons charnus, plus détachés, plus nombreux et plus variés que ceux du ventricule droit. La direction des principaux est selon la longueur, mais il vont tous plus ou moins obliquement, en sorte qu'ils se croisent en interceptant des mailles en forme de lozanges. Dans leurs intervalles sont d'autres filets plus minces interceptant des mailles plus petites.

Il y a aussi certains filets qui traversent d'un

cordon à un autre en passant sur plusieurs intermédiaires.

Contre la cloison du cœur les cordons disparoissent vers la base de l'aorte, et il y a là un espace tout lisse. Vers la circonférence ils règnent jusqu'à l'orifice de l'oreillette.

Comme il n'y a qu'une seule paroi circulaire, ce qu'on pourroit appeler poutres charnues, rentre dans les cordons obliques.

Les *mammifères* présentent moins de différences à l'égard du ventricule gauche que du droit.

Le *mandrill* a ses cordons charnus beaucoup plus minces, plus nombreux, et formant un rets plus composé que dans l'homme.

Dans le *cochon* ils sont en petit nombre, gros, peu distincts.

Dans le *bœuf* et le *mouton* ils sont larges, point séparés des parois, et ne se distinguent que par les fossettes peu profondes qui sont entre eux. L'espace lisse du côté de l'aorte descend plus bas.

On voit quelques réseaux tendineux à peu et de larges mailles, fixés sur ces cordons charnus; ils ne consistent qu'en quelques filets dans ces trois derniers animaux.

Le *lièvre*, la *marte*, le *lion*, ont ce ventricule presque lisse.

Dans le *dauphin* et le *marsouin*, les cordons sont plus gros, plus forts, et aussi bien détachés, quoique moins nombreux que dans l'*homme*.

Le voile membraneux qui, de tout le contour

de l'orifice de l'oreillette, pend dans le ventricule, est semblable à celui du ventricule droit; mais il n'a que deux grandes échancrures et deux prolongemens, qui, au reste, ne sont pas pointus, mais obtus, même dans le bœuf et le mouton. De là son nom de *valvule mitrale.*

Les filets s'épanouissent, comme dans le ventricule droit, sur la surface convexe du voile.

Ces filets tiennent ordinairement à deux mamelons principaux, disposés de manière qu'ils ne touchent, ni à la cloison du cœur, ni à son opposite, mais entre deux, un de chaque côté.

Ils sont moins gros dans l'*homme*, et creusés eux-mêmes par des fossettes.

Dans le *lion*, le *bœuf*, le *cochon*, le *mouton*, ils forment de gros monticules presque lisses; ceux du *dauphin* n'en diffèrent que par quelques fossettes à leur base. Le *mandrill* les a comme l'homme.

Le *lapin* en a deux gros, bien détachés, en forme de colonnes, et deux plus petits à la face externe.

La *marte* n'en a que deux presque lisses.

## ARTICLE VI.

### *Du cœur des oiseaux.*

Le cœur des oiseaux est semblable à celui des mammifères, dans les points les plus essentiels de sa structure. On y distingue également quatre cavités, ayant entr'elles les mêmes rapports, et donnant au sang une direction entièrement analogue.

Sa forme est toujours celle d'un cône, quelquefois large et court, comme dans l'*autruche*, la *grue*; d'autres fois plus alongé, comme dans le *casoar*, le *vautour*, ou plus aigu encore, comme dans le *coq*, le *courli de terre* ou *grand pluvier*, etc.

Sa situation est celle qu'il a dans les mammifères, c'est-à-dire, assez directe d'avant en arrière, avec cette différence qu'il est plus avancé dans la poitrine que dans ceux-ci; ce qui en détermine une autre, comme nous le verrons bientôt, dans la distribution des vaisseaux.

Le *péricarde* est assujetti, par sa face externe, dans l'une des cellules du péritoine destinée à contenir le cœur. Il a ordinairement une extrême délicatesse.

Les oreillettes n'ont pas, dans les oiseaux, d'appendices aussi distinctes à l'extérieur, que dans les mammifères.

La droite est bien sensiblement plus grande que la gauche; mais les colonnes charnues de celle-ci sont beaucoup plus fortes.

Le sinus de la première s'étend à droite et même en dessous de la crosse de l'aorte, pour former l'appendice, et remonte en dessus de cette crosse, où elle se termine à la cloison commune aux deux oreillettes, dans laquelle se trouve la fosse ovale. Celle-ci n'est point opposée aussi directement à l'orifice de la veine-cave inférieure, que dans les *mam-*

*mifères.* L'embouchure de la veine-cave antérieure et droite, est à droite et en avant; celle de la veine-cave antérieure gauche, est à la partie gauche la plus reculée de l'oreillette, très-près de son embouchure dans le ventricule, comme cela a lieu dans les mammifères qui ont deux veines-caves antérieures; enfin, celle de la veine-cave postérieure, beaucoup plus large que les premières, perce la face supérieure de la même oreillette. Elle est bordée, de chaque côté, de deux larges valvules musculo-membraneuses et semi-lunaires, dont celle qui est à gauche détourne le sang de cette veine, de la fosse ovale, et dont la droite se prolonge sur le bord gauche de l'embouchure de la veine-cave antérieure droite, et détourne également le sang de cette dernière, de la même fosse, et le dirige vers le ventricule droit. Enfin, la veine-cave antérieure gauche a son embouchure bordée en avant d'une semblable valvule, qui détourne également le sang de cette fosse; de sorte que toutes ces valvules semblent avoir la même fonction, celle de diriger le sang vers l'embouchure de l'oreillette dans le ventricule, et de l'empêcher de se porter du côté de la fosse ovale. C'est encore cependant celui qui arrive par la veine-cave postérieure qui doit passer le plus facilement dans cette fosse. Une quatrième valvule, plus membraneuse que les premières, borde, du côté droit, l'embouchure de la veine-cave antérieure droite. Celles qui bordent l'embouchure de la veine cave postérieure se réunissent en avant sur une forte colonne charnue, dont les ramifications tapissent et soutiennent les parois droites et inférieures de l'oreillette.

*Oreillette gauche.* L'oreillette gauche a moins d'appendice encore que la droite : sa cavité a des colonnes charnues fort épaisses et très-ramifiées ; elle est séparée par une demi-cloison musculeuse de l'entrée des veines pulmonaires, de sorte que le sang ne peut y arriver que par un reflux ; il est porté plus directement vers l'embouchure du ventricule gauche. La zône qui entoure celle-ci est entièrement musculeuse.

*Ventricule droit.* La forme et la position du ventricule droit sont très-comparables à celles qu'il a dans les mammifères. Il enveloppe le gauche à droite et en dessous, sans se prolonger jusqu'à la pointe du cœur, et l'épaisseur de ses parois est à peu près dans le même rapport, avec celles du ventricule gauche, que dans ces derniers. Celles-ci sont unies et sans colonnes charnues distinctes dans leur surface convexe ; quelques colonnes peu marquées se remarquent sur leur surface concave ; elles sont bien séparées et interceptent des sinus assez profonds le long de la courbe de réunion de ces deux surfaces. Il n'y a ni poutres, ni mammelons charnus. L'absence de ceux-ci tient à une structure particulière de la valvule de ce ventricule, bien différente de celle des mammifères. Elle est toute charnue et semble formée par la paroi concave qui auroit été redoublée dans la cavité du ventricule : il suit delà qu'elle n'entoure l'embouchure de l'oreillette que le long de cette paroi. Son bord libre est réuni, dans un court espace, à la paroi opposée. Les fibres qui la composent ont une direction transversale ; elles doivent, par leur contraction, qui a lieu sans doute en même temps que celle du ventricule, appliquer exactement la valvule sur cette dernière paroi, et fermer l'orifice de l'oreillette de manière à empêcher entièrement le reflux du sang dans cette dernière, lorsque le ventricule se contracte pour chasser ce liquide dans l'artère pulmonaire. M. *Blumenbach*, qui a très-bien développé cette structure, pense qu'elle donne à la valvule la force nécessaire pour chasser le sang dans le poumon, qui se dilate difficilement dans cette classe.

*Ventricule gauche.* La forme du ventricule gauche est la même que celle du cœur ; ses parois, qui excèdent deux à trois fois en épaisseur celles du ventricule droit, ont de fortes colonnes charnues, dirigées de la base à la pointe, rarement des mammelons et jamais des poutres charnues. L'embouchure de l'oreillette, dans ce ventricule, est entourée d'un voile membraneux parfaitement semblable à la valvule mitrale des mammifères, partagé en deux portions, comme cette valvule, et envoyant de son bord libre et comme déchiré, une foule de filets tendineux, qui vont se fixer aux parois du ventricule. Dans l'*autruche*, ces filets se réunissent sur plusieurs mammelons. Il n'y en a qu'un seul dans la *grue*, sur lequel se rendent les fils d'une moitié seulement de la valvule.

En général, la capacité de ce ventricule ne nous a pas semblé plus petite que celle du droit : quelquefois même (dans l'*autruche*, par exemple) elle nous a paru plus grande.

## ARTICLE VII.

### *Du cœur des reptiles.*

La structure du cœur des reptiles, quoique produisant au fond dans tous les mêmes résultats, n'est pas entièrement semblable dans les différens ordres de cette classe : les trois premiers ont un cœur à deux oreillettes, et un seul ventricule, divisé quelquefois en plusieurs loges qui communiquent entr'elles. On ne trouve au contraire, dans les *batraciens*, qu'une seule oreillette et un seul ventricule, dont la cavité est toujours très-simple.

Détaillons successivement les différens points de cette structure dans les quatre ordres dont nous parlons.

A. *Dans les chéloniens.*

Les animaux de cet ordre ont un cœur d'une forme toute particulière : il est beaucoup plus large que long, et peut être quelquefois comparé à un segment de sphère ; d'autres fois il ressemble à un quarré long que l'on auroit courbé dans sa longueur.

Sa situation est au-dessous des poumons, en avant du foie, et même en partie entre ses deux lobes ;

son péricarde, qui est vaste et fort, est contigu à la membrane qui les revêt, et lui est aussi fortement unie, que le péricarde de l'homme l'est au diaphragme.

Les deux oreillettes sont beaucoup plus grandes, proportion gardée, que dans aucun des animaux des deux classes précédentes, et la capacité de chacune est au moins aussi considérable que celle du ventricule. Placées en partie au-dessus de celui-ci, elles le débordent en avant et sur les côtés; leur forme est irrégulièrement arrondie; elles sont sans appendice, et leurs parois minces, légèrement charnues, ont des colonnes peu relevées. La droite, un peu plus grande que l'autre, reçoit, par une seule embouchure, percée en dessus et bordée de deux valvules qui lui donnent l'air d'une simple fente, le sang qui revient du corps; les veines pulmonaires seulement s'ouvrent dans l'oreillette opposée; leur embouchure est de même bordée de deux valvules. Une simple cloison membraneuse sépare les cavités des deux oreillettes et leurs orifices dans le ventricule.

La forme que nous avons d'abord assignée au cœur, est proprement celle du ventricule. Sa cavité est très-petite en comparaison de son volume, ce qui tient à la grande épaisseur de ses parois. Celles-ci ont d'abord une couche peu épaisse de fibres musculaires, dont la direction est parallèle à la surface externe du ventricule: elle en forme proprement les parois. Viennent ensuite un grand nombre d'autres faisceaux musculeux, ayant diverses directions, mais particulièrement celle de la face supérieure à l'inférieure, dont la plupart ne sont que contigus, ou même assez écartés pour laisser filtrer le sang dans leurs intervalles, comme à travers une éponge. Il en résulte que la cavité du cœur est réduite au tiers de son volume. Elle en occupe la base, particulièrement la partie moyenne et la partie droite de celle-ci. Sa plus grande étendue est tapissée par le voile membraneux qui recouvre les embouchures des oreillettes et leur sert de valvule. Ce voile est de forme quarrée; fixé par la partie moyenne de sa face externe à la cloison des oreillettes, et par ses côtés supérieur et inférieur aux parois correspondantes du ventricule; il n'a de libre que ses bords droit et gauche. Le premier est tendu sur l'embouchure de l'oreillette du même côté, et le dernier sur celle de l'oreillette opposée; de sorte que ces embouchures paroissent, dans le ventricule, éloignées l'une de l'autre de la largeur du voile, quoiqu'elles ne soient séparées, dans les oreillettes, que par la cloison de celles-ci. La valvule gauche dirige du même côté le sang qui revient des poumons, c'est-à-dire qu'elle lui fait prendre un chemin tout-à-fait contraire, comme nous allons le voir, à celui qu'il doit suivre pour arriver à l'embouchure commune des artères du corps: il est obligé, pour cela, de parcourir toute la cavité du ventricule, de gauche à droite, et de se filtrer même, en partie, à travers les parois spongieuses de ce dernier. Il en résulte qu'il se mélange assez intimement avec la partie du sang qui doit suivre la même route, quoique n'ayant pas été soumis, dans les poumons, à l'action de l'élément ambiant. L'embouchure de l'oreillette droite donne, au contraire, directement, soit dans l'antre qui conduit à l'embouchure des artères pulmonaires, soit dans l'embouchure commune des artères du corps. L'une et l'autre sont placées à la partie la plus à droite du ventricule. Le premier, dont la grandeur varie, est inférieur à l'autre et communique avec lui par une très-large ouverture. Quelquefois il s'étend assez loin vers la partie postérieure du cœur; d'autresfois il est si petit, dans les *tortues de terre* par exemple, que son ouverture est aussi grande que sa cavité. Ce n'est que dans le premier cas, dont nous avons trouvé des exemples dans plusieurs *tortues de mer*, qu'il mérite le nom de loge pulmonaire. Le sang qui débouche par l'embouchure de l'oreillette droite, se dirige particulièrement vers cette partie le long d'un sillon qui va de l'une à l'autre.

De la loge pulmonaire il n'a qu'une route à prendre, celle de l'artère pulmonaire, dont l'embouchure, bordée de deux valvules, est percée à la base du cœur en dedans des suivantes. Ce sont celles des aortes; elles s'ouvrent très-près l'une de l'autre dans la partie la plus à droite de la loge supérieure, la même qui reçoit le sang des deux oreillettes. Celle qui répond à l'aorte gauche est un peu plus en dedans que celle de l'aorte droite, et lui est inférieure ; toutes deux sont bordées de deux valvules semi-circulaires. C'est ainsi que nous les avons vues dans les *tortues de mer ;* mais dans les *tortues de terre*, il n'y avoit qu'une seule embouchure pour toutes les artères du corps.

B. *Dans les sauriens.*

Nous décrirons d'abord le cœur des *crocodiles*, parce qu'il nous fournit un exemple de la structure la plus compliquée que nous ayons observée dans les animaux de cet ordre, et même de toute la classe des reptiles.

Son péricarde adhère, comme dans les *chéloniens*, au péritoine qui revêt la convexité du foie, et sa pointe tient, par un cordon tendineux très-fort, à la partie libre de ce sac, qui est extrêmement épaisse, et comme fibreuse à l'extérieur. Il est contenu, en partie, entre les deux lobes de ce viscère, et, pour l'autre partie, entre les deux poumons.

Ses oreillettes, un peu moins grandes que dans les *chéloniens*, ayant d'ailleurs les mêmes rapports, ont des parois épaisses, affermies par de fortes colonnes charnues, dirigées en différens sens.

Le ventricule, proprement dit, présente une forme ovale et des parois très-épaisses. Sa cavité est divisée en trois loges, communiquant entre elles par plusieurs orifices, mais donnant cependant au sang qu'elles reçoivent une marche assez déterminée. L'une de ces loges est inférieure et droite : l'oreillette du même côté y verse, par une large embouchure, bordée de deux valvules, percée à la partie la plus avancée de cette loge, le sang qu'elle reçoit des veines du corps. Du côté gauche de la même loge, mais toujours en avant, se trouve l'embouchure de l'aorte gauche descendante; et en arrière de cette embouchure, un orifice qui conduit dans la plus petite des trois loges, placée à la partie moyenne de la base du cœur, et dans laquelle s'ouvre le tronc commun des artères pulmonaires.

Conséquemment le sang qui arrive de l'oreillette droite dans la loge du même côté, a deux chemins à prendre; 1°. celui de l'aorte descendante à gauche, ou, 2°. celui de la loge pulmonaire qui le chasse dans l'artère du même nom; il peut même prendre une troisième route, en se filtrant à travers plusieurs trous, qui traversent les cloisons qui séparent des deux précédentes, la loge supérieure et gauche. L'oreillette gauche pousse dans celle-ci le sang qu'elle a reçu des pulmonaires; son embouchure est bordée, du côté droit, d'une valvule membraneuse, à droite de laquelle s'ouvre le tronc commun de l'aorte descendante droite, des carotides et des axillaires: ce sang passe dans ce tronc et se distribue particulièrement à la tête et aux extrémités; ou bien il se filtre à travers les intervalles des colonnes charnues de cette loge, et pénètre dans les deux autres. Il en résulte que les carotides et les axillaires portent aux parties antérieures, les iliaques aux membres postérieurs, et la sacrée moyenne à la queue, un sang qui vient presqu'en totalité immédiatement des poumons, tandis qu'une portion de celui qui prend son cours pour aller aux viscères (par l'aorte gauche), vient de la loge droite et de l'oreillette du même côté, et n'a pu conséquemment passer à travers ces premiers organes, pour y être modifié par l'élément ambiant. Le sang pulmonaire ne se mélange donc pas aussi bien que dans les *chéloniens*, avec celui du corps.

Telle est la structure du cœur dans le *crocodile du Nil* et le *caïman*. Cette structure est plus simple dans l'*iguane ordinaire* (*iguana delicatissima*). Le cœur, dans cet animal, est situé fort loin du foie, sous l'origine des poumons et dans la partie la plus avancée de la poitrine : sa forme est celle d'un cône, dont la base est large et le sommet très-aigu. Ses oreillettes n'offrent rien de particulier, mais son ventricule n'a que deux loges, une droite, qui forme proprement la cavité du ventricule ; et une gauche et supérieure, qui ne semble qu'un sinus de la première : c'est dans celle-ci que s'ouvrent l'oreillette pulmonaire et l'aorte descendante droite, à peu près comme cela a lieu dans les crocodiles. L'embouchure de l'oreillette droite est percée vers le milieu de la grande cavité, et bordée d'une valvule semi-lunaire et membraneuse, comme celui de l'oreillette gauche. En dessous sont les orifices de l'artère pulmonaire et de l'aorte descendante gauche : le dernier à droite, et le premier à gauche. Il n'y a point de loge pulmonaire. L'intérieur du ventricule est d'ailleurs garni de colonnes charnues, dont les ramifications sont détachées.

C. *Dans les ophidiens.*

Le cœur des *ophidiens* s'éloigne peu, dans sa structure, de ce que nous venons de voir dans ceux des *sauriens*, où elle est la plus simple. Il manque de même de loge pulmonaire distincte. On y trouve deux grandes oreillettes, dont celle qui est à droite et qui reçoit le sang du corps, est la plus considérable. Leurs parois sont minces et transparentes dans les intervalles des faisceaux charnus qui les affermissent et dont l'entrelacement est irrégulier, et leurs cavités ne sont séparées l'une de l'autre que par une cloison membraneuse.

La forme du ventricule est en général celle d'un cône alongé, peu régulier cependant, à cause d'un appendice de même forme qui s'avance du côté gauche au-delà de sa base.

Sa cavité est partagée en deux loges, une supérieure, qui s'étend jusque dans l'appendice, et l'autre inférieure, séparées par une cloison incomplette, ayant un bord libre du côté droit, étendue horizontalement de la base à la pointe, et composée de faisceaux charnus entre lesquels le sang peut se filtrer : à l'endroit où cette cloison cesse, c'est-à-dire, vers la portion droite de la base du ventricule, se trouve une assez grande ouverture, par laquelle les deux loges communiquent entr'elles. Les parois du ventricule, médiocrement épaisses par elles-mêmes, donnent attache à une foule de colonnes charnues, qui vont en se ramifiant de la base

base vers toute leur surface, les affermissent et diminuent beaucoup la cavité du ventricule. Leurs ramifications nombreuses, détachées, pour la plupart, les unes des autres, permettent au sang de passer entr'elles comme à travers un crible, et servent à mélanger plus intimement celui qui vient du poumon avec celui du corps.

Les embouchures des oreillettes sont percées, à côté l'une de l'autre, à la partie moyenne de la base du cœur au-dessus de la cloison; chacune est recouverte par une valvule membraneuse demi-circulaire, dont le bord libre est du même côté que l'oreillette correspondante. Les artères ont toutes une embouchure à la portion droite de la base du cœur. Celle de l'artère pulmonaire est à gauche et en bas de cette portion, et répond à la loge inférieure. L'aorte gauche a la sienne à gauche de la première; elle répond à la même loge, et se trouve en même-temps vis-à-vis de l'ouverture qui communique de cette loge dans la supérieure. Celle de l'aorte droite se trouve immédiatement au-dessus de la dernière, et répond plus particulièrement à la loge supérieure. Celle-ci reçoit donc à la fois le sang des poumons et du corps; il s'y mélange et passe de-là dans l'aorte droite, et, en partie, dans la loge inférieure, d'où il pénètre dans l'aorte gauche et dans l'artère pulmonaire.

D. *Dans les batraciens.*

La structure du cœur est la plus simple possible

dans les animaux de cet ordre. Ils ont une seule oreillette arrondie, plus large que la base du cœur, affermie, comme à l'ordinaire, par des colonnes charnues, tenant à cette base où se trouve son embouchure; et un seul ventricule, de forme conique, dont la cavité, tout-à-fait simple, a des colonnes charnues non-détachées, et s'ouvre dans le tronc commun des artères par un orifice unique, situé à sa base, plus à droite et plus bas que l'embouchure des oreillettes.

## ARTICLE VIII.

### *Du cœur des poissons.*

Le cœur des poissons est situé dans une cavité particulière, creusée dans l'angle que laissent entr'elles en arrière les deux ouies, ou fentes branchiales. Sa structure est généralement aussi simple que dans les *batraciens*, et présente assez d'uniformité dans tous les poissons. Leur cœur n'est jamais composé que d'une oreillette qui reçoit le sang de tout le corps, et le verse dans un ventricule dont la cavité est presque toujours sans division. De ce dernier, il n'a qu'une route à prendre, celle de l'artère pulmonaire.

Le péricarde tapisse souvent, par sa poche externe, les parois de la cavité thorachique, tandis que la poche interne recouvre la surface du cœur; de sorte que le sac, d'ailleurs très-mince et transparent, semble manquer dans ce cas.

La capacité de l'oreillette excède ordinairement celle du ventricule : ses parois sont généralement assez minces, peu musculeuses, ayant cependant des colonnes de cette nature, formant des cavités ovales contenues les unes dans les autres, ou ramifiées irrégulièrement. Sa situation varie beaucoup, ainsi que le lieu de son embouchure. Elle recouvre le ventricule et le déborde même sur les côtés et en avant, dans le *squale roussette*, le *squale émissole*, les *raies*, les *gades*, etc.; mais sa position la plus générale est en avant de lui. Dans ce dernier cas, son embouchure est à la base du cœur; tandis que dans le premier cette embouchure est percée au milieu de sa face supérieure. Elle est généralement bordée, dans le ventricule, de deux valvules semi-lunaires, dont les angles tiennent aux parois de ce dernier. Quelquefois ces valvules sont au nombre de quatre et de forme tétraëdre, comme dans le *poisson lune* (*tétraodōn mola*); d'autres fois, c'est un voile unique, extrêmement délicat, dont le bord libre tient par plusieurs points aux mêmes parois, comme on l'observe dans les *squales*.

Le ventricule présente des formes très-variées dans les différentes espèces, dans celles même qui appartiennent à un seule genre; ainsi il est globuleux dans le *squale émissole*, et triangulaire dans le *squale roussette*; mais sa forme la plus commune est la tétraëdre : de ses quatre faces, celle qui est antérieure répond très souvent, dans ce cas, à l'oreillette, dont elle reçoit l'embouchure, et tient en même temps au pédicule artériel, dont l'orifice est toujours à la base du cœur.

Les parois du ventricule sont généralement très-épaisses et présentent des colonnes charnues plus ou moins fortes, plus ou moins détachées, se croisant en différens sens, et interceptant des sinus arrondis, dans lesquels en sont de plus petits.

L'orifice artériel du ventricule est toujours percé en avant, à droite ou en dessous de l'embouchure de l'oreillette. Cet orifice ne donne pas immédiatement dans l'artère pulmonaire, mais dans un renflement qui précède cette artère, et que nous appellerons son bulbe ou son pédicule. La forme de ce pédicule varie beaucoup : le plus ordinairement il est en poire, comme dans les *saumons*, les *perches*, les *carpes*, etc.; ou ovale, comme dans l'*esturgeon*; rarement est-il cylindrique, comme dans les *raies* et les *squales*. Sa structure tient à la fois de celle du cœur et de celle de l'artère. Lorsqu'il est pyriforme, ses parois internes présentent de fortes colonnes, dirigées d'avant en arrière, et rendant sa cavité anfractueuse. Elles sont d'ailleurs tapissées par la membrane interne, qui se continue du ventricule dans l'artère pulmonaire, et forme les valvules du pédicule. Celles-ci sont de forme sémi-lunaire ou parabolique, ayant leur bord libre tourné vers cette artère. Dans les *squales*, il y en a deux rangs, de trois valvules chacun, l'un à l'entrée, et l'autre à la sortie de ce pédicule. Dans l'*esturgeon*, il y en a de même deux rangs; le premier composé de quatre valvules, et le second de cinq. Dans les *raies*, on compte jusqu'à quatre rangs composés d'un même nombre de semblables valvules, tandis que dans les *gades*, les *carpes*, les *saumons*, etc., on ne trouve que deux valvules à l'entrée de ce bulbe, et point à sa sortie.

L'extérieur de ses parois est souvent composé de fibres charnues, qui forment une couche plus ou moins épaisse autour de ce pédicule. C'est ce qui se voit très-bien dans les *raies*, les *squales*, l'*esturgeon*, les *truites*, et tous les poissons d'un volume un peu grand. Ces fibres musculaires se prolongent d'une manière sensible sur les parois de l'artère pulmonaire. Les parois internes du pédicule sont tendineuses comme celles de cette artère, et présentent ordinairement des colonnes blanchâtres, plus ou moins fortes et multipliées. Il n'est pas toujours facile de séparer la couche musculeuse de la paroi tendineuse, et le passage de l'une à l'autre est quelquefois insensible.

## VINGT-CINQUIÈME LEÇON.

### *Description des principaux vaisseaux sanguins dans les animaux vertébrés.*

Les différences principales que nous observerons dans la description de ces vaisseaux tiennent, 1°. au mode de circulation, et par conséquent à la structure du cœur ; 2°. à la présence ou à l'absence de certains organes ; 3°. à la situation différente des mêmes parties dans les différens animaux ; 4°. au volume de ces parties. Beaucoup d'autres variétés dans la distribution des mêmes vaisseaux tiennent à des causes difficiles à expliquer. Il en est d'autres dans leurs dernières ramifications, intéressantes à connoître pour l'histoire des viscères, mais dont nous ne nous occuperons pas ici.

Les différences dans le nombre des troncs principaux qui partent du cœur dépendent de la première cause.

Il est assez fréquent de rencontrer celles qui tiennent à la seconde, même dans les *mammifères*. Ainsi, dans les *cétacés*, qui n'ont point d'extrémités postérieures, l'iliaque externe n'a pu exister.

Celles que produit le déplacement des parties ne sont pas moins fréquentes. L'origine de la thyroïdienne inférieure ne vient plus dans les *mammifères* à long cou, dont la glande thyroïde est conséquemment très-éloignée des sous-clavières, de ces dernières artères, mais de la carotide primitive. Nous remarquerons ici que cette différence n'en produit aucune dans le sang que la partie doit recevoir ; il n'en est pas des vaisseaux sanguins comme des nerfs : nous avons vu dans la description de ces derniers, que, quelle que soit la situation des mêmes organes, les mêmes paires de nerfs vont toujours les animer.

Les vaisseaux sanguins que reçoit une partie sont ordinairement en rapport avec le volume de cette partie. De grandes différences dans ce volume doivent en produire, si ce n'est dans le nombre, du moins dans le diamètre des vaisseaux sanguins qui s'y rendent. Les *kanguroos* nous en fournissent un exemple frappant. L'artère de la queue est très-grosse dans ces animaux, comparée à la sacrée moyenne de l'homme, dont elle est l'analogue.

Enfin nous trouverons une foule de différences dans la manière dont les vaisseaux sanguins se divisent, naissent ensemble d'un même tronc, sont produits par les mêmes branches ou de branches différentes, sans qu'il nous soit possible d'en déterminer la loi. Sans doute c'est que toutes ces différences peuvent avoir lieu, sans changer ni la nature, ni la quantité du sang que le cœur envoie à toutes les parties.

## ARTICLE PREMIER.

### *Description des principaux vaisseaux dans les mammifères.*

Cette distribution ne varie guère dans ses points les plus importans, et ressemble, en général, à celle de l'homme. Comparons d'abord les artères.

#### I. *Des artères.*

#### 1°. *Des artères pulmonaires.*

#### A. *Dans l'homme.*

On sait que le tronc artériel pulmonaire dont l'embouchure est à la partie gauche du ventricule droit, après s'être élevé obliquement en arrière, au-devant de l'aorte, pendant un court espace, se divise en deux autres : l'un gauche, plus court, un peu plus petit, allant gagner le poumon de ce côté ; l'autre droit, s'enfonçant à droite derrière la crosse de l'aorte, pour pénétrer dans l'autre poumon. Nous verrons dans la leçon suivante la manière particulière dont ces artères s'y divisent. Le diamètre de l'artère pulmonaire est presque égal à celui de l'aorte, mais ses parois ont beaucoup moins d'épaisseur. La membrane qui a tapissé le ventricule droit se continue dans cette artère, et forme, à son origine, trois replis sémi-lunaires, ayant un bord libre tourné vers ses branches, dont la partie moyenne contient toujours un grain cartilagineux. Ces valvules se relèvent pour fermer le canal du tronc pulmonaire, lorsque le sang qu'il contient est repoussé vers le cœur. La membrane propre du même tronc ne tient aux fibres charnues de ce viscère que par une couche de tissu cellulaire.

B. *Dans les mammifères.*

La conformation générale et la distribution des artères pulmonaires ne diffèrent presque en aucun point de cette description abrégée, si ce n'est que les sous-divisions des deux branches principales varient avec le nombre des lobes. Nous n'avons qu'une observation à y joindre, qui forme à la vérité une exception remarquable : c'est que, dans le *dauphin* et le *marsoin*, et probablement dans les autres *cétacés*, l'épaisseur des parois du tronc pulmonaire est aussi grande, à très-peu de chose près, que celle des parois de l'aorte. Seroit-ce une indication d'une circulation pulmonaire plus difficile dans ces animaux que dans les autres *mammifères ?*

2°. *Des artères du corps.*

A. *Dans l'homme.*

Elles naissent toutes d'un tronc unique, auquel on a donné le nom d'*aorte*. Cette artère prend naissance à la partie droite du ventricule gauche; elle tient à ce ventricule par un tissu cellulaire et par la membrane interne, qui se prolonge de ce dernier dans l'intérieur de son canal, et forme, à l'entrée de celui-ci, trois valvules sémi-lunaires semblables à celles du tronc pulmonaire. De la base du ventricule gauche, l'aorte s'étend jusque vis-à-vis de l'union de la quatrième vertèbre des lombes à la cinquième, où elle se divise en deux grosses branches, les *iliaques primitives*. Dans son trajet elle s'élève d'abord jusqu'à la hauteur de la deuxième vertèbre dorsale, en se portant à droite; puis se recourbe à gauche et en bas, parvient sur le corps de la troisième vertèbre dorsale, et continue de descendre dans la poitrine, appliquée à la partie antérieure et gauche du corps des vertèbres de cette cavité. Elle en sort entre les piliers du diaphragme, et suit de même les vertèbres lombaires jusqu'au point indiqué plus haut. On peut par conséquent la distinguer en trois portions; 1°. une descendante inférieure, contenue dans la cavité abdominale; 2°. une descendante supérieure, comprenant toute la portion qui est adossée au corps des vertèbres dorsales, et 3°. une dernière appelée sa crosse, étendue entre celle-ci et la base du cœur.

Rappelons sommairement les branches et les principaux rameaux que fournissent ces trois portions. Ils s'étendent dans toutes les parties du corps, où ils apportent le sang du ventricule gauche.

a. *Des artères qui naissent de la crosse de l'aorte.*

Très-près de son origine la crosse de l'aorte donne les deux artères *coronaires* droite et gauche, qui prennent naissance immédiatement au-dessus des valvules sigmoïdes, et dont les ramifications se distribuent à la substance du cœur, aux parois de cette crosse, et à celle de l'artère pulmonaire.

Trois grosses branches naissent supérieurement de la convexité de cette crosse, la *sous-clavière droite*, la *carotide gauche*, et la *sous-clavière* de ce côté.

La *sous-clavière droite*, beaucoup plus considérable que la gauche, s'élève en se portant au-dehors jusqu'à droite de la trachée artère ; là il s'en détache une branche considérable, la *carotide droite*, dont nous indiquerons la marche plus bas. En s'approchant de la première côte, la même artère fournit ordinairement sept autres branches remarquables ; 1°. la *vertébrale ;* 2°. la *mammaire interne ;* 3°. la *thyroïdienne inférieure ;* 4°. l'*intercostale supérieure ;* 5°. la *cervicale transverse ;* 6°. la *cervicale profonde ;* 7°. la *scapulaire supérieure.*

1°. La première s'élève jusqu'à la sixième vertèbre cervicale, s'introduit dans le trou percé à la base de son apophyse transverse du même côté, monte ainsi d'une apophyse transverse à l'autre, en formant des inflexions dans chacun de leurs intervalles, et se distribue au cerveau et à la moelle épinière, comme nous l'avons indiqué (Leç. IX, t. II, pag. 182 et 183).

2°. La *mammaire interne* naît de la sous-clavière, au-dessous de la précédente, et descend le long des parois antérieures de la poitrine et de l'abdomen, où elle distribue la plupart de ses rameaux.

3°. La *thyroïdienne inférieure* se détache de la sous-clavière à peu près vis-à-vis de la mammaire interne, et s'élève jusqu'à la glande thyroïde, où elle se distribue, ainsi qu'au larynx et au pharynx.

4°. L'*intercostale supérieure* se détache de la même artère, en arrière des précédentes, et descend ordinairement au-devant du col des deux premières côtes seulement. Vis-à-vis du bord inférieur de chacune de ces côtes elle se divise en deux rameaux : l'un, postérieur, va à la moelle de l'épine, aux muscles du dos et à ceux du cou ; l'autre, interne, se distribue dans les deux premiers intervalles des côtes, etc.

Les trois autres artères, que nous avons dit naître presque en même temps de la sous-clavière, moins importantes que les précédentes, tirent aussi fréquemment leur origine de l'intercostale supérieure et de la thyroïdienne inférieure, et vont se terminer dans les muscles du cou, dans une partie de ceux du dos, et dans ceux de l'épaule.

Arrivée entre le scalène antérieur et le postérieur, l'artère sous-clavière prend le nom d'*axillaire ;* celle-ci traverse obliquement la surface supérieure de la première côte, descend au-devant de cette côte et de la seconde, parvient sous l'aisselle, entre les muscles grand dentelé et sous-scapulaire, et change de nom au-delà du tendon du grand dorsal.

Elle fournit dans ce trajet, 1°. plusieurs *thorachiques* (la *thorachique supérieure*, la *mammaire externe* ou *thorachique longue*, la *thorachique humérale* et la *thorachique axillaire*), dont les rameaux se rendent aux parois et aux muscles de la poitrine, à ceux de l'épaule, et aux glandes de l'aisselle.

2°. La *scapulaire commune*, dont les rameaux se distribuent principalement aux muscles de l'épaule.

Et 3°. Les deux *circonflexes*, dont l'une postérieure, se porte derrière l'humérus, contourne la partie supérieure de cet os, et s'enfonce dans le deltoïde; elle donne en outre des rameaux aux grand et petit ronds, au triceps brachial, à l'articulation de l'humérus, etc. L'*antérieure*, qui n'est quelquefois qu'un rameau de la première, se contourne sur la partie antérieure et supérieure du même os, s'enfonce dans le deltoïde, et se perd dans les muscles voisins. L'axillaire porte ensuite le nom d'*humérale* ou de *brachiale ;* elle s'avance sur le côté interne du bras, se contourne sur sa face antérieure, et fournit à mesure des rameaux à ses muscles et à l'humérus, dont deux entr'autres plus remarquables, ont reçu les noms de *collatérales interne* et *externe*.

Parvenue au pli du bras, ou un peu plus bas, la brachiale se divise en deux branches, une *radiale*, et l'autre *cubitale*.

La *première* s'étend le long de la partie antérieure du radius jusque dans la paume de la main. Elle donne de nombreux rameaux aux muscles qui forment l'avant bras, parmi lesquels on distingue la *récurrente radiale antérieure*.

Arrivée dans la paume de la main, elle se termine en fournissant plusieurs petites artères qui se distribuent dans cette partie, et vont jusqu'aux doigts, en prenant des noms différens.

La *cubitale* suit la partie antérieure et interne de l'avant-bras, et s'étend, comme la radiale, jusqu'à la paume de la main. Pendant ce trajet elle envoie un grand nombre de rameaux aux muscles et aux os de l'avant-bras, parmi lesquels on distingue, 1°. les *récurrentes cubitales* antérieure et postérieure; 2°. le *tronc des inter-osseuses*, divisé bientôt en deux branches, les inter-osseuses postérieure et antérieure, dont la première donne la *récurrente radiale postérieure*, et dont la seconde fournit les artères nutricières du radius et et du cubitus.

Arrivée dans la paume de la main, la cubitale s'y termine comme la radiale, en formant une arcade dont la convexité est dirigée vers les doigts, et leur fournit cinq ou six rameaux principaux.

La *sous-clavière* gauche, beaucoup plus petite que la droite, ne fournit pas la carotide de son côté. Elle naît de la partie gauche de la crosse de l'aorte, et s'avance jusqu'au niveau de la première côte, sans donner aucune branche. A cet endroit elle fournit les mêmes artères que la sous-clavière droite.

La *carotide primitive* gauche s'élève de la crosse de l'aorte entre les deux sous-clavières, tandis que celle du côté droit est une division de la sous-clavière du même côté. Elles montent, en s'écartant un peu, de chaque côté de la trachée artère et du larynx, jusqu'à la partie supérieure de celui-ci, sans fournir aucun rameau. A cet endroit elles se divisent en deux branches, dont l'une envoie ses rameaux à la partie supérieure du cou, et à toutes les parties extérieures de la tête, c'est la *carotide externe;* et l'autre pénètre dans le crâne et s'y distribue, c'est la *carotide interne.*

La première, plus profonde d'abord que la seconde, se porte ensuite en arrière, à l'extérieur de celle-ci, s'élève derrière l'angle de la mâchoire inférieure, et se divise, à la moitié de la hauteur de sa branche montante, en deux artères, la *temporale* et la *maxillaire*, après avoir donné naissance successivement à la *thyroïdienne supérieure*, à la *linguale*, à la *maxillaire externe*, à la *pharyngienne inférieure*, à l'*auriculaire postérieure* et à l'*occipitale*, dont les noms indiquent la destination principale.

La seconde s'élève jusqu'à la base du crâne en formant plusieurs inflexions, pénètre dans le canal carotidien, continue sa marche sinueuse, sort de ce canal et se distribue au cerveau sous le nom de cérébrale, comme nous l'avons dit (Leçon IXme, pag. 182). Ajoutons seulement qu'elle donne naissance, presqu'aussitôt qu'elle a percé la dure-mère, à une artère remarquable, l'*ophthalmique*, dont les nombreuses ramifications se distribuent dans l'orbite et vont même à la face.

b. *Des artères qui naissent de l'aorte thorachique.*

L'*aorte descendante thorachique* ou *supérieure* fournit, 1°. les *artères bronchiales*, qui naissent très-près des premières intercostales, ou avec elles, au nombre de deux, une gauche et l'autre droite; quelquefois au nombre de quatre, et se distribuent particulièrement aux poumons, en suivant les divisions des bronches.

2°. Les *œsophagiennes*, dont le nombre varie de trois à six, qui se rendent particulièrement à l'œsophage.

3°. Les *médiastines postérieures*, petites artères qui se distribuent au médiastin postérieur.

4°. Les *intercostales aortiques*, dont le nombre varie avec celui des branches que fournit l'intercostale supérieure, mais dont la distribution est la même

même que celle de cette artère. Elles se portent en dehors en traversant le corps des vertèbres, et donnent, vis-à-vis de l'extrémité postérieure des côtes, une branche dorsale, qui se distribue aux muscles du dos et à la moelle de l'épine. Plus loin elles se divisent chacune en deux rameaux, un supérieur plus grand, l'autre inférieur, qui s'avancent entre les muscles intercostaux, jusqu'au tiers antérieur des côtes; le premier sous le bord inférieur de la côte supérieure, et le second le long du bord supérieur de la côte inférieure. Ils se distribuent particulièrement aux parois musculeuses de la poitrine.

C. *Artères qui naissent de l'aorte abdominale.*

L'*aorte descendante inférieure* fournit immédiatement des artères à la plupart des viscères de l'abdomen. A peine a-t-elle pénétré dans cette cavité, entre les piliers du diaphragme, qu'elle donne deux petites artères qui vont se distribuer à ce muscle; ce sont les diaphragmatiques inférieures. L'une et l'autre donnent des ramuscules aux capsules atrabilaires de leur côté. La droite en fournit encore au pancréas et au foie; elle pénètre même dans la poitrine à travers le diaphragme, et va se ramifier à la face inférieure du péricarde.

Ensuite naît une grosse artère (la *cœliaque*), dont les branches, au nombre de trois, sont particulièrement destinées au foie, à l'estomac et au duodénum, au pancréas et à la rate, sous les noms de *coronaire stomachique*, *hépatique* et *splé-*

*nique.* La *mésentérique supérieure* se détache de l'aorte à peu de distance de la cœliaque; elle se distribue aux intestins grêles et à une partie des gros. Viennent ensuite les *capsulaires moyennes*, une de chaque côté, qui se rendent aux capsules surrénales, puis la *rénale gauche*, ensuite la *rénale droite*, qui se dirigent pour gagner le rein de leur côté. Après viennent les *spermatiques*, qui vont aux ovaires ou aux testicules: puis la *mésentérique inférieure*, qui se détache de l'aorte très-près de sa division en *iliaques primitives*, et se distribue au colon descendant et au rectum. Quatre artères analogues aux intercostales sortent des parties latérales de l'aorte abdominale, et se distribuent d'une manière semblable à ces dernières, soit à la moelle de l'épine et aux muscles du dos, soit au carré des lombes et aux muscles larges de l'abdomen. Enfin, l'aorte abdominale fournit, un peu avant de se terminer, l'artère *sacrée moyenne*, qui naît de sa partie postérieure, descend au milieu du corps de la première vertèbre lombaire, et s'enfonce dans le bassin sur le milieu du sacrum, auquel elle distribue ses ramuscules.

Les *iliaques primitives* descendent obliquement en dehors jusque sur l'articulation du sacrum, avec l'os des îles; là elles se divisent en deux branches; une externe, qui porte le nom d'*iliaque externe*; l'autre interne, qu'on appelle *iliaque interne*, ou *hypogastrique.*

Cette dernière s'enfonce dans le bassin, sur la

symphyse *sacro-iliaque*, et donne, soit séparément, soit qu'elles naissent l'une de l'autre, les branches suivantes dans lesquelles elle se consume : 1°. l'*iléo-lombaire*, qui se distribue en grande partie dans la fosse iliaque ; 2°. les *sacrées latérales*, ordinairement au nombre de deux, qui descendent, de chaque côté, sur la face antérieure du sacrum, et dont les rameaux vont aux glandes du bassin, aux nerfs sacrés, et pénètrent dans le canal de l'épine ; 3°. l'*iliaque postérieure* ou *fessière*, artère considérable, qui sort du bassin par la partie supérieure de l'échancrure ischiatique, et se distribue particulièrement aux muscles fessiers, au long dorsal, au pyramidal et à l'os des îles ; 4°. l'*ischiatique*, qui descend avec le nerf sciatique, et donne des rameaux à ce nerf, au grand fessier, au releveur de l'anus et aux muscles qui s'insèrent à la tubérosité de l'ischion, etc. ; 5°. l'*artère obturatrice*, qui fournit un rameau au pubis et aux muscles droits du bas-ventre, sort par le trou obturateur, donne des rameaux aux muscles de ce nom, à l'articulation du fémur, à cet os et aux muscles de la face interne de la cuisse.

6°. L'*artère honteuse commune*, qui va aux parties externes de la génération et donne à une partie des muscles du bassin.

7°. L'*hémorrhoïdale moyenne*, qui s'enfonce dans le bassin et se distribue à la vessie, aux vésicules séminales, à la prostate, au vagin dans la femme, et particulièrement à la fin du rectum.

8°. L'*ombilicale*, qui ne forme plus, dans l'adulte, qu'un canal étroit, qui remonte jusqu'à la partie supérieure de la vessie, et dont les ramuscules se distribuent à ce viscère, etc.

9°. Les *vésicales*, petites artères dont le nombre varie, qui naissent de l'extrémité de l'hypogastrique, et se distribuent particulièrement au bas-fond de la vessie, aux vésicules séminales, au commencement du canal de l'urèthre, à la prostate, et au vagin dans la femme.

10°. Et l'*utérine*, qui se distribue à l'utérus, comme nous le verrons dans la suite.

L'*iliaque externe*, cette autre branche qui résulte de la division des iliaques primitives, descend sur le bord du bassin, au côté interne et antérieur du psoas jusqu'à l'arcade crurale, sous laquelle elle passe et prend ensuite le nom d'artère crurale; avant de traverser cette arcade, il en naît deux artères remarquables, l'*épigastrique* de son côté interne, et l'*iliaque antérieure* de son côté externe. La première se recourbe en haut et en dedans sur la face postérieure du muscle droit, et se distribue particulièrement à ce muscle, aux autres muscles du bas-ventre et au péritoine. La seconde se porte en dehors, derrière l'arcade crurale, suit la crête de l'os des îles, monte de-là entre le transverse et l'oblique interne, et se perd dans ces muscles et dans l'oblique externe.

La *crurale* s'étend de l'arcade de ce nom, d'abord sur la partie antérieure, puis sur la partie interne de la cuisse, jusqu'au tiers inférieur de cette partie, où elle prend le nom de *poplitée*. Elle fournit, peu de temps après sa naissance, les deux artères *honteuses*; l'une supérieure ou superficielle, l'autre inférieure ou profonde, qui se distribuent aux parties de la génération. Elle donne ensuite la *profonde de la cuisse*, grosse artère qui s'enfonce dans la face interne de la cuisse, en descendant entre les adducteurs et le vaste interne, et dont les ramifications, sous les noms de *perforantes*, au nombre de trois ou de quatre, et de *circonflexes externe* et *interne*, vont à tous les muscles de la cuisse.

La *poplitée* s'étend dans le creux du jarret, jusqu'à la partie supérieure et postérieure de la jambe. Elle donne, derrière l'articulation du genou, plusieurs artères dont le nombre varie, et qui se distribuent, particulièrement à cette articulation, aux muscles et aux tendons voisins, sous le nom d'*articulaires*. Elle envoie aux soléaire, gastrocnémiens et poplité, et produit ensuite l'artère *tibiale antérieure*, qui naît d'autrefois plus bas, de l'artère péronière. Enfin, elle se divise plus ou moins tôt en deux branches, dont l'une est cette dernière artère, et l'autre la *tibiale postérieure*.

La *tibiale antérieure* traverse l'extrémité du jambier postérieur et le ligament inter-osseux, descend au-devant de ce ligament, envoie à mesure un grand nombre de rameaux aux muscles antérieurs de la jambe, donne à la partie inférieure de celle-ci les *malléolaires*, passe sous le ligament annulaire, distribue ses rameaux sous le nom de *pédieuse*, à la partie supérieure du pied, s'enfonce entre le premier et le second os du métatarse, arrive à la plante du pied et contribue à y former l'*arcade plantaire*, d'où partent la plupart des rameaux de cette partie.

L'artère *péronière commune* descend sur la face postérieure de la jambe, le long du bord interne du péroné, donne un grand nombre de rameaux aux muscles postérieurs de la jambe, et à son articulation avec le pied; un d'entr'eux, appelé péronière antérieure, perce le ligament inter-osseux, et va se perdre sur le coude-pied.

La *tibiale postérieure* descend le long de la face postérieure et interne de la jambe, fournit à mesure un grand nombre de rameaux à ces parties, passe de-là sur le côté interne du calcanéum, et se porte sous la voûte de cet os, où elle se divise en *plantaire externe* et en *plantaire interne*; la première, beaucoup plus considérable, traverse la plante du pied de dehors en dedans, vis-à-vis de la base des quatre derniers et du métatarse, rencontre la pédieuse avec laquelle elle s'anastomose et forme une arcade, dont la convexité est dirigée en avant, et de laquelle naissent la plupart des artères de la plante du pied et des orteils.

Telle est la distribution générale la plus ordinaire des principaux vaisseaux artériels dans l'*homme*. Nous n'avons fait que l'indiquer sans la décrire, afin de ne pas excéder les bornes que doivent avoir ces leçons ; et nous renvoyons pour les détails aux ouvrages des anthropotomistes. Mais cette distribution varie dans un grand nombre de points, et l'on sent que ces variations peuvent être très-nombreuses, sans qu'elles dérangent en rien la circulation. Peu importe, en effet, qu'une branche naisse plutôt ou plus tard d'un même tronc ; que deux branches se détachent séparément de ce tronc, ou qu'elles soient les bifurcations d'un autre tronc sorti du premier ; que trois, quatre, cinq branches et plus soient produites successivement par une même artère, ou qu'elles naissent les unes des autres : pourvu qu'elles parviennent aux parties auxquelles elles sont destinées, et que leur disposition n'influe pas sur le mouvement du sang, soit pour favoriser sa marche plus qu'à l'ordinaire, soit pour la ralentir. Le sang artériel qui se distribue à tout le corps, par les ramifications de l'aorte, partant d'un même point dans les mammifères, et étant par conséquent de même nature, c'est la quantité relative, que chaque partie en reçoit, qui doit être le principal objet des considérations du physiologiste. Cette quantité peut être appréciée par le nombre et la grosseur des artères qui s'y distribuent, et par certaines circonstances de leur disposition, dont l'influence sur le mouvement du sang est bien marquée.

Les variations dont nous avons parlé en premier lieu, ne peuvent pas être comptées parmi ces dernières ; aussi en trouve-t-on des exemples fréquens dans l'homme, sans que les individus chez lesquels on les a observés aient eu pendant leur vie des particularités correspondantes dans leurs fonctions.

B. *Dans les autres mammifères.*

On rencontre dans les différens animaux de cette classe, des exemples de presque toutes les variations que les anthropotomistes ont signalées dans l'homme. Les artères des viscères étant les moins variables, si ce n'est dans leur origine, du moins dans leurs divisions; nous devons considérer, comme plus importantes, les différences qu'elles nous présenteront.

L'*aorte*, dans un assez grand nombre, tels que les *singes*, les *carnassiers*, etc., ressemble parfaitement à celle de l'homme; mais dans d'autres, tels que les *ruminans*, les *solipèdes*, le *rhinocéros*, le *cochon*, le *pécari*; parmi les *pachydermes*, cette artère se sépare presque immédiatement après sa naissance, en deux gros troncs, dont l'un, plus petit, se porte en avant, et produit les artères qui sortent, dans l'autre cas, de la crosse de cette artère, et l'autre, d'un diamètre une fois plus grand, se dirige en arrière. C'est cette disposition qui a donné lieu de distinguer cette artère en aorte antérieure et en aorte postérieure, distinction qui n'est plus juste lorsqu'on la transporte à l'homme, en changeant l'expression d'antérieure et de postérieure, en ascendante et en descendante.

1°. *Artères qui s'élèvent de la crosse de l'aorte ou qui sont des branches de l'aorte ascendante.*

On ne trouve assez souvent que deux artères fournies par la crosse de l'aorte, 1°. un tronc commun d'où naissent les deux carotides, et dont la sous-clavière droite est la continuation ; 2°. la sous-clavière gauche. Tantôt le premier tronc se divise bientôt, après s'être détaché de l'aorte, en deux branches, une petite, la carotide gauche ; l'autre plus grande, qui fournit plus loin la carotide droite, et dont la continuation est la sous-clavière : c'est ce qui a lieu dans la *marmotte*, et le *cochon-d'Inde*. Tantôt ce même tronc produit d'abord une branche dont la bifurcation forme les carotides, puis se continue comme sous-clavière ; l'*ours*, le *lion*, le *chat*, le *chien*, nous en ont fourni des exemples.

La crosse de l'aorte ne donne de même, dans le *dauphin*, que deux branches principales ; mais chacune d'elles se divise semblablement, et fournit la carotide, l'axillaire et la vertébrale de son côté.

Dans le *phoque*, les branches qui naissent de la crosse de l'aorte, sont, comme dans l'homme, au nombre de trois, 1°. un tronc commun pour la sous-clavière et la carotide droite ; 2°. la carotide gauche ; 3°. la sous-clavière du même côté.

Trois artères sortent également de la crosse de l'aorte dans l'*éléphant* ; de chaque côté les sous-clavières gauche et droite, et, entr'elles, un tronc commun qui se divise bientôt pour fournir les deux carotides.

Dans le *bouc*, où l'aorte peut être distinguée de même en antérieure et postérieure, la première fournit en s'avançant, 1°. la sous-clavière gauche; 2°. plus loin la sous-clavière droite; 3°. puis se bifurque plus avant pour fournir les deux carotides.

Dans le *cheval*, chez lequel l'aorte antérieure se bifurque plus tôt, le tronc des deux carotides et la sous-clavière droite naissent de la branche droite, tandis que la gauche ne fournit que la sous-clavière de ce côté.

2°. *De la sous-clavière, de l'axillaire et des artères des extrémités antérieures.*

La sous-clavière ne devroit plus porter ce nom dans les animaux qui manquent de clavicules, si l'on n'y étoit obligé pour la facilité de la comparaison. En effet, la portion d'artère qui s'étend, dans ces animaux, de l'aorte à la première côte, fournissant les mêmes branches, commençant d'ailleurs et étant terminée aux mêmes points, on ne peut lui refuser le nom que porte son analogue dans les animaux claviculés. Cependant il faut observer que dans quelques cas, elles se confondent. Dans le *phoque*, par exemple, une partie des rameaux qui, dans l'homme, etc., naissent successivement de ces deux artères, partent ici d'un même endroit : ce sont, la vertébrale, la mammaire interne, l'intercostale supérieure, et une grosse artère qui fournit les cervicales, et se distribue ensuite à l'épaule, d'une manière analogue à la scapulaire commune.

La thyroïdienne inférieure n'est plus, dans la plupart des *mammifères*, une branche de la sous-clavière, mais elle naît de la carotide, lorsque cette artère est parvenue vis-à-vis de la glande thyroïde; encore la petitesse ordinaire de cette glande fait que ses principaux rameaux ne s'y distribuent pas, mais vont au larynx.

L'artère brachiale présente peu de différences; on la voit se diviser constamment en cubitale et radiale, même dans les animaux qui manquent du premier de ces os, ou chez lesquels il n'y en a qu'un rudiment, excepté cependant chez le *dauphin*, où elle se divise en un plus grand nombre de rameaux. Dans les *sarygues* et les *kanguroos*, et en général, à ce qu'il paroît, dans tous les animaux à bourse, cette artère se sépare en ses deux branches principales, lorsqu'elle est encore placée à la partie inférieure, quelquefois même à la partie moyenne du bras. La cubitale beaucoup plus grande s'introduit dans un canal qui traverse, d'arrière en avant, le condyle interne de l'humérus, et passe ainsi de la face postérieure du bras à l'antérieure de l'avant-bras.

Dans les *paresseux* et les *loris*, cette artère se

divise d'une manière bien remarquable. Dès que l'axillaire des premiers a atteint l'humérus, elle fournit un grand nombre de rameaux qui s'anastomosent entr'eux, et forment autour de la branche principale (la brachiale), un plexus épais ramassé en un faisceau cylindrique, duquel partent les petits rameaux qui vont aux muscles. Dans le *lori paresseux*, chez lequel M. *Carlisle* a découvert un semblable plexus, les rameaux qui le forment sont moins nombreux suivant cet auteur, et s'anastomosent moins souvent entr'eux. Le *lori grêle* a présenté au même anatomiste un plexus analogue, quoique moins compliqué. Nous verrons plus bas que les artères fémorales ont, dans ces animaux, une semblable distribution, et quelles sont les conséquences physiologiques que l'on a cru pouvoir en tirer.

### 3°. *Des artères de la tête.*

Elles proviennent toujours, à l'exception de celles que fournissent au cerveau les vertébrales, des deux branches de la carotide primitive, la carotide interne et l'externe. Nous avons déja indiqué (Leçon IX, t. II, p. 182) les particularités les plus remarquables que présente la première de ces artères.

### 4°. *Des artères qui naissent de l'aorte postérieure thorachique.*

Les artères qui naissent de l'aorte postérieure thorachique, ou de la portion de cette artère, contenue dans la poitrine qui est au-delà de sa crosse, sont toujours les bronchiques ou les nourricières des poumons, les œsophagiennes, les médiastines postérieures et les intercostales aortiques ; mais le nombre de ces dernières varie avec celui des côtes.

Nous ne décrirons pas ici, comme une particularité constante et naturelle, la dilatation que Daubenton a observée dans l'aorte postérieure du *pecari* ; c'étoit un anévrisme long de cinq pouces sept lignes, de six pouces quatre lignes de circonférence, qui commençoit à quatre pouces de l'origine de cette artère. Une observation semblable faite par *Tyson*, semble confirmer notre opinion, en ce que, au lieu d'une seule dilatation, cet auteur en décrit trois successives, séparées par deux étranglemens, qui s'étendoient même dans l'aorte abdominale, et dont la plus petite avoit lieu un peu avant la division de cette artère en iliaques. La cavité de chaque poche étoit divisée en cellules. Nous n'avons rien vu de semblable dans un fœtus de la même espèce ; l'aorte postérieure y présentoit par-tout un diamètre uniforme.

5°. *Des artères qui naissent de l'aorte abdominale.*

Les artères qui naissent de l'aorte abdominale, sont les mêmes que dans l'homme, ou du moins si elles présentent des différences, celles-ci ne s'écartent pas des variations qui s'observent dans les artères de ce dernier. Ainsi, nous avons vu, dans le *chat*, la capsulaire droite naître du tronc cœliaque, puis l'hépatique, puis la coronaire stomachique, et enfin, la splénique, qui sembloit une continuation de ce tronc.

Dans le *porc-épic*, ce même tronc se bifurquoit; la branche gauche alloit à la rate, et fournissoit un rameau considérable au pancréas, et la droite se sous-divisoit encore pour fournir l'hépatique et la coronaire stomachique.

Dans les *ruminans*, l'hépatique, la coronaire stomachique et la splénique, naissent successivement de la cœliaque, et la division de chacune de ces artères a la plus grande analogie avec celle qui a lieu dans les animaux à estomac simple.

Les mésentériques antérieure et postérieure existent toujours, même lorsque la division des intestins en gros et petit, ne peut plus avoir lieu : mais, dans ce cas, cette dernière artère est extrêmement petite. Dans l'*ours*, elle s'enfonce dans le bassin sans se diviser, et va se distribuer à la fin du rectum. Elle est également très-petite toutes les fois que le gros intestin est très-court, c'est-à-dire, dans tous les *carnassiers*. Elle l'est encore lorsque les gros intestins sont réunis en très-grande partie avec les petits, sur un seul mésentère, comme dans les *ruminans*. Les branches que l'antérieure fournit aux gros intestins sous les noms de colique droite, moyenne et d'iléocolique, présentent des variations qui semblent dépendre du volume, de la longueur et des circonvolutions du colon. Dans le *lièvre*, la mésentérique se divise en deux branches, dont l'une fournit ces artères, et l'autre se distribue exclusivement aux intestins grêles.

Dans le *porc-épic*, la mésentérique fournit deux petites branches au colon, avant de se distribuer aux intestins grêles. Elles marchent parallèlement aux deux circonvolutions de cet intestin qui répondent au colon transverse, mais dont la disposition est bien différente (*V.* LEÇON XXII$^{e}$), auxquelles elles se distribuent, et ne forment point d'arcades, ni d'anastomoses avec des artères analogues aux coliques gauches.

Dans les *ruminans*, dont l'arrangement des intestins est tout particulier, la distribution de la mésentérique antérieure l'est aussi : il s'en détache premièrement trois rameaux considérables qui vont au commencement de l'intestin grêle, puis une grosse branche destinée au colon et au cœcum; enfin, une dernière branche, la continuation de la mésentérique, qui fournit des rameaux aux intestins grêles à mesure qu'elle se porte en arrière jusqu'à la partie la plus reculée du mésentère. Ces rameaux ne forment point d'arcades, comme dans l'homme, et ne s'anastomosent pas aussi souvent entr'eux; ils marchent plus directement aux intestins.

La *mésentérique postérieure* est fort petite, destinée presque exclusivement au rectum; les ramuscules qu'elle envoie au colon sont de peu d'importance. Il n'y a point conséquemment de *coliques gauches*, ni d'anastomose considérable entre celles-ci et les coliques droites.

Nous n'avons que peu de choses à ajouter sur les autres branches que fournit l'aorte abdominale. Le nombre des lombaires varie beaucoup, ainsi que leur origine. Dans l'*ours*, chaque rénale en fournit une.

Dans le *phoque*, l'aorte abdominale envoie deux artères au rein gauche, tandis que le droit n'en reçoit qu'une.

La sacrée moyenne, la dernière des branches que fournit l'aorte avant sa bifurcation, a généralement beaucoup plus d'importance dans les *mammifères* que dans l'homme, parce que c'est elle qui fournit à la queue la plus grande partie du sang qui la nourrit. Quelquefois cette artère, au lieu de venir de l'aorte, naît, ainsi que les sacrées latérales, qu'elle fournit alors, d'un tronc fort court placé au milieu de la bifurcation de l'aorte, et qui se divise lui-même pour former les hypogastriques. C'est ce qui a lieu dans l'*ours*, le *lion*, le *chien*, le *kanguroo géant*, etc. La sacrée moyenne a, dans

dans ce dernier, dont la queue est, comme l'on sait, très-considérable, un diamètre égal à celui de chaque hypogastrique.

6°. *Des iliaques interne et externe, et de la continuation de celle-ci, sous le nom de fémorale, ou des artères des extrémités postérieures.*

Il est très-fréquent de ne pas trouver d'iliaques primitives dans les *ruminans*, les *chats*, l'*ours*, les *chiens*, les *kanguroos*, etc. ; l'aorte se bifurque pour fournir les deux *iliaques externes*, et les deux *iliaques internes* prennent naissance dans l'angle de leur bifurcation par un tronc commun qui se fend presqu'aussitôt. Celles-ci, beaucoup plus petites que les premières, se divisent en deux branches principales, d'où se détachent les artères qu'elles fournissent ordinairement, à l'exception de l'iléo-lombaire qui naît de l'iliaque externe. Cette dernière fournit encore la profonde de la cuisse, aussi grosse que la fémorale, et de laquelle naît l'épigastrique.

Dans le *phoque*, l'aorte abdominale produit de chaque côté une grosse artère qui répond à l'iléo-lombaire avant de se diviser en iliaques primitives. L'hypogastrique, qui naît de celles-ci, se divise presque aussitôt en ombilicale et en une autre branche d'où sortent les analogues de l'iliaque postérieure, et de l'ischiatique. L'iliaque externe fournit aussitôt après sa naissance une artère analogue à la profonde de la cuisse, puis s'avance dans l'aîne, comme fémorale jusque dans la fosse poplitée. L'artère de ce nom devient bientôt tibiale, et descend le long de la face interne de la jambe, passe en-dehors du pubio-tibial, et s'avance sur le coude-pied, etc.

Dans les *paresseux* les fémorales forment un plexus semblable à celui des brachiales. Il en est de même dans les loris (*lemur gracilis et tardigradus*). Cette structure est, suivant M. *Carlisle*, la cause de la lenteur des mouvemens et du peu de force musculaire, en général, que manifestent ces animaux; et cela lui paroît d'autant plus vrai, que cette lenteur est, dans chacun d'eux, en rapport avec le degré de complication de ces plexus. Ces derniers sont, en effet, moins compliqués dans le *loris grêle*, qui est plus actif, que dans le *loris paresseux*, qui est plus lent, moins dans le *paresseux didactyle*, qui semble avoir un peu moins de lenteur, que dans le *tridactyle*, où cette lenteur est extrême.

La division de l'aorte en iliaques externes n'a pas lieu dans le *dauphin* et le *marsoin*, et, en général, dans tous les cétacés, qui manquent d'extrémités postérieures, et n'ont que des rudimens de bassin. Cette artère, après avoir fourni le tronc cœliaque, la mésentérique antérieure, deux autres petites mésentériques, les rénales, etc., donne deux artères analogues aux iliaques internes, d'où naissent les vésicales, les utérines, etc., et se continue sous la queue, où elle se divise en un grand nombre de rameaux qui s'anastomosent entr'eux, se distribuent en partie à ses muscles, et se rassemblent de nouveau en une petite branche sous les deux dernières vertèbres caudales.

### II. *Des veines.*

La distribution générale de leurs branches et de leurs rameaux est très-analogue à celle des artères, avec cette différence, que le nombre des premières, dans les extrémités, et celui des dernières, dans toutes les parties, est beaucoup plus considérable. Quant à leurs troncs principaux, ils ne sont pas de même comparables à ceux des artères.

#### 1. *Des veines pulmonaires, ou des veines qui se rendent dans le sinus de ce nom.*

#### A. *Dans l'homme.*

Ces veines sont, après leur sortie des poumons, au nombre de quatre, deux de chaque côté, une supérieure, qui descend vers l'oreillette gauche, au-devant de la branche artérielle correspondante, l'autre inférieure, qui s'élève à la rencontre de la même oreillette. Celles du côté droit ont un chemin plus long à parcourir pour y arriver, que celles du côté gauche. Toutes quatre se réunissent à la partie supérieure de cette cavité. Leur diamètre n'excède pas celui des artères pulmonaires.

B. *Dans les mammifères.*

Les veines pulmonaires ne varient que par le nombre des racines qui les forment, nombre qui est en rapport avec celui des lobes de chaque poumon.

2. *Des veines qui se rendent dans le sinus droit, ou des veines du corps.*

A. *Dans l'homme.*

Ce sont, 1°. les veines du cœur, dont la principale ou la grande veine coronaire, après avoir rampé sur la face supérieure du cœur, vient s'ouvrir dans la partie inférieure et postérieure de l'oreillette droite. Elle reçoit la plupart des veines du cœur, même la veine moyenne, qui est logée dans le sillon de la face inférieure de ce viscère, et se jette d'autres fois dans la même oreillette. D'autres rameaux plus petits, et dont le nombre est indéterminé, ont de très-petits orifices dans cette cavité.

2°. et 3°. Les veines-caves supérieure et inférieure, dont la première rapporte le sang de la tête et du cou, des extrémités supérieures, des parois de la poitrine et le nourricier des poumons ; et dont la seconde reçoit celui des viscères de l'abdomen, des parois de cette cavité et des extrémités inférieures, c'est-à-dire, de toutes les parties situées au-dessous du diaphragme.

Celle-là commence au niveau du cartilage de la première côte avec la réunion des deux sous-clavières, et se termine à la partie supérieure de l'oreillette droite.

Les veines qui s'y jettent, soit médiatement, soit immédiatement, sont, 1°. l'*azygos*, qui prend naissance dans le bas-ventre, de la veine-cave inférieure, de l'émulgente droite ou des lombaires, passe dans la poitrine avec l'aorte et le canal thorachique, reçoit successivement les intercostales du côté droit, la bronchiale droite, quelquefois l'intercostale supérieure, et la demi-azygos, dont l'origine est la même, qui rassemble une partie des mêmes veines du côté gauche, et s'y réunit plus tôt ou plus tard. Formé de toutes ces racines, le tronc de l'azygos se joint à la veine-cave supérieure, immédiatement avant son entrée dans le péricarde.

2°. Les *sous-clavières*, qui commencent à la première côte, et se réunissent pour former la veine-cave à l'endroit indiqué plus haut ; ces deux veines ne reçoivent pas absolument les mêmes branches. Ainsi l'axillaire gauche, le mammaire interne de ce côté, la vertébrale, la thyroïdienne inférieure et les jugulaires externes et internes viennent toutes aboutir dans la sous-clavière gauche ; tandis que la mammaire interne droite, quelquefois l'intercostale supérieure, et même la thyroïdienne inférieure, se rendent immédiatement dans la veine-cave supérieure ou dans l'azygos.

La jugulaire interne descend du trou déchiré postérieur, où elle reçoit le sang des sinus cérébraux sur les côtés du cou, et reçoit successivement une branche considérable de la jugulaire externe, la labiale, la pharyngienne et la linguale, qui s'y rendent par un tronc commun, et la thyroïdienne supérieure, toutes analogues, à l'exception de la première, aux artères du même nom.

La jugulaire externe est formée des veines analogues aux artères que fournit la carotide externe, à l'exception de la méningée moyenne, qui n'a pas de veines analogues et des veines précédentes qui se rendent dans la jugulaire interne. La première s'étend de l'intérieur de la glande parotide à la veine sous-clavière, où elle se termine plus en dehors que la jugulaire interne. Ajoutons qu'elle reçoit des veines qui répondent aux artères cervicales.

Les axillaires, qui accompagnent les artères du même nom, et dont les sous-clavières sont proprement la continuation, versent dans celles-ci le sang des extrémités supérieures et une portion de celui qui revient des tégumens et des muscles de la poitrine par les veines thorachiques, scapulaire commune, circonflexes, etc., semblables aux artères du même nom, et par les veines brachiales. Celles-ci, au nombre de deux pour chaque membre, placées sur les côtés de l'artère du même nom, qui l'embrassent par des rameaux qu'elles s'envoient réciproquement, ont des divisions absolument semblables à celles de cette artère, qu'elles accompagnent par-tout. Les deux brachiales se réunissent, vis-à-vis du tendon du grand pectoral, en un seul tronc, qui est l'origine de l'axillaire. Enfin, cette dernière veine reçoit le sang des extrémités supérieures par deux veines qui n'ont point d'artères correspondantes, la basilique et la céphalique, dont la distribution, assez variable, a lieu principalement à la superficie de l'avant-bras et de la main, et qui se jettent dans l'axillaire près de son origine.

La veine-cave inférieure, formée par la réunion des deux iliaques primitives, vis-à-vis de l'extrémité de l'aorte, s'élève à droite de celle-ci, traverse le bord postérieur du foie, puis la portion tendineuse du diaphragme, parvient dans la poitrine, pénètre presque aussitôt dans le péricarde, et va se terminer à la partie inférieure de l'oreillette droite. Son diamètre est plus considérable que celui de la veine-cave supérieure; elle reçoit successivement, dans le trajet que nous venons d'indiquer, la sacrée moyenne, les lombaires, les spermatiques, dont la gauche cependant se jette plus souvent dans la rénale; les rénales ou émulgentes, qui s'y rendent à angle droit, ou à peu près; les capsulaires, qui aboutissent aussi quelquefois dans les rénales, particulièrement la gauche; les veines hépatiques et les diaphragmatiques inférieures. Toutes ces veines ont une distribution analogue à celle des artères, à l'exception des spermatiques, que nous décrirons ailleurs, et des hépatiques, dont les racines correspondent plutôt aux ramifications de la veine-porte, qu'à celles des artères hépatiques.

Les iliaques primitives, dont la réunion forme la veine-cave inférieure, naissent de deux branches principales qui s'unissent vis-à-vis de la symphise sacro-iliaque; ce sont les veines iliaques externes et internes formées par des veines qui répondent aux artères du même nom; et de plus par les deux veines saphenes qui se rendent dans la première, et sont aux extrémités inférieures ce que la basilique et la céphalique sont aux extrémités supérieures.

B. *Dans les mammifères.*

Les veines du corps ont la plus grande ressemblance, dans leur distribution principale, avec celles de l'homme. On pourroit même dire qu'elles varient moins que les artères. Ainsi, lorsque l'aorte abdominale, au lieu de se diviser en iliaques primitives, ne fournit que les iliaques externes en se bifurquant, tandis que les iliaques internes naissent d'un tronc commun, placé au centre de la bifurcation des deux premières, les veines n'ont pas une distribution semblable, mais se réunissent comme à l'ordinaire.

Au lieu d'une seule veine-cave antérieure, quelques animaux en ont deux, une pour chaque côté, dont la droite a la situation et l'insertion ordinaire, tandis que la gauche gagne le sillon qui sépare la base du cœur de l'oreillette gauche, et le parcourt jusqu'à l'oreillette droite, dont elle perce la partie supérieure et gauche, de manière que son orifice se voit, dans cette oreillette, tout près de son embouchure dans le ventricule. C'est ce que nous avons observé entr'autres dans le *porc-épic* et l'*éléphant*.

La veine-cave postérieure offre dans le *phoque* une structure d'autant plus remarquable, qu'elle paroît tenir à la faculté de plonger que possède cet animal à un haut degré. Cette veine est d'un volume ordinaire avant de passer derrière le foie; mais, lorsqu'elle est parvenue à cet endroit, elle forme un sinus volumineux dans lequel viennent se décharger cinq grosses veines hépatiques, et qui s'étend jusqu'au diaphragme. Au-delà de cette cloison, c'est-à-dire, dans la poitrine, la même veine n'a pas un développement extraordinaire.

L'insertion de l'azygos, l'existence d'une azygos du côté gauche sont assez variables; mais on sait que les mêmes circonstances varient dans l'homme, elles ne méritent pas conséquemment de nous arrêter.

## ARTICLE II.

### *Description des principaux vaisseaux dans les oiseaux.*

On prévoit déja, par ce qui a été dit sur la circulation du sang dans ces animaux, et sur la structure de leur cœur, que cette distribution doit être la même, pour l'essentiel, que dans les mammifères.

1°. *Des artères.*

Les pulmonaires ne sont pas aussi grosses, relativement aux artères du corps, que dans les mammifères. Elles ont même un plus petit diamètre que les sous-clavières.

L'aorte se divise, presque dès sa naissance, en trois grosses artères. Celle qui est à droite se recourbe en arrière, c'est proprement l'aorte postérieure ou descendante : la moyenne est la sous-clavière droite; et celle qui est à gauche, la sous-clavière du même côté. Les deux dernières se portent en dehors, et fournissent chacune une grosse branche qui s'avance vers le cou, envoie à l'œsophage et au jabot en particulier, un rameau considérable, et se divise bientôt après en deux autres, la carotide primitive et la vertébrale. Ensuite les sous-clavières fournissent un petit rameau, analogue, par son origine, à la thyroïdienne inférieure, qui se rend à la trachée-artère; puis elles continuent leur chemin vers l'extérieur, donnent, en arrière, une artère analogue à la mammaire interne, et se divisent presque aussitôt en axillaire et en deux autres branches considérables : l'analogue de la mammaire externe, qui se distribue particulièrement au grand pectoral, et la scapulaire commune d'où naît une seconde thorachique. Chaque axillaire descend ensuite, comme la brachiale des mammifères, le long de la face interne, puis antérieure, de la portion de l'aile qui répond au bras, et fournit des rameaux analogues aux collatérales. Vis-à-vis de l'articulation de l'humérus avec les os de l'avant-aile, ou un peu moins bas, elle se divise en deux branches, une interne plus petite, analogue à la radiale par son origine et sa position ; cette artère se perd en partie dans les muscles qui environnent le radius, s'enfonce entre cet os et le cubitus, et remplace les interosseuses. L'autre division de la brachiale, qui paroît même en être la continuation à cause de son grand diamètre, s'avance le long du bord externe de l'avant-aile : parvenue à son extrémité inférieure, elle envoie une artère au pouce, passe ensuite sur le carpe et le métacarpe, s'enfonce entre les deux os qui composent ce dernier, parvient à la face dorsale du métacarpe, et se distribue aux doigts. Cette artère, analogue à la cubitale par sa situation, envoie aux pennes de l'aile une partie de ses ramuscules. On voit qu'elle a beaucoup plus d'importance dans les oiseaux que dans les mammifères, et que la disposition de l'aile, bien différente de celle du pied de devant ou de la main, n'a pas permis qu'elle s'y terminât par une arcade comme dans ces derniers.

La vertébrale donne la cervicale ascendante qui monte sur les côtés du cou, et se distribue aux muscles de cette partie, au jabot et à l'œsophage, puis une petite artère analogue à la scapulaire transverse.

La carotide commune ou primitive s'avance sur les côtés de l'œsophage ; au-delà de l'os claviculaire, elle s'introduit sous les muscles de la face antérieure du cou, sous lesquels elle reste cachée jusqu'au quart supérieur de cette région. Arrivée près de la tête, elle se divise en carotide externe et en carotide interne, dont la distribution est analogue à celle de l'homme et des mammifères.

L'aorte descendante ou postérieure descend dans la poitrine, à droite de l'œsophage et derrière lui.

Parvenue à la hauteur du ventricule succenturié, cette artère passe derrière une espèce de pont, que forme la membrane qui a recouvert la partie la plus reculée des poumons, et aussitôt qu'elle s'est dégagée de dessous ce pont, elle donne le tronc cœliaque, duquel naissent 1°. une artère qui se distribue au ventricule succenturié, dont elle suit la face postérieure d'avant en arrière ; 2°. la splénique, petite artère uniquement propre à la rate ; 3°. l'hépatique, également petite, qui se détache de ce tronc, au moment où il se divise en deux grosses branches. Celles-ci appartiennent au gésier ; on pourroit les nommer gastriques gauche et droite, parce qu'elles se distribuent particulièrement sur les deux faces de ce viscère. La première envoie plusieurs rameaux au ventricule succenturié, et à la face postérieure du lobe gauche du foie ; la seconde donne une branche au cœcum droit et à son mésentère, ainsi qu'à la portion du canal intestinal à laquelle ce cœcum adhère, puis une autre branche, la pancréatico-duodénale, qui rampe entre les lames de la membrane qui retient les deux longs plis du duodénum, et distribue, à mesure, ses rameaux à cet intestin et au pancréas. D'autres fois la rate reçoit successivement quatre ou cinq branches qui se détachent à angle droit de la gastrique gauche. Celle-ci fournit après une branche hépatique pour le lobe gauche du foie, tandis que le droit en reçoit une de la gastrique droite.

Telle est du moins la distribution du tronc cœliaque dans les oiseaux ordinaires, tels que l'*oie*, le *dindon*, etc. Il paroît qu'elle est un peu différente dans ceux dont le ventricule succenturié a un volume d'une proportion beaucoup plus grande que le gésier. Ainsi, dans l'*autruche*, ce tronc se divise en deux branches, une beaucoup plus petite qui se distribue à la portion gauche du ventricule succenturié, et de laquelle naît l'hépatique; l'autre qui se contourne en-dessus de ce ventricule, donne bientôt après la splénique dont le diamètre est trois fois plus petit, continue à se porter de gauche à droite, parvient à la face droite du ventricule succenturié, se distribue à cette face et au gésier, et fournit la pancréatico-duodénale.

La mésentérique supérieure naît peu après le tronc cœliaque. Ses nombreuses ramifications vont à tous les intestins, même au rectum.

Viennent ensuite les spermatiques, petites artères

qui vont aux testicules ou aux ovaires, et au lobe antérieur de chaque rein, puis deux artères analogues aux fémorales profondes, qui se détachent de l'aorte à la hauteur du bassin, se portent directement en-dehors, fournissent une artère analogue à l'iléo-lombaire, sortent de cette cavité au-dessus de la cavité cotyloïde, et vont se distribuer aux muscles extenseurs et adducteurs de la cuisse. Après avoir fourni ces deux dernières artères, l'aorte descendante continue de longer la colonne vertébrale, s'enfonce un peu dans le bassin, et se divise en deux grosses branches, qui sont proprement les fémorales ou crurales. Celles-ci se portent en-dehors, envoient un rameau considérable, la rénale proprement dite, au grand lobe du rein, sortent du bassin par l'échancrure ou le trou ischiatique, donnent au même moment les analogues de l'ischiatique et de l'iliaque postérieure, se joignent au grand nerf ischiatique, et l'accompagnent jusqu'à ce qu'elles deviennent artères poplitées.

Peu avant sa division en fémorales, l'aorte postérieure donne en avant, la mésentérique postérieure, petite artère dont les rameaux ne se rendent qu'à la partie la plus reculée du rectum et au cloaque, et qui naît quelquefois de la sacrée moyenne. Celle-ci est une artère considérable, qui semble la continuation de l'aorte, se porte en arrière sous la partie moyenne du sacrum, en fournissant à cet os de petits rameaux, et se perd sous les vertèbres de la queue. A peu près vis-à-vis de la cinquième vertèbre sacrée, elle donne naissance à deux rameaux considérables qui se distribuent particulièrement au cloaque et au rectum; ils répondent, en partie, aux artères hémorrhoïdales moyennes des mammifères.

Outre ces artères l'aorte postérieure fournit encore les analogues des lombaires et des intercostales, dont le nombre varie, mais dont la distribution est assez comparable à celle des mêmes artères dans les mammifères.

Nous avons suivi les artères de la cuisse jusqu'à la poplitée; celle-ci descend obliquement en dehors, derrière l'extrémité inférieure du tibia, et forme une courbe dont la convexité est en haut. De cette convexité partent des artères analogues aux articulaires. Ensuite la poplitée parvient dans la rainure que forment, par leur rapprochement, les deux os de la jambe, fournit la nutricière du tibia, puis une artère moins considérable qui suit la face externe et postérieure de cet os, et se perd sur sa portion inférieure. Après avoir donné ces branches, la poplitée devient tibiale antérieure, en passant sur le devant de la jambe, vers la fin du tiers supérieur de cette partie. Elle descend le long de la face antérieure du tibia, donne des rameaux aux muscles antérieurs de la jambe, et se divise quelquefois (dans le *dindon*, par exemple), en beaucoup d'autres ramuscules, dont le nombre augmente à mesure que l'artère descend, et qui forment autour de son tronc principal un plexus considérable, analogue à celui décrit dans les paresseux et les loris. La plupart de ces ramuscules se réunissent de nouveau à ce dernier, avant son passage sous le ligament annulaire, ou dans ce moment. Au-delà de ce ligament, la même artère continue de descendre, reçue dans une rainure de la face antérieure de l'os qui remplace le tarse et le métatarse; vis-à-vis de l'extrémité inférieure de cet os, elle s'enfonce entre ses deux poulies externes, et gagne sa face postérieure, d'où elle envoie ses rameaux aux doigts. En général, c'est de la tibiale antérieure que viennent toutes les artères des doigts, du tarse et du métatarse, et des muscles de ces parties. Elle fournit, outre cela, la plupart de celles de la jambe, de même que la cubitale fournit la plus grande partie de celles de l'aile.

Il résulte, de cette description abrégée, que les principales différences entre les artères des oiseaux et celles des mammifères, relatives à leurs division et distribution, se voient 1°. dans le tronc des artères du corps, qui se divise, presque dès sa naissance, en trois branches principales, que l'on pourroit regarder comme trois aortes; 2°. dans la division de l'aorte postérieure, qui ne fournit pas proprement d'hypogastrique et d'iliaque externe; 3°. dans la naissance des artères des extrémités postérieures, qui ne sortent pas d'une seule branche, analogue à l'iliaque externe des mammifères, mais

mais de deux artères qui se détachent successivement de l'aorte, à une assez grande distance l'une de l'autre, et sortent du bassin par deux endroits très-différens; 4°. dans la distribution des artères des quatre extrémités, qui ne forment point d'arcades, comme dans les mammifères, avant d'aller se distribuer aux doigts.

2°. *Des veines.*

Les pulmonaires n'offrent rien de particulier; leur diamètre est à-peu-près égal à celui des artères.

Nous avons de même peu de chose à dire sur les veines du corps. Les fémorales n'entrent point dans le bassin par l'échancrure ischiatique, et n'accompagnent pas conséquemment les artères de ce nom; elles suivent le même chemin que dans les mammifères, celui de l'arcade crurale. Arrivées dans le bassin, elles se réunissent aux émulgentes, qui ont rassemblé elles-mêmes les veines du coccix et de l'intérieur de cette cavité. Les deux troncs qui en résultent, de chaque côté, se confondent en un seul vis à-vis de la portion la plus avancée des reins. De-là la veine-cave postérieure traverse le lobe droit du foie, reçoit les veines hépatiques qui appartiennent à ce lobe, rencontre, aussitôt qu'elle l'a dépassé, le tronc commun des veines hépatiques du lobe gauche, et se termine dans le sinus commun des veines du corps; c'est du moins ce qui a lieu le plus ordinairement. Mais, dans l'*autruche*, toutes les veines hépatiques se rendent dans la veine-cave lorsqu'elle est encore entourée de la substance du foie. Dans les *plongeons*; ce n'est qu'après être sortie de ce viscère, qu'elle reçoit les deux principales veines hépatiques, une pour chaque lobe, quoique plusieurs de ces veines moins considérables s'y rendent lorsqu'elle en est encore entourée. Cette veine a d'ailleurs, dans ces derniers oiseaux, un diamètre très-considérable dans toute la portion qui est dans le foie, et forme une espèce de réservoir analogue à celui que nous avons décrit dans le *phoque*.

Il y a deux veines-caves supérieures qui rassemblent chacune les veines de leur côté; la gauche s'ouvre dans ce sinus, tout près de son embouchure dans le ventricule, tandis que la droite a son orifice situé comme celui de la veine-cave supérieure des mammifères.

Il n'est pas si fréquent, que dans ces derniers, de voir distinctement des fibres musculaires sur les parois des veines-caves. Ce n'est guères que dans les grands oiseaux qu'on les observe. L'*autruche* en a de très-nombreuses dans toute l'étendue de la veine-cave postérieure; elles disparoissent brusquement vis-à-vis des reins.

## ARTICLE III.

### *Description des principaux vaisseaux dans les reptiles.*

Cette distribution varie dans les quatre ordres de cette classe, comme la structure du cœur et beaucoup d'autres circonstances d'organisation. Elle s'écarte plus dans celui des *batraciens* que dans les trois autres, de celle que nous venons de décrire dans les *mammifères* et les *oiseaux*.

#### I. *Des artères.*

Dans les *batraciens* elles naissent toutes d'un tronc unique, et n'ont par conséquent qu'une seule embouchure au cœur ; dans les trois autres ordres elles ont au moins deux embouchures, souvent trois, et forment ainsi plusieurs troncs distincts, dont il y en a un destiné exclusivement aux poumons.

#### A. *Dans les chéloniens.*

Les artères du corps s'ouvrent dans le cœur par une seule embouchure ou par deux embouchures distinctes, suivant les espèces, et celles des poumons par une seule. Elles forment trois troncs soudés ensemble pendant un court espace.

Celui des artères pulmonaires commence à

gauche, et en-dessous du suivant. Il ne tarde pas à se séparer en deux branches, dont celle qui va au poumon droit se replie de gauche à droite, puis s'avance pour aller gagner la partie antérieure de ce poumon, où s'insère la bronche. L'autre s'avance dans une direction contraire, traverse l'œsophage en dessous, et parvient de même au sommet du poumon gauche.

Le tronc des artères du corps commence à l'extrémité droite de la base du cœur, et se divise presque aussitôt en deux grosses branches, l'aorte postérieure droite et la gauche. Lorsque ce tronc est double dès son origine, la division précédente n'est qu'une séparation. La première de ces artères fournit, peu à près sa naissance, une autre artère considérable, qui pourroit être appelée *aorte antérieure*. Celle-ci ne tarde pas à se bifurquer, et chaque branche qui en résulte se sous-divise en deux autres, dont l'interne, plus petite, est la carotide commune, et l'externe la sous-clavière ou l'axillaire.

La carotide commune s'avance sur les côtés du cou, cachée par les muscles qui vont à l'hyoïde, envoie à mesure des rameaux à l'œsophage et aux muscles voisins, et parvient à la tête, aux parties de laquelle elle se distribue, sans se diviser auparavant en deux branches principales, semblables aux deux carotides des mammifères.

La sous-clavière, ou l'axillaire, fournit à peu près les mêmes branches que celles qui naissent des artères de ce nom dans les mammifères, excepté qu'il n'y en a pas d'analogue à la thyroïdienne inférieure. Elle se continue ensuite pour former l'artère brachiale.

Les deux aortes postérieures s'avancent d'abord chacune de leur côté, en se portant en dehors et en haut, puis se recourbent en arrière, se rapprochent l'une de l'autre, et se rejoignent à peu près vis-à-vis de la cinquième vertèbre dorsale, par une artère communiquante que l'aorte gauche envoie à la droite. Celle-ci, avant de communiquer avec l'aorte gauche, fournit à la carapace plusieurs petites artères qui répondent aux intercostales.

L'aorte gauche envoie au contraire à la plupart des viscères de l'abdomen, de grosses artères dans lesquelles elle se consume en grande partie. Lorsqu'elle est parvenue au-delà du cardia, elle se divise en trois branches. La première, qui est la plus petite, fournit d'abord un rameau à l'œsophage, puis se distribue à l'estomac : c'est l'analogue de la coronaire stomachique des mammifères. La seconde, presque aussi considérable que le tronc d'où elle sort, envoie des artères aux intestins, à la rate, au pancréas et au foie, de la manière suivante : 1°. L'artère hépatique est la première qui s'en détache du côté droit ; elle se recourbe en arrière et en bas, pour aller gagner le foie, et se diviser en deux branches vers la base de ce viscère ; l'une d'elles envoie un petit rameau au pancréas, et plusieurs autres au duodénum. 2°. La deuxième artère qui en naît, est une petite branche qui se jette sur le second coude que le colon fait à droite : c'est la colique droite. 3°. La troisième se porte de droite à gauche, et distribue ses rameaux au colon transverse : c'est la colique moyenne. Après avoir fourni ces artères, le même tronc parcourt un petit trajet entre les lames du péritoine, en se dirigeant en bas et en arrière, puis il fournit les artères suivantes : 4°. la pancréatique, qui se dirige d'arrière en avant sur le bord gauche du pancréas ; 5°. la splénique, très-petite artère, qui se distribue exclusivement à la rate ; 6°. une assez grosse branche qui appartient à toute la partie droite du colon et au cœcum, c'est une seconde colique droite ; 7°. une petite artère qui, après avoir donné un rameau au cœcum, va s'anastomoser avec la suivante ; 8°. la mésentérique proprement dite, la plus grande de toutes, qui se ramifie dans le mésentère de l'intestin grêle, et se distribue à cet intestin.

Enfin la troisième branche qui résulte de la division de l'aorte postérieure gauche, la seconde pour la grosseur, se porte obliquement à droite et en arrière, et s'anastomose, comme nous l'avons dit, avec l'aorte droite, sans fournir aucun rameau.

Le tronc commun formé de leur réunion semble plutôt appartenir à l'aorte droite ; il s'étend jusqu'au bassin, le long de la colonne vertébrale, et fournit, dans ce trajet, les artères suivantes : 1°. cinq ou six petites artères de chaque côté, analogues aux intercostales et aux lombaires ; 2°. les spermatiques ; 3°. une ou deux branches de chaque côté pour les reins ; 4°. une petite artère analogue à la mésentérique postérieure, qui se distribue au cloaque.

Enfin l'aorte commune postérieure se terminoit par quatre branches dans les individus de la *tortue grecque* que nous avons disséqués ; la première à gauche étoit l'iliaque externe de ce côté, venoit ensuite l'iliaque interne, et vis-à-vis l'iliaque primitive du côté droit ; entre ces deux dernières naissoit la caudale, analogue à la sacrée moyenne. Les rameaux des deux iliaques internes ont beaucoup d'analogie avec ceux qu'elles fournissent dans les mammifères. La dernière se sépare d'abord en deux branches, dont l'une envoie des rameaux à la vessie et au cloaque, et l'autre s'enfonce dans le bassin, et semble l'analogue des ischiatique et iliaque postérieure. L'iliaque externe s'avance sur le bord du bassin, fournit l'analogue de l'épigastrique, de laquelle naît l'iliaque antérieure. La première descend sur les parois internes et inférieures de la carapace, et les parcourt d'arrière en avant. Une seconde branche, qui naît de l'iliaque externe, vis-à-vis de l'épigastrique, descend le long du bord antérieur du bassin, jusque sur la symphyse des os pubis, et se perd dans les muscles de cette partie.

Après avoir fourni ces deux artères, l'iliaque externe dépasse le bassin, prend le nom de rurale ; donne les circonflexes ; puis la profonde, et continue d'être assez comparable, dans le reste de sa distribution, à ce qui existe dans les mammifères.

B. *Dans les sauriens.*

La distribution des principales artères ne diffère que très-peu de celle qui vient d'être indiquée dans l'ordre précédent.

Les *crocodiles* ont trois artères principales, ayant chacune une embouchure distincte, bordée de deux valvules semi-lunaires : 1°. l'artère pulmonaire, qui répond à la loge de ce nom, placée à gauche, et un peu en-dessus ; 2°. l'aorte postérieure gauche, dont l'embouchure est dans la loge inférieure et droite, et qui est placée entre le tronc pulmonaire et le suivant ; 3°. l'aorte postérieure droite, qui répond à la loge supérieure. Ces trois artères sont soudées ensemble pendant un court espace. De la dernière se détachent successivement, 1°. le tronc commun des sous-clavière et carotide gauche, qui reste collé encore quelque temps à l'aorte postérieure gauche, s'avance obliquement de ce côté en passant sous la bronche, et se divise seulement au-delà de ce canal ; 2°. un tronc semblable pour les mêmes artères du côté droit. Cette artère se contourne ensuite de bas en haut, puis d'avant en arrière, à l'extérieur de la branche droite, et se divise obliquement en dedans sous la colonne épinière, sans fournir de branche remarquable, jusqu'à ce qu'elle ait reçu de l'aorte gauche une artère communiquante. Celle-ci se contourne à l'extérieur de la bronche de son côté, et se porte en arrière et en dedans, comme la précédente. Après avoir dépassé le cardia, elle se divise en plusieurs branches, qui vont à l'estomac, au foie, à la rate, au pancréas et au duodénum ; la plus grande partie de cette artère se consume pour les former, et elle ne s'anastamose avec l'aorte droite que par une artère dont le diamètre égale à peine le quart de celui du tronc qui l'a fourni. Nous avons déja fait sentir, dans la description du cœur, la conséquence de cette distribution. C'est de l'aorte postérieure droite que naissent toutes les autres artères, qui sont fournies ordinairement par l'aorte abdominale, à l'exception du tronc cœliaque. Il est remarquable que la mésentérique antérieure ne s'en détache qu'à une assez grande distance de ce dernier, ou des artères qui le composent ordinairement, tandis qu'elle en naît le plus souvent très-près, ou qu'elle en est même une branche dans les chéloniens. Il l'est également que la splénique, qui naît du tronc cœliaque, après avoir traversé la rate d'avant en arrière, et lui avoir donné beaucoup de petits rameaux qui s'en détachent à angle droit, sorte de ce viscère presque aussi grosse qu'elle y étoit entrée, et aille se distribuer au rectum et à la fin de l'intestin grêle ; la branche de cette artère, qui a cette dernière destination, forme avec la mésentérique antérieure une anastomose considérable.

Comme dans les *chéloniens*, l'artère pulmonaire ne tarde pas à se diviser en deux branches, qui vont à chaque poumon. Leur diamètre est à peu près celui des troncs que fournissent les carotides et les sous-clavières de chaque côté.

Dans l'*iguane ordinaire*, dont le cœur est placé très-avant dans la poitrine, les artères du corps ont de même deux embouchures distinctes dans les deux loges du cœur, quoique leurs troncs soient réunis dans l'origine. L'aorte gauche postérieure ne fournit aucune artère avant de s'être réunie à la droite. Celle-ci donne, comme dans les précédens, les carotides et les sous-clavières, avec cette différence cependant que ces dernières ne s'en détachent pas avec les premières, mais beaucoup plus en arrière, à cause de la position très-avancée du cœur.

Dans les *lézards* proprement dits, les deux aortes s'avancent hors de la poitrine, la droite après s'être divisée en trois branches, et la gauche sans se diviser. Celle-ci se recourbe en arrière sur les côtés du cou, pour longer ensuite la colonne vertébrale, et reçoit, au moment où elle prend cette direction d'avant en arrière, la branche gauche de l'aorte droite, qui forme une anse au-devant d'elle. De la convexité de cette anse naît la carotide gauche; les deux autres branches de l'aorte droite se recourbent en arrière, et se réunissent de même sur le côté droit du cou, en formant deux anses placées l'une devant l'autre. La carotide de ce côté naît semblablement de l'antérieure formée par la branche moyenne.

Les sous-clavières se détachent de chaque aorte peu avant leur réunion. Nous venons de voir que dans les *crocodiles* et l'*iguane ordinaire* elles étoient produites toutes deux par l'aorte droite.

Le tronc commun des deux aortes, qui se réunissent de bonne heure en deçà de la pointe du cœur, produit successivement les paires intercostales. Il envoie, peu après sa naissance, une artère à l'œsophage; plus loin une petite artère, qui va au foie; plus en arrière encore, une branche qui se divise bientôt en deux rameaux. L'antérieur distribue ses ramuscules à l'estomac, à la rate, au pancréas, au duodénum; le postérieur appartient au canal intestinal, c'est proprement la mésentérique antérieure. Ce tronc donne ensuite les lombaires, les spermatiques, la mésentérique postérieure, qui va au rectum, et, presque aussitôt, les rénales, qui ne s'en détachent que très-tard, parce que les reins sont situés très en arrière dans la cavité abdominale; enfin il produit les iliaques et la sacrée moyenne. Celle-ci présente un diamètre assez considérable pour la faire regarder comme la continuation du tronc aortique, dont les iliaques ne semblent être que des branches; cette circonstance tient évidemment à la grande proportion de la queue, comparée aux extrémités.

C. *Dans les ophidiens.*

Le défaut d'extrémités, un poumon unique, simplifient dans les animaux de cet ordre la distribution des troncs artériels principaux. Ces troncs sont en même nombre, les rapports de leurs embouchures ont été indiqués dans la description du cœur.

L'artère pulmonaire monte et se recourbe en arrière sur la base du cœur, et ne tarde pas à atteindre la face inférieure du poumon sur laquelle elle règne d'avant en arrière, à gauche de la veine.

L'aorte droite monte de ce côté, se recourbe en arrière, passe en-dessus de l'œsophage, se porte obliquement en arrière et en dedans, et se joint à l'aorte gauche, quelques centimètres plus loin que la pointe du cœur. Elle fournit, peu à près sa naissance, de petites artères qui vont à une glande orbiculaire, placée au-devant de la base du cœur, puis à une autre glande plus considérable, de forme alongée, qui est située sous la jugulaire. Ensuite cette artère donne la carotide commune, la seule qui existe dans les *ophidiens*. Cette artère se porte obliquement à gauche, et s'avance accolée à la jugulaire gauche, entre la trachée artère et l'œsophage, puis sous ce dernier canal. Elle envoie à ces organes un grand nombre de ramuscules, et se divise près de la tête en plusieurs rameaux qui se distribuent à ces parties.

Plus près de la colonne vertébrale, l'aorte droite produit une branche considérable analogue aux vertébrales et aux intercostales supérieures, qui s'avance le long de cette colonne, lui envoie à mesure des rameaux, et ne s'y enfonce entièrement que près de la tête.

Lorsque cette artère se joint à l'aorte gauche, son diamètre est devenu très-petit, de sorte que la plus grande partie du sang qu'elle a reçu du cœur se porte aux parties qui sont en avant de ce viscère : c'est proprement l'aorte antérieure.

L'aorte gauche monte et se recourbe en arrière et à gauche, passe sous l'œsophage; puis à côté, mais toujours sous le poumon, reçoit au-delà du cœur l'aorte droite, et continue de se porter en arrière; elle fournit à mesure des branches qui répondent aux intercostales, et les artères des viscères. Celles qui vont à l'estomac, à la vessie pulmonaire et au foie, se détachent successivement de l'aorte, à mesure qu'elle se porte en arrière, de sorte qu'il n'y a point de tronc cœliaque. A peu près vis-à-vis du pylore, l'aorte fournit la mésentérique antérieure, qui marche parallèle au canal intestinal jusqu'à la moitié de sa longueur, et lui envoie à mesure des rameaux. Plus en arrière, le canal intestinal reçoit successivement trois autres petites branches de la même artère. Elle envoie de même, à mesure qu'elle se porte en arrière, de semblables branches aux reins, aux ovaires, etc. Arrivée au fond de l'abdomen, elle pénètre sous les vertèbres de la queue, et se consume dans cette partie.

D. *Dans les batraciens.*

L'aorte qui sort de la base du ventricule se divise bientôt en deux branches qui s'écartent l'une de l'autre, en se dirigeant très-obliquement de dedans en dehors et un peu en avant. Chacune d'elles produit une pulmonaire, une carotide commune, une axillaire, une vertébrale, et des artères analogues aux intercostales, en se contournant en arrière, et en se rapprochant de sa semblable, et ne tardent pas à se réunir. Le tronc qui en résulte fournit d'abord le tronc cœliaque, puis toutes les autres artères qui naissent généralement de l'aorte abdominale. Ses divisions n'ont rien de bien remarquable.

II. *Des veines.*

Les chéloniens ont deux veines-caves postérieures qui traversent le foie de chaque côté, et reçoivent à mesure une foule de petites veines hépatiques. Immédiatement après être sorties du foie, elles sont jointes chacune par une veine-cave antérieure du même côté, ou par le tronc commun de la jugulaire et de la sous-clavière, et s'ouvrent toutes dans une espèce de réservoir qui communique dans l'oreillette droite par une embouchure en forme de fente, bordée de deux valvules.

Les pulmonaires, réunies en un seul tronc, se rendent dans un réservoir analogue, qui s'ouvre dans l'oreillette gauche, et dont l'embouchure dans cette oreillette est bordée d'une valvule charnue en forme de croissant.

Dans les *sauriens* et les *ophidiens* il n'y a qu'une veine-cave postérieure et deux antérieures, dont celle du côté gauche traverse le cœur en dessus de gauche à droite, et se rend dans le réservoir commun, à côté de la veine-cave postérieure. Le réservoir analogue à celui observé dans les chéloniens a de même son entrée dans l'oreillette droite, en forme de fente, et bordée de deux valvules. Les veines-caves antérieures ne sont proprement, dans ces derniers, que des jugulaires. Ils ont, outre cela, deux azygos, une qui rassemble les intercostales en avant du cœur, et l'autre en arrière. Ces deux veines se joignent à l'oreillette droite à côté de la jugulaire du même nom. Il semble que leur présence est devenue nécessaire par la situation des veines-caves, assez loin de la colonne vertébrale, et plus inférieurement.

Les pulmonaires des *sauriens* sont semblables à celles des *chéloniens*.

Dans les *ophidiens* il n'y en a qu'une, qui se rend de même dans l'oreillette gauche. Son volume excède celui de l'artère, ce qui ne nous a pas semblé exister de même dans les autres reptiles.

Dans les *batraciens* les veines ont une distribution très-comparable à celle des artères, ce qui vient de ce qu'elles se rendent toutes dans une seule oreillette, de même que celles-ci naissent toutes d'un seul ventricule. Il y a deux veines-caves antérieures, qui reçoivent le sang de la tête, du cou, des extrémités antérieures et des veines analogues aux mammaires externes, qui sont très-considérables, et s'étendent sous la peau jusqu'aux aînes; et une veine-cave postérieure qui rassemble les veines des autres parties, et n'offre rien de particulier.

## ARTICLE IV.

### *Description des principaux vaisseaux dans les poissons.*

On sait déja, par ce que nous avons dit de la circulation de ces animaux et de la structure de leur cœur, que la distribution de leurs principaux vaisseaux diffère, dans ses points essentiels, de celle que nous venons de décrire dans les trois classes précédentes.

I. *Des artères.*

1. *Des artères pulmonaires.*

Du pédicule artériel naît le tronc pulmonaire, qui en est proprement la continuation. Ce tronc, le seul

seul que produise le cœur, s'avance dans les *raies*, sous le cartilage qui réunit les extrémités inférieures des arcs branchiaux, et fournit peu après deux grosses branches, une de chaque côté, qui se portent obliquement en dehors et se divisent en trois rameaux, qui se distribuent aux trois dernières branchies, de la manière que nous l'indiquerons dans la leçon prochaine. Après avoir donné ces deux branches, le même tronc continue son chemin d'arrière en avant jusque vis-à-vis de la première branchie, où il se sépare en deux autres artères qui s'écartent l'une de l'autre et se portent directement à cette branchie, près de laquelle elles se bifurquent, lui donnent un rameau, et fournissent l'autre à la précédente.

Cette artère suit une marche semblable dans les autres poissons et se distribue de même; avec cette différence cependant, qu'au lieu de fournir successivement cinq branches de chaque côté, elle n'en produit que quatre, nombre égal ordinairement à celui des branchies. C'est donc par la partie inférieure de ces organes que s'introduisent les artères pulmonaires, tandis que celles du corps en sortent par leur extrémité supérieure.

### 2. *Des artères du corps.*

Ces artères ne viennent pas d'un tronc unique, comme dans les *mammifères* et les *oiseaux*. Chaque branchie, dans la *raie*, fournit un rameau artériel qui contourne d'avant en arrière l'extrémité supérieure de son arc cartilagineux, où il est reçu dans un demi-canal, continué sous le cartilage des vertèbres du cou. Les cinq artères de chaque côté n'en forment bientôt que trois, puis se rassemblent sous ce cartilage en un seul tronc, qui est proprement l'aorte : mais avant de se réunir ainsi, elles fournissent des artères importantes au cou, à la tête, au cœur, etc. Nous avons décrit ( Leç. VIII, tom. II) celles que la première paire de ces racines artérielles donne au cerveau et à la moelle épinière; elles naissent, de chaque côté, par une seule branche, que l'on pourroit appeler carotide commune. Cette artère, après avoir donné un rameau principal qui pénètre dans le crâne, en fournit un autre qui se porte vers l'ouverture des évents; puis un troisième qui s'avance vers les narines, leur donne un ramuscule, se dirige en dehors, descend sur l'articulation des mâchoires, passe sous cette articulation et se perd dans les muscles qui l'entourent.

D'autres rameaux qui se distribuent aux évents et aux parties voisines, viennent plus profondément des mêmes artères. Enfin, elles fournissent déja, de leur partie inférieure, des rameaux qui vont au cœur et au pédicule artériel ( les artères coronaires ); aux muscles des branchies ( les analogues des bronchiques ); aux abaisseurs de la mâchoire inférieure, aux muscles de l'os quarré, et même aux tégumens de ces parties.

Presque aussitôt que l'aorte est formée, il s'en détache, de chaque côté, une grosse branche, qui se porte directement en dehors et pénètre dans l'aile ou la nageoire thorachique, dans laquelle elle se distribue. Cette branche fournit en arrière, peu après sa naissance, une petite artère qui va à l'ovaire ou au testicule; c'est la spermatique. Un peu plus en arrière, au moment où l'aorte parvient dans la cavité abdominale, elle donne l'artère cœliaque, dont les branches se distribuent particulièrement à la valvule spirale de l'intestin, au foie et à l'estomac. La première va, avec le canal cholédoque, gagner le commencement de l'intestin, qu'elle pénètre très-près du pilore, pour se ramifier à l'infini dans sa valvule spirale: quelques-uns de ses ramuscules vont au pancréas et au bord postérieur de l'estomac. La deuxième ou l'hépatique est une petite artère qui va se joindre au canal hépatique, qu'elle suit jusqu'à la base du foie, où elle s'introduit dans ce viscère. Parvenue au bord interne de l'estomac, l'artère cœliaque se divise en deux branches: une inférieure, dont les ramifications vont de droite à gauche, sous la face inférieure de l'estomac, et se détache de cette branche à angle droit; l'autre, supérieure, qui se distribue à la face correspondante du même organe, et donne quelques petites ramifications au bord gauche de la rate.

Vient ensuite l'artère mésentérique, qui passe à droite de la rate, lui envoie deux grosses branches, qui s'y introduisent de ce côté, et fournit, de l'autre côté, des rameaux au pancréas; elle suit le bord droit du canal intestinal, auquel elle se distribue.

Ses rameaux principaux, au nombre de neuf à dix, s'en détachent à angle droit, à peu près à égale distance l'un de l'autre, et cerclent l'intestin en travers. Après avoir donné cette artère, l'aorte continue son chemin en arrière, reçue dès sa naissance dans un sillon creusé dans le milieu de la face inférieure des vertèbres dorsales et lombaires. Dans ce trajet, il s'en détache successivement, de chaque côté, plusieurs branches remarquables. Les deux premières vont au commencement de l'oviductus et lui fournissent un grand nombre de rameaux, particulièrement en dessus; mais, avant d'y arriver, chacune d'elles envoie une artère aux muscles de l'épine, analogue à la branche dorsale des intercostales ou des lombaires des mammifères. Une troisième branche fournit encore des rameaux à la colonne vertébrale, en donne au commencement du rein et va particulièrement à l'oviductus. La quatrième se rend exclusivement au rein; à côté d'elle il s'en détache une petite lombaire, qui se distribue aux parois du ventre, aux muscles de l'épine et à la colonne vertébrale. Trois autres artères, ayant la même destination, naissent plus en arrière de chaque côté de l'aorte. Enfin, il sort de cette artère une grosse branche qui fournit bientôt une artère rénale: celle-ci s'avance le long du rein et lui distribue ses rameaux, continue ensuite de se porter en dehors, dans la partie la plus reculée de l'abdomen, produit une artère analogue à l'épigastrique, et sort de cette cavité pour se consumer dans la nageoire de l'anus.

A l'instant où l'aorte passe sous la queue, elle s'introduit dans un canal complet creusé dans la portion inférieure des vertèbres de cette partie, et se porte ainsi jusqu'à son extrémité, en fournissant à mesure des rameaux et des ramuscules à ses muscles et à ses cartilages.

Telle est la distribution générale des artères dans la *raie*. Elle est peu différente dans les autres poissons.

L'aorte n'est formée généralement que de quatre racines de chaque côté, égales au nombre des branchies. Cette artère se trouve quelquefois tellement enfoncée dans le canal creusé sous le corps des vertèbres, qu'elle y semble cachée : c'est ce qui a lieu dans l'*esturgeon*. Ses parois y adhèrent par leur face externe de manière à ne pouvoir se contracter, et semblent y disparoître. D'autres fois la colonne épinière n'a point de canal pour recevoir cette artère, du moins jusqu'aux vertèbres de la queue, et l'aorte est simplement adhérente à la face inférieure de cette colonne.

Il en sort de chaque côté, dans les poissons qui ont des côtes, un nombre de branches proportionné aux intervalles intercostaux, dont la distribution est parfaitement analogue à celle des intercostales des mammifères ; avec cette différence seulement qu'elles envoient des artères aux reins, avant de s'étendre sur les parois de l'abdomen.

La splénique ne vient pas ordinairement de la mésentérique, comme dans les *raies ;* mais elle naît du tronc cœliaque, ou d'une artère qui donne d'abord des rameaux au commencement du canal alimentaire, puis au foie et à la rate, et se perd sur la dernière portion de ce canal.

Il y a généralement deux mésentériques. L'antérieure se détache de l'aorte à peu près vers le milieu du corps, très-loin du tronc cœliaque. Elle s'avance, pendant un court espace, dans l'épaisseur du mésentère, se partage en deux branches, dont l'une se dirige en avant, et l'autre en arrière, parallèlement au canal intestinal, et lui envoie à mesure des rameaux, qui forment des angles droits avec la branche dont ils proviennent. Ils ne se ramifient pas davantage jusqu'à l'intestin : arrivés à ce viscère, ils le contournent en serpentant, et les ramuscules qui en naissent suivent en avant et en arrière la longueur de l'intestin. C'est dans la *truite* que nous avons observé plus particulièrement cette singulière distribution.

La mésentérique postérieure naît du tronc aortique, à quelque distance de la première. Cette artère se dirige en arrière parallèlement à l'intestin et se distribue à sa portion postérieure, sans que les ramuscules, qui s'en détachent à angle aigu, aillent en serpentant. La même artère envoie des rameaux à la vessie, qui en reçoit, outre cela, des intercostales postérieures.

II. *Des veines.*

On ne doit appeler ainsi, dans les *poissons*, que

les vaisseaux qui rapportent le sang au cœur de toutes les parties du corps; et c'est improprement que l'on a donné ce nom aux vaisseaux artériels qui conduisent le sang, des branchies dans l'aorte; ces vaisseaux ont même des parois plus épaisses proportionnellement que cette dernière artère.

Cinq veines principales rapportent au cœur le sang de toutes les parties. 1°. La veine-cave postérieure, située à côté de l'aorte dans la plus grande partie de son étendue; 2°. le tronc des veines hépatiques; 3°. et 4°. deux veines-caves antérieures, une de chaque côté, qui pénètrent dans la poitrine à droite et à gauche, se joignent aux deux précédentes, et forment, avec elles et la suivante, le sinus commun des veines; 5°. enfin, un tronc qui rapporte le sang des branchies et des parties voisines, et pénètre dans la poitrine entre les deux veines-caves antérieures.

Toutes ces veines ont des parois extrêmement minces et délicates, et diffèrent beaucoup à cet égard du gros vaisseau dorsal ou de l'aorte, qui les a plus épaisses; mais moins à la vérité que la plupart des artères du même calibre dans les autres animaux vertébrés.

## VINGT-SIXIÈME LEÇON.

### *Des organes de la respiration.*

### ARTICLE PREMIER.

#### *De l'action de l'air sur l'organisation en général, et sur le fluide nourricier en particulier, et idée générale des modes respiratoires.*

La vie et la flamme ont cela de commun, que ni l'une ni l'autre ne peut subsister sans air; tous les êtres vivans, depuis l'homme jusqu'au moindre végétal, périssent lorsqu'ils sont absolument privés de ce fluide, quoique tous n'aient pas besoin de le recevoir d'une manière aussi sensible. Ainsi plusieurs se contentent de celui qui est mêlé avec l'eau; ce sont les animaux aquatiques, poissons, mollusques ou autres. Plusieurs n'en ont pas besoin aussi continuellement; leur respiration a quelque chose d'arbitraire; ils peuvent la suspendre plus ou moins long-temps, etc.; ce sont les reptiles, etc.

Des observations plus suivies, ont montré encore une analogie plus rigoureuse entre la combustion et la respiration; l'une et l'autre ne se fait pas au moyen de tous les élémens de l'atmosphère, mais par un seul d'entr'eux, l'oxygène; une fois cet élément consommé au-delà d'une certaine [illegible]ion, lorsque par exemple, pour la respiration, il en reste moins d'un dixième, le résidu est inutile; l'une et l'autre gâte en même temps l'atmosphère en y reversant des parties, non-seulement inutiles à la vie ou à la combustion, mais encore pernicieuses pour la première, parties qui résultent cependant de la combinaison de l'oxygène avec les élémens du corps vivant ou du corps combustible; et cet effet est réciproque, c'est-à-dire, que de l'air trop respiré ne peut plus servir à brûler, ni de l'air où trop de corps ont brûlé, à respirer; l'une et l'autre enfin produit de la chaleur, parce que le résultat de la combustion, comme de la respiration, a moins de capacité pour le calorique, que n'en avoit l'oxygène consommé, et qu'une partie du calorique reste libre.

Si l'on fait respirer une certaine quantité d'air, que l'on ne renouvelle point, on trouve au bout d'un certain temps que la proportion d'azote y est restée la même, que celle de l'oxygène y a diminué, que celles de l'eau et de l'acide carbonique y ont augmenté; et des recherches exactes ont montré qu'il y a de l'eau de produite, et que celle qu'on obtient ne vient pas toute de la transpiration pulmonaire. Au reste, une partie de l'acide carbonique peut aussi être due à cette dernière cause, car tout le corps en exhale.

Le corps animal a seul pu fournir le carbone et l'hydrogène nécessaires à cette augmentation, et il est naturel de croire que l'oxygène qui a disparu, a été employé à cette nouvelle production.

Les observations faites sur le sang qui passe par le poumon avant son entrée et après sa sortie de ce viscère, correspondent à celles qu'on peut faire sur l'air respiré et non respiré.

Ainsi, le sang veineux est noir, et le sang artériel est vermeil; et ce changement s'opère uniquement par l'action de l'oxygène dans le poumon; car, si on empêche la respiration, ou qu'on fasse respirer d'autres gaz que de l'oxygène, les artères ne rendent bientôt plus aussi qu'un sang noir, même hors des vaisseaux. Tout le sang est noir dans un petit tiré du corps de sa mère avant d'avoir respiré; l'artériel devient rouge à l'instant même de la première respiration. Si on expose le sang veineux au contact de l'oxygène, on le rend semblable à l'artériel, comme si on l'avoit fait passer par le poumon, tandis qu'on le noircit par le contact de tout gaz non surabondant en oxygène. Dans la première de ces circonstances, le sang veineux change l'oxygène auquel on l'expose, en acide carbonique, etc. L'oxygène ne se borne pas à enlever des parties surabondantes au sang veineux, il se combine avec lui. Les expériences ont prouvé que le sang artériel contient une quantité de cet élément.

Le mécanisme de la respiration dans les animaux supérieurs, consistant, en général, dans une division presqu'à l'infini du sang dans ses vaisseaux, et par conséquent dans une multiplication proportionnée de sa surface exposée à l'élément ambiant, il faut que celui-ci agisse sur le sang au travers des parois des vaisseaux; or, l'expérience chymique ci-dessus, se fait également quand on interpose entre l'oxygène et le sang une membrane fine.

En même temps que le corps devient livide, soit dans l'asphyxie subite, soit dans l'espèce d'asphyxie lente qui tient à quelque défaut d'organisation, il ne tarde point à devenir froid.

L'effet immédiat de la respiration est donc de donner au sang sa qualité artérielle, c'est-à-dire, d'en enlever une portion surabondante d'hydrogène et de carbone, par une espèce de combustion, d'y combiner une portion nouvelle d'oxygène, et par ces deux opérations de le rendre vermeil, de noir qu'il étoit devenu à son passage dans les organes, et de l'échauffer ainsi que tout le corps.

Cet effet s'exerce dans le poumon même, puisque le sang devient subitement artériel, en passant des artérioles de cet organe dans ses veinules, et que ce changement n'a pas lieu peu-à-peu dans le torrent général de la circulation : mais le poumon n'est pas pour cela le lieu le plus chaud du corps, quoiqu'il soit la source de la chaleur animale, parce que le sang artériel a plus de capacité pour le calorique que le veineux. Il absorbe donc la plus grande partie du calorique produit par la combustion de l'hydrogène carboné de celui-ci, et reperd ce calorique dans tous les points du corps en y devenant veineux. Or, cette qualité artérielle du sang est nécessaire dans une proportion fixe à chaque espèce d'animal, et c'est sa cessation qui cause la mort par asphyxie ; soit que par un empêchement mécanique on arrête l'accès de l'air au poumon, comme en étranglant, ou en ouvrant la plèvre, etc., soit que l'on fournisse à ce viscère un gaz différent de l'oxygène.

On a cru long-temps que dans le premier cas, le sang ne pouvant plus passer au travers du poumon trop contracté ou trop dilaté, la circulation s'arrêtoit ; c'étoit-là la théorie des anciens depuis la découverte de la circulation jusqu'à Haller. On a pensé ensuite que le sang devenu noir faute d'oxygène, ne pouvoit plus exciter les mouvemens du ventricule gauche, et arrêtoit la circulation ; c'est ce que *Goodwyn* a cherché à développer. Mais *Bichat* a mieux prouvé, selon nous, que c'est parce que le sang noir ne peut entretenir le bon état des organes en général, qu'il détruit leur action en y arrivant seul, et non point parce qu'il n'y arrive plus ; car plusieurs de ces organes, comme le cerveau, etc., cessent d'agir dans l'asphyxie, lorsque le cœur bat encore.

Ce n'est point parce que le sang noir n'est pas un irritant, que la mort a lieu, car il en est aussi un, témoin son action sur le ventricule droit, et le carbone et l'hydrogène dont la surabondance forme son caractère, en sont aussi; mais c'est parce que la fibre, pénétrée de sang noir, n'est plus susceptible d'être irritée par quelqu'irritant que ce soit; en un mot, l'effet particulier de la respiration par rapport à la fibre, est d'entretenir son irritabilité, soit immédiatement sur elle-même, dans sa partie composée de fibrine, soit par l'intermède du nerf, qui est, en quelque sorte, l'autre partie de la fibre. Il est sûr du moins que la respiration entretient aussi l'énergie des portions du système nerveux indépendantes de la fibre, puisque le cerveau cesse son action comme les muscles dans l'asphyxie.

Quoi qu'il en soit, le résultat définitif est toujours, par rapport à la fibre, sa force pour tous les mouvemens qu'elle peut avoir à produire, et l'histoire des rapports qu'on observe dans les divers animaux entre les quantités de leur respiration et l'énergie de leur force motrice, est une des plus belles démonstrations que l'anatomie comparée puisse fournir à une théorie physiologique, en même-temps qu'elle est une des plus belles applications de cette anatomie comparée à l'histoire naturelle. Nous avons vu au commencement de l'avant-dernière leçon que dans les animaux vertébrés cette quantité de respiration fait connoître presque par un calcul mathématique, la nature particulière de chaque classe; et nous en verrons à-peu-près autant dans la leçon suivante, par rapport aux animaux sans vertèbres.

On aperçoit quelque chose de semblable d'individu à individu; la force est assez en raison de la couleur du sang; on consomme plus d'oxygène lorsqu'on fait un exercice violent; une circulation plus rapide excite davantage l'irritabilité; toutes les facultés vitales sont exaltées par l'inflammation qui augmente l'afflux du sang artériel dans une partie déterminée; les individus morts asphyxiés, conservent moins d'irritabilité, etc.

C'est aussi la respiration qui rend, par la combinaison de l'oxygène, le sang coagulable et propre à opérer la nutrition des solides; c'est elle qui rougit le chyle en oxygénant son fer, et qui en fait de véritable sang; on consomme plus d'oxygène après le repas; l'arrivée du chyle dans le sang refroidit le corps jusqu'à ce que son assimilation soit avancée. Les individus morts d'asphyxie ont le sang plus difficile à cailler; les animaux à sang froid croissent plus lentement, ont toujours leurs parties plus molles, croissent presque toute leur vie.

Il y a une correspondance naturelle entre la respiration et les facultés qu'elle alimente, et comme celles-ci deviennent plus vives quand la respiration augmente, la respiration est moins nécessaire et peut diminuer impunément lorsque, par quelqu'autre cause, ces facultés s'exercent moins. Ainsi, l'on s'habitue, par degrés, à un air moins pur, en diminuant son exercice et sa nourriture; les gens vigoureux ont besoin de plus d'air. Il en est de même dans les animaux. Ceux que l'hiver met en léthargie, ne respirent point, ou presque point. C'est dans son passage des artérioles du corps aux veinules, et par conséquent aux points mêmes où le corps nourrit les parties, qu'il redevient veineux, et perd ses qualités artérielles. Il doit cependant en perdre aussi une partie dans son trajet, et c'est de là, sans doute, que vient la vitalité moindre des parties éloignées, comparée à celle des parties que le sang nourrit immédiatement à son retour du poumon, comme sont le cœur, le diaphragme, etc.

Le calcul positif des quantités de chaque élément employé dans le procédé chymique de la respiration est difficile. Le poumon d'un homme contient déja dans l'état de plus grande expiration, de soixante à cent pouces cubes d'air, et il peut l'augmenter beaucoup dans une forte inspiration. Dans les inspirations ordinaires il en prend une quantité variable depuis quatre jusqu'à quinze et même dix-sept pouces, selon la force des individus.

L'air qui sort est d'environ un cinquantième moindre que celui qui entre. La quantité d'oxygène y est diminuée d'environ huit à neuf centièmes du total; celle de l'acide carbonique y est augmentée jusqu'à treize centièmes. Il s'y perd un peu d'azote.

Le mélange d'acide carbonique est ce qui fait périr les animaux qui ne changent pas d'air. Une atmosphère qui en contiendroit quinze centièmes, tueroit, quand même elle auroit d'ailleurs quarante centièmes d'oxygène, tandis que l'atmosphère naturelle ne contient pas vingt centièmes de ce dernier gaz ; mais c'est que le reste y est presque tout azote, et que la quantité d'acide carbonique y est presqu'insensible.

L'acide carbonique détruit aussi plus complètement l'irritabilité dans ceux qu'il tue, que l'hydrogène, par exemple ; dans ce cas et d'autres pareils, il y a une action délétère particulière qui ne tient point au défaut d'oxygénation. C'est pourquoi tous les mélanges qui peuvent entretenir la flamme ne sont pas pour cela sans danger pour la vie.

Comme tous les alimens contiennent plus ou moins d'azote, et qu'il n'en sort point par la respiration, qu'au contraire il paroît y en avoir une petite quantité d'absorbé, et comme la respiration enlève beaucoup de carbone et d'hydrogène, elle doit augmenter dans le corps animal la proportion de l'azote, en diminuant celle de ces deux autres substances combustibles : son effet dernier, par rapport à la composition du corps, doit donc être de l'animaliser, puisque c'est la quantité de l'azote qui fait le caractère des susbtances animales. Il seroit intéressant de comparer, sous ce rapport, la respiration des animaux carnassiers et herbivores. Les derniers doivent avoir beaucoup plus besoin de son influence, vu la nature de leurs alimens.

Nous avons encore quelques mots à dire sur la respiration

respiration des *poissons*. De grands naturalistes ont pensé qu'ils décomposoient l'eau pour en extraire l'oxygène ; mais il nous paroît constaté, d'après les expériences faites par M. Sylvestre, qu'ils respirent l'air contenu dans ce liquide, et qu'ils viennent même, lorsqu'ils le peuvent, respirer l'air atmosphérique à sa surface. Comme c'est l'opinion que nous avons adoptée dans tout cet ouvrage, voici, en peu de mots, les expériences sur lesquelles elle se fonde.

1°. Deux poissons mis sous des récipiens entièrement pleins d'eau, et qui ne pouvoient avoir aucun contact avec l'air atmosphérique, sont morts, l'un au bout de dix-huit heures, l'autre après dix-huit heures et demie.

2°. Un autre poisson mis dans un récipient à la superficie duquel on avoit laissé une petite quantité d'air atmosphérique, vécut un peu plus long-temps.

3°. Si on substitue la même quantité d'oxygène pur à l'air atmosphérique, le poisson vit encore un peu plus long-temps ; et cet air est absorbé en partie, et changé pour l'autre en acide carbonique.

4°. Ces animaux meurent au bout de peu de temps, lorsque, au moyen d'un diaphragme de gaz, placé très-près de la surface de l'eau, on les empêche de venir prendre, à cette surface, le fluide atmosphérique.

5°. L'eau dans laquelle des poissons avoient respiré, contenoit beaucoup moins d'air que la même eau qui n'avoit pas servi à cet usage.

6°. Plusieurs poissons introduits dans l'eau d'un bocal, sur lequel on avoit laissé du gaz nitreux, éprouvèrent des convulsions violentes aussitôt qu'ils eurent touché la surface de l'eau, et moururent en moins de trois minutes; tandis que d'autres poissons, introduits dans une eau imprégnée d'une égale quantité de ce gaz, vécurent assez bien pendant qu'ils purent venir respirer l'air atmosphérique à sa surface.

## ARTICLE II.

### *De la structure intime des poumons, et de leur forme générale.*

#### I. *De la structure intime des poumons.*

LES poumons n'existent que dans les trois premières classes des animaux vertébrés. Ils sont composés essentiellement, 1°. de canaux aériens formés de cartilages et de membranes, et quelquefois de fibres musculaires; 2°. de vésicules membraneuses, ou de cellules de même nature, nombreuses et petites, ou grandes et rares, ou même de sacs membraneux, à parois simples, qui reçoivent, par ces canaux, l'air extérieur, et leur renvoient celui qui a séjourné dans leur cavité; 3°. de vaisseaux sanguins dont les ramifications plus ou moins compliquées tapissent les parois des vésicules, des cellules ou des sacs; 4°. d'une membrane extérieure qui les enveloppe et les protège. Examinons successivement, sous ces quatre points de vue, les poumons des *mammifères*, des *oiseaux* et des *reptiles*.

I. *Des canaux aériens.*

Ils servent à deux usages : la voix se forme à l'origine ou à la fin de leur tronc commun; ils donnent passage à l'air qui doit pénétrer dans le tissu le plus intime des poumons, ou qui en revient. C'est particulièrement comme servant simplement à ce dernier usage que nous devons les considérer ici.

A. *Dans l'homme.*

Le conduit aérien, d'où partent tous les autres, commence, sous le nom de trachée artère, immédiatement au dessous du larynx, descend le long du cou au-devant de l'œsophage, pénètre dans la poitrine, et s'y prolonge jusqu'à la troisième vertèbre dorsale. Il se bifurque à cet endroit, et chaque branche qui en résulte, prend le nom de bronche, et se porte au poumon de son côté. La droite plus courte, un peu plus grosse que la branche opposée, se divise en trois rameaux peu avant d'y pénétrer, ou à l'instant où elle s'y introduit; tandis que la gauche ne se sépare souvent qu'en deux semblables branches ; mais les unes et les autres se partagent en ramuscules qui se sous-divisent encore, de manière que l'ensemble de ces conduits présente l'image d'un arbre à ramifications très-nombreuses.

La trachée artère est formée de seize à vingt anneaux cartilagineux incomplets qui ceignent les deux tiers antérieurs de ce canal. Ils sont placés à quelques millimètres de distance l'un de l'autre, et enveloppés par un tissu cellulaire fort et comme ligamenteux, qui remplit outre cela leurs intervalles, les unit tous ensemble, et complète en arrière les parois de ce conduit. Le premier de ces anneaux est ordinairement plus large que les autres, fourchu à ses extrémités, et comme formé de plusieurs. Le dernier a une figure triangulaire, pour s'adapter, par son bord inférieur, à l'origine des deux bronches. Les autres sont souvent soudés par paires dans une partie de leur étendue. Ils forment des lames minces, plates, figurant des rectangles très-alongés, et courbées dans le sens de leur longueur. Les bronches, et leurs principales ramifications, ont de même de semblables anneaux ; mais dès la seconde division de ces derniers, leur figure est moins régulière, et à mesure qu'ils appartiennent à des rameaux plus petits, ils deviennent plus étroits, moins nombreux, plus écartés l'un de l'autre, jusqu'à ce qu'enfin ils disparoissent entièrement. Outre le tissu fibro-celluleux qui remplit leurs intervalles, il y a encore des faisceaux plus distincts qui descendent d'un cartilage à l'autre. D'autres fibres de nature musculaire traversent la partie postérieure de la trachée, tendues entre les deux extrémités des anneaux, et forment une couche plus ou moins épaisse qui tapisse les parois membraneuses de cette partie. Ces fibres se continuent dans les bronches, s'alongent à mesure que celles-ci deviennent plus petites, et semblent enfin envelopper entièrement les conduits aériens. Elles recouvrent des faisceaux longitudinaux, fibreux et élastiques commc les premiers (1). Les parois internes de ce canal et de ses divisions, sont tapissées par une membrane qui s'y prolonge dès l'arrière-bouche, conserve une certaine épaisseur et une apparence muqueuse dans la trachée artère et les premières bronches, et s'amincit beaucoup dans les rameaux de celle-ci. Une foule de cryptes dispersées dans le tissu cellulaire qui entoure cette membrane, et entre les fibres musculaires de la partie postérieure de la trachée et des bronches, fournissent à ces conduits une humeur abondante.

B. *Dans les autres mammifères.*

La trachée artère présente, en général, la même

---

(1) Reiseissen. *De pulm. structura. Argentorati*, *an XI.*

structure. Le nombre des bronches varie avec celui des lobes de chaque poumon, et se trouve ordinairement semblable. On trouve beaucoup de variétés dans le nombre, la forme et l'étendue des anneaux cartilagineux qui ceignent ces canaux, ainsi que dans la présence ou le défaut, et même la distribution des fibres musculaires qui peuvent entrer dans leur composition, et quoique ces différences tiennent plus à l'histoire de la voix qu'à celle de la respiration, à cause de l'influence qu'elles ont sur la première, nous ne pouvons renvoyer ailleurs leur exposition.

a. *Des cerceaux cartilagineux.*

Dans les *singes* proprement dits, les cerceaux de la trachée entourent les quatre cinquièmes, quelquefois même les cinq sixièmes de sa circonférence, et ne laissent conséquemment qu'une très-petite lacune en arrière, d'autant plus marquée cependant, qu'on l'observe plus près de la division des bronches. Dans celles-ci, les cerceaux sont ordinairement moins complets et l'intervalle membraneux entre leurs extrémités plus considérable. Les anneaux y sont d'ailleurs plus étroits et plus écartés les uns des autres. Le *saï à gorge blanche* et l'*alouatte* nous ont offert, à cet égard, deux exceptions remarquables, qui s'éloignent, en sens opposé, de ce terme moyen. Dans le premier les anneaux sont plus complets vers la fin de la trachée, où leurs extrémités se recouvrent de manière qu'il n'y a aucun intervalle membraneux à l'endroit où elle se bifurque. Les cerceaux des bronches sont très-larges. Au contraire, dans l'*alouatte*, les anneaux de la trachée n'ont guères plus de la moitié de sa circonférence, et ceux des bronches n'ont pas même ce rapport avec elle. Ils sont, dans la première, étroits et écartés les uns des autres; encore plus minces et plus rares dans les dernières, ils cessent aussitôt qu'elles pénètrent dans les poumons, ce qui n'a pas lieu dans les autres *singes*. Cette disposition, en rendant la trachée et les bronches susceptibles de changer beaucoup de diamètre, et d'en prendre un très-petit, de se raccourcir ou de s'alonger, doit singulièrement influer sur la voix de ces animaux, comme nous l'expliquerons ailleurs.

Les *loris*, le *tarsier* sont dans le cas de la plupart des *singes* : les anneaux de leur trachée sont presque complets : ils le sont même entièrement dans le *maki-mococo*, ainsi que ceux des bronches, jusqu'au moment où celles-ci entrent dans les poumons dans lesquels ils deviennent incomplets.

Parmi les *cheiroptères*, les *galéopithèques* ont des anneaux complets à la trachée, qui deviennent incomplets aussitôt après la division de ce canal. Dans la *roussette* (*Vesp. Vampyrus.* L.), ces mêmes anneaux se touchent par leurs extrémités, dans le commencement de la trachée, et diminuent peu-à-peu en descendant; de sorte que vers

V 4

la fin de ce canal, il y a un intervalle membraneux assez considérable. Dès que les bronches ont pénétré dans les poumons, ces anneaux disparoissent entièrement. Dans les autres *chauve-souris*, les anneaux de la trachée se touchent par leurs extrémités. Ils forment les deux tiers de la circonférence dans le *hérisson* à longues oreilles (*erinaceus auritus*), la *taupe du cap* (*chrysocloris capensis*), le *furet*; tandis que dans l'*ours brun*, le *coati*, le *lion*, ils entourent les trois-quarts au moins de ce même canal, et dans l'*ichneumon*, les quatre-cinquièmes environ. Trente de ces cerceaux, à-peu-près d'égale forme, larges, ayant le milieu bombé, s'amincissant sur les bords, composent la trachée artère de l'*ours*; ils sont placés de manière qu'il y en a ordinairement un de recouvert par ses deux voisins, et ils tiennent entr'eux par du tissu cellulaire fort, ligamenteux, qui passe d'un anneau à l'autre extérieurement, et remplit l'intervalle de leur partie bombée, de manière que cette partie semble former la totalité de l'anneau. Les bords de celui-ci sont encore déchirés, et donnent attache à des fibres celluleuses également fortes, qui vont se fixer à la membrane interne de la trachée. Dès le commencement des bronches, les cerceaux cartilagineux deviennent irréguliers, se recouvrent encore plus que ceux de la trachée, et entourent toute la circonférence des bronches. Ils disparoissent dans les poumons que le diamètre des bronches est encore de 0,003 mètres. Cette description convient dans tous ses détails au *coati* et au *lion*. Dans le *furet*, les cerceaux entourent de même toute la circonférence des bronches. Dans l'*ichneumon*, les anneaux se perdent bientôt après que les bronches ont pénétré dans les poumons. Cela a lieu dès leur entrée dans ces organes, dans le *sarigue-manicou*, le *phalanger de Cook*.

Ce dernier a des cerceaux presque complets dans la plus grande partie de la trachée ; ils laissent un intervalle membraneux assez grand au moment de sa division, et sont encore moins complets dans les bronches. La même chose a lieu dans le *sarigue ;* mais les cerceaux, quoique larges, y sont plus écartés.

Dans le *kanguroo géant*, l'intervalle membraneux de la trachée a environ le $\frac{1}{6}$ de la circonférence de ce canal. Il augmente un peu au moment où celui-ci se divise, et disparoît dans les bronches, que les cerceaux entourent de tous côtés, en se recouvrant par leurs deux extrémités. Un peu bombés dans la première moitié de la trachée, applatis dans le reste de son étendue, ils deviennent très-irréguliers dans les bronches, et particulièrement lorsque celles-ci ont pénétré dans le tissu des poumons, où ils accompagnent leurs premières ramifications.

Dans le *kanguroo-rat*, les premiers anneaux de la trachée se touchent par leurs extrémités. A mesure qu'on les observe plus en arrière, on les trouve moins complets, de sorte qu'à la fin l'intervalle membraneux devient très-grand. Cet intervalle augmente encore dans les bronches : les cartilages disparoissent dès leur entrée dans les poumons.

Toutes ces circonstances ne sont pas moins variables dans les *rongeurs* ; la plupart ont à la vérité les anneaux de la trachée presque complets, surtout les premiers, et ceux des bronches moins étendus. Dans le *rat* de la *baie d'Hudson* (*mus Hudsonius*), ils n'ont, dans les bronches, que la moitié de la circonférence, et sont petits et écartés les uns des autres. Ils se touchent dans le *scherrmaus* (*mus terrestris*), par leurs bords et par leurs extrémités. Dans le *cochon d'Inde*, ceux de la trachée entourent les $\frac{4}{5}$ de la circonférence.

Dans l'*oryctérope*, les extrémités des anneaux se touchent dans la trachée, excepté à l'endroit de la division : ils sont larges et minces dans les bronches, et garnissent toute leur circonférence.

Dans le *daman*, leurs extrémités se touchent dans la trachée, ils garnissent toute la circonférence des deux premières bronches et deviennent incomplets dans la suite de leurs divisions.

Dans le *bœuf*, les extrémités amincies des cerceaux se rencontrent dans la trachée, et forment un angle aigu.

Dans le *lama*, la trachée artère et les premières bronches semblent formées d'anneaux complets ; leurs cerceaux entourent non-seulement ces canaux en totalité, mais se recouvrent encore dans une partie de leurs extrémités. Lorsque les bronches se divisent, ils deviennent rares et fins, et se voient toujours dans toute leur circonférence.

Ceux de la trachée artère et des premières bronches du *phoque*, se recouvrent de même par leurs extrémités et se touchent par leurs bords; on peut les suivre, comme dans le *lama*, jusque dans les petites divisions de ces dernières, où ils sont cependant rares et fins. Le *lamantin* a des anneaux complets. Il en est de même du *marsouin* et du *dauphin*.

b. *Des fibres musculaires.*

Nous n'avons pas trouvé de fibres de cette nature qui descendissent d'un cartilage à l'autre. Le cerceau supérieur ne nous a jamais paru uni avec le cerceau inférieur, et réciproquement, que par un tissu cellulaire fibreux, et par des faisceaux blancs et élastiques, plus ou moins distincts, qui se voient également le long de la partie membraneuse de la trachée artère et des bronches. On n'y voit de musculaire que les fibres transversales qui passent d'une des extrémités de chaque cerceau à l'autre; encore ces fibres disparoissent-elles, comme on le pense bien, toutes les fois que l'intervalle membraneux disparoît, c'est-à-dire, lorsque les cerceaux sont complets, et qu'ils ne peuvent conséquemment changer de diamètre.

Dans l'*ours*, elles ne sont pas fixées aux extrémités des cerceaux, qui restent libres, mais elles s'étendent à l'extérieur de ces derniers, et s'y attachent ; de sorte qu'elles en recouvrent à peu-près la moitié supérieure. Il en résulte qu'elles sont bien plus longues qu'elles n'auroient pu l'être dans la première supposition, et que leur étendue de contraction est de beaucoup augmentée. Sans doute pour que leur jeu soit plus libre, elles ne tiennent pas du tout à la membrane interne, et il y a un vide manifeste entre ces deux membranes. La même structure est également bien évidente dans le *lion.* Dans le *lama*, le *bœuf*, et les autres *ruminans*, ces mêmes fibres musculaires, au lieu de s'attacher à l'extérieur des cerceaux, passent derrière leur face interne ; elles touchent à la membrane interne, et conservent le même rapport dans les bronches : tandis que dans l'*ours* et le *lion*, où de semblables fibres transversales entourent de même immédiatement la membrane interne des bronches, on voit que leurs rapports avec les cerceaux sont l'inverse de ce qu'ils étoient dans la trachée, puisqu'au lieu de les recouvrir, elles en sont recouvertes.

### C. *Dans les oiseaux.*

#### a. *Des canaux aériens en général, et de leurs cerceaux en particulier.*

La trachée artère et les bronches présentent des différences importantes dans leur longueur, leur diamètre, la forme des anneaux qui les ceignent. Nous ne les indiquerons ici que d'une manière succincte, nous réservant d'en traiter encore dans la leçon suivante.

Comme dans les *mammifères*, la longueur de la trachée artère des *oiseaux* est ordinairement proportionnée à celle du cou et varie avec elle. Mais dans quelques-uns, tels que plusieurs *guans* (*penelope marail* et *cristata*), plusieurs *hockos* (*crax pauxi* et *crax alector*), l'*anas semi-palmata*, Latham, le *phasianus parraca*, plusieurs *ardeas* (*ardea virgo*, *grus*), le *cygne chanteur* (*anas cygnus*), elle excède plus ou moins cette mesure, et, ce qu'il y a de remarquable, cela n'a lieu ordinairement que chez les mâles. Pour cela elle se replie dans tous ces oiseaux, le *crax alector* excepté, sous le sternum ou dans une cavité de cet os avant de parvenir dans la poitrine. Ce repli est très-court, suivant *Latham*, dans le *penelope marail*; il est beaucoup plus long dans le *phasianus parraca*. Il y en a deux dans le *penelope cristata*, dont la trachée artère est encore plus alongée que dans le précédent. Celle de l'*anas semi-palmata*, en présente également plusieurs, qui ont lieu, comme dans les précédens, à l'extérieur du sternum; mais dans le *cygne* et les *ardeas*, ce canal s'enfonce et se replie dans une cavité du même os. Dans le *hocco* (*crax alector*), l'inflexion de la trachée a lieu déja au bas du cou; elle est courte, et ce canal reprend, immédiatement après, son chemin direct pour pénétrer dans la poitrine.

Dans les mammifères, comme dans l'homme, la trachée artère et les bronches sont des canaux cylindriques, ou demi-cylindriques, ayant toujours un diamètre à peu près égal, tant qu'ils ne se divisent pas. Il n'en est pas de même dans tous les *oiseaux*, quoique cela ait lieu dans la plupart. Quelques-uns présentent une ou plusieurs dilatations plus ou moins sensibles dans le trajet de l'un ou l'autre de ces canaux, et c'est particulièrement parmi les oiseaux nageurs que l'on en trouve des exemples. Ainsi la trachée artère du *garot* (*anas clangula*), éprouve, vers son tiers inférieur, une dilatation considérable, de forme ovale, au-delà de laquelle elle conserve un plus grand diamètre qu'auparavant. La même chose a lieu dans plusieurs autres espèces de ce genre. Dans la *double macreuse* (*anas fusca*), ce même canal présente, dans son commencement, une première dilatation de forme ovale ; puis une seconde vers son tiers inférieur, arrondie en avant et plate en arrière. Il en éprouve également deux, dans le *harle* (*mergus merganser*), mais moins considérables, plus alongées et plus près l'une de l'autre. On n'en trouve qu'une dans le *harle hupé* (*m. serrator*), très-grande, de forme ovale, et répondant à la fin de la moitié supérieure de la trachée. Ces dilatations sont particulières aux mâles. Dans l'*albatrosse* (*diomedea*), la trachée artère présente, en commençant, la forme d'un entonnoir ; d'abord assez dilatée, elle va, en se rétrécissant, jusqu'à la distance de quelques centimètres.

Ce canal s'élargit, dans le *hocco*, à l'endroit de son inflexion.

Dans l'*eider* (*anas mollissima*), la bronche

droite a un diamètre inégal, tandis qu'il est égal dans la bronche gauche.

Dans le *cygne sauvage* à bec blanc, les bronches se dilatent légèrement vers leur portion inférieure, et se rétrécissent immédiatement avant de pénétrer dans les poumons. Ces canaux se resserrent subitement vers leur portion inférieure, dans la *cigogne*, et continuent à diminuer de diamètre jusqu'aux poumons.

Les bronches ne se sous-divisent jamais avant de s'être introduites dans ces viscères, ce qui vient de ce que ces derniers ne sont jamais divisés en lobes par des scissures profondes.

Les cerceaux cartilagineux sont généralement complets dans la trachée artère, et incomplets dans les bronches, n'ayant souvent que la moitié de leur diamètre. Leur forme est ordinairement large et plate dans la première, plus étroite, plus arrondie dans celles-ci. Rapprochés dans la trachée, se recouvrant dans une partie de leur étendue, ils sont rares et écartés dans les bronches. Ils présentent en avant et en arrière, dans la première, deux échancrures qui partagent leur cercle en deux moitiés latérales ; ils s'engrainent réciproquement par ces échancrures et se recouvrent de même, en sorte qu'une des moitiés de chaque anneau passe en dehors des deux cercles voisins, tandis que l'autre se glisse sous ces anneaux. Par ce moyen, la trachée artère peut éprouver toutes sortes de torsions, être fléchie facilement de différens côtés, sans changer de diamètre, et même être racourcie de la moitié de sa longueur. Il résulte donc de ce mécanisme deux grands avantages, la mobilité et la solidité.

A l'endroit de la bifurcation de la trachée, ce canal finit, et les bronches commencent par des anneaux, ou même des dilatations cartilagineuses de différentes figures, composant un organe distinct, où se forme la voix des oiseaux, et que l'on a nommé pour cela leur larynx inférieur. Nous le décrirons en détail dans la leçon suivante.

Les anneaux des bronches disparoissent presque toujours dès que ces canaux ont pénétré dans les poumons.

Voilà pour le général: voyons les particularités.

Dans les *aigles*, les sept premiers anneaux de la trachée ne sont pas tout-à-fait entiers.

Dans l'*ortolan de neige* (*emberiza nivalis*) et le *bruant* (*ember. citrinella*, L.), les anneaux des bronches sont complets dans toute l'étendue de celles-ci, pour le dernier; et dans leur commencement, pour le premier.

Dans la *cigogne*, l'*oiseau royal* (*ardea pavonia*), l'*autruche*, etc., les derniers anneaux de la trachée sont tellement serrés et réunis par un tissu cellulaire ligamenteux, qu'ils n'ont presque aucune mobilité, et forment un canal à parois fixes et solides. Ils ne jouissent, en particulier, d'aucun mouvement dans l'*oiseau royal*.

Les

Les bronches ont, dans la *cigogne mâle*, des anneaux complets, étroits, arrondis, assez distincts l'un de l'autre, soudés entr'eux par une lame cartilagineuse beaucoup plus mince, qui disparoît lorsque ces canaux se rétrécissent, comme nous l'avons dit plus haut; dès ce moment leurs cerceaux deviennent incomplets.

Dans le *garot* (*anas clangula*, L.), les anneaux qui forment la dilatation de la trachée, sont minces, étroits, dirigés obliquement d'avant en arrière et de haut en bas, mobiles, et rentrant les uns dans les autres quand ce canal se raccourcit. Il n'en est pas de même dans la *double macreuse* (*anas fusca*): on ne distingue aucun anneau dans la première dilatation de sa trachée, et les parois de cette sorte de tambour sont solides et purement cartilagineuses. On doit en dire autant de la seconde, quoiqu'on y reconnoisse quelques traces des anneaux qui se sont soudés.

Dans le *harle hupé* (*mergus serrator*), les anneaux qui forment la dilatation sont mobiles, comme dans le *garot;* ils sont même rompus, en partie, du côté inférieur ou antérieur, et presque membraneux du côté supérieur ou postérieur. Plus bas, ils ne forment qu'une anse étroite, de ce premier côté, et sont très-larges dans leur moitié opposée. Il en résulte que la trachée est très-membrabeuse dans la moitié antérieure de sa portion inférieure, tandis qu'elle n'est que cartilagineuse dans l'autre portion.

Nous avons dit que les cerceaux cartilagineux des bronches ne les accompagnoient pas généralement, après que celles-ci ont pénétré dans les poumons. Le *cygne* et le *casoar* font exception à cette règle. On peut y suivre encore quelque temps ces cerceaux dans le tissu pulmonaire.

b. *Des fibres musculaires.*

La trachée et les bronches des oiseaux ne paroissent composées d'aucune fibre musculaire. Celles qui unissent les anneaux de la première sont purement celluleuses ou ligamenteuses ; et l'intervalle que laissent entre leurs extrémités les anneaux incomplets des bronches, ne paroît que membraneux. Nous verrons au contraire, dans la leçon suivante, des muscles particuliers destinés à raccourcir ce premier canal.

Lorsque les bronches se sont introduites dans les poumons et ont perdu leurs cerceaux, sont elles dépourvues de même de toute fibre musculaire ? Cette question, qu'il étoit important de résoudre pour expliquer le mécanisme de la respiration dans les oiseaux, et pour apprécier la part que les poumons peuvent avoir dans ce mécanisme, a été résolue par l'affirmative dans le *casoar* et l'*autruche*. Dès que les cerceaux ont cessé, les parois des bronches y sont enveloppées évidemment de fibres musculaires transversales, qui ne sont pas tout à-fait parallèles, mais se rencontrent un peu obliquement en différens sens. De semblables fibres existent-elles généralement dans les bronches des oiseaux? C'est ce que nous n'osons affirmer, les ayant cherchées vainement dans plusieurs autres. La loi des analogies rend cependant leur existence très-probable.

### C. *Dans les reptiles.*

La trachée-artère ne se divise pas en bronches dans les *ophidiens*, chez lesquels il n'y a qu'un poumon; cette division semble manquer aussi dans le *lézart vert* (*lacerta agilis*), dont la trachée, parvenue aux sommets réunis des deux poumons, s'ouvre dans chacun par un large orifice; mais elle a lieu dans presque tous les autres animaux de cette classe. Elle se fait de très-bonne heure dans les *chéloniens*, qui ont conséquemment la trachée-artère très-courte et les bronches fort longues, d'autant plus qu'elles ne vont pas directement aux poumons, mais se replient dans la poitrine avant d'y pénétrer. Elle a lieu bien plus tard dans les *crocodiles*, chez lesquels la trachée-artère se recourbe d'arrière en avant, se divise en bronches, qui se portent de même en avant, ensuite reprennent la direction d'avant en arrière, en restant quelque temps accolées l'une à l'autre. Les bronches sont extrêmement courtes dans la plupart des autres reptiles. Elles commencent, dans les *batraciens*, immédiatement au-dessous du larynx.

Arrivées aux poumons, elles s'y terminent ordinairement d'une manière brusque, par un ou plusieurs larges orifices qui s'ouvrent dans la cavité de ces viscères. Il en arrive de même à la trachée dans les *ophidiens* ; mais dans les *chéloniens* et les *crocodiles*, chaque bronche se continue dans l'intérieur des poumons, avant de s'y terminer ainsi. Elles se portent, dans la *tortue grecque*, jusque vers la partie la plus reculée des poumons, sans changer de diamètre d'une manière bien sensible, et communiquent avec les grandes cellules qui composent ces viscères, par dix à douze larges orifices, dont les bords sont relevés pour former un commencement de canal, et sont comme déchirés. Dans les *tortues de mer*, chaque bronche se porte de même dans l'intérieur des poumons jusqu'à leur extrémité postérieure, mais en diminuant, à mesure, de diamètre : leurs parois y sont criblées de trous, par lesquels elles communiquent dans les cellules pulmonaires.

Le diamètre proportionnel des bronches et de la trachée n'excède pas généralement celui qu'ils présentent dans les mammifères et les oiseaux ; si ce n'est dans les *ophidiens*, où la dernière a un diamètre extrêmement grand. Jamais ces canaux aériens ne présentent de dilatations inégales, comme nous en avons cité des exemples parmi les oiseaux.

Ils sont généralement formés d'anneaux cartilagineux complets, et par conséquent peu propres à changer de diamètre. Il faut en excepter cependant le *crocodile du Nil*, chez lequel la trachée-artère présente en dessus, dans son commencement, un intervalle membraneux, d'autant plus grand qu'on l'observe plus près du larynx ; le *caméléon*, où le même canal a des anneaux incomplets dans sa dernière portion, et à l'endroit de sa bifurcation ; et les *ophidiens*, chez lesquels la trachée n'a de cartilages que dans le tiers de sa circonférence. Ces cartilages se voient encore à la distance de quelques centimètres du sommet du poumon, dans un sillon qui règne le long de sa surface inférieure, et dans lequel se loge la veine pulmonaire. Cependant la trachée cesse promptement dès qu'elle touche ce viscère, car elle se dilate au même instant pour en former le sac.

Dans ceux des *reptiles*, chez lesquels les bronches parcourent le tissu pulmonaire, la portion qui y pénètre n'a plus que des anneaux incomplets et très-irréguliers, qui entourent cependant toute sa circonférence. Dans les *tortues de mer*, ils deviennent rares et très-écartés l'un de l'autre à mesure qu'on les observe plus en arrière.

Cette structure, presqu'entièrement cartilagineuse, des bronches et de la trachée-artère des *reptiles*, les rend impropres à changer de diamètre : aussi paroissent-elles absolument dénuées de fibres musculaires transversales ; il n'y en a pas plus de longitudinales propres à les raccourcir.

Les *ophidiens*, chez lesquels la trachée est très-membraneuse, puisqu'elle n'a de cerceaux cartilagineux que dans le tiers inférieur de sa circonférence, ne paroissent pas en avoir davantage. On observe, dans cette portion membraneuse, un réseau fin blanc, opaque, qui se continue dans l'intérieur du poumon, où ses mailles, comme nous le verrons, bordent les cellules et sont formées de cordons plus forts, qui semblent de nature tendineuse, et peut être très-susceptible de se contracter comme les parois artérielles.

II. *Des vésicules, des cellules et des sacs aériens.*

A. *Dans les mammifères.*

Les poumons des *reptiles* diffèrent beaucoup, à cet égard, de ceux des *oiseaux* et des *mammifères*. Dans ces derniers, les vésicules pulmonaires ne sont que les extrémités des bronches qui, après s'être ramifiées à l'infini dans le tissu des poumons, dont elles composent une grande partie, et lorsqu'elles n'ont plus qu'un très-petit diamètre, se terminent enfin par un petit cul-de-sac, sans que celui-ci éprouve une dilatation bien sensible. Il en résulte que ces vésicules ne communiquent entr'elles qu'au moyen des rameaux bronchiques dont elles sont la terminaison.

Un certain nombre de ces rameaux, réunis entr'eux d'une manière plus intime qu'avec les rameaux voisins, par le tissu cellulaire dans lequel ils sont plongés, forment ce que l'on appelle un lobule pulmonaire. Les vésicules de chaque lobule n'ont d'autres communications que celles que nous venons d'indiquer.

## B. *Dans les oiseaux.*

### a. *Des poumons proprement dits.*

Les poumons des *oiseaux* ne présentent pas distinctement de semblables lobules : ils forment une masse unique de rameaux aériens, de cellules et de vaisseaux sanguins, dans la composition de laquelle il entre beaucoup moins de tissu cellulaire, que dans les poumons des *mammifères*. Les cellules y sont très-évidentes, et plus grandes à proportion que dans ces derniers ; du moins elles nous ont paru telles dans les grands oiseaux, et en particulier dans l'*autruche*. Les bronches n'y acquièrent pas un aussi petit diamètre dans leurs dernières ramifications, et toutes ne se terminent pas par des culs-de-sac, comme celles des mammifères. Plusieurs de leurs plus grands rameaux et d'autres plus petits, aboutissent à la surface des poumons, qui est percée, à cause de cela, comme un crible, et d'où l'air passe dans de grandes cellules qui communiquent les unes dans les autres, le conduisent dans toutes les parties du corps de l'oiseau, et forment une sorte de poumon accessoire, que nous devons décrire ici.

### b. *Des grandes cellules aériennes.*

Nous décrirons d'abord celles de la grande cavité commune, d'après l'*autruche*. Plusieurs de ces cellules ne renferment que de l'air, d'autres contiennent les viscères.

1°. *Cellules vides.*

La plus antérieure s'étend presque dès le sommet de la poitrine jusqu'à l'os des îles, d'abord entre le cœur et les premières côtes, puis entre les côtes suivantes et la cellule qui contient les intestins.

Cette grande cellule latérale est divisée en quatre loges par des cloisons transversales, dont la supérieure et l'inférieure sont incomplètes du côté inférieur, et la moyenne du côté supérieur. Les deux premières de ces loges communiquent avec les poumons par plusieurs larges orifices, et la dernière en a un très-large qui s'ouvre dans l'os des îles.

En arrière de cette grande cellule, il y en a deux plus petites qui se suivent, et dont la postérieure s'enfonce dans le bassin sur les côtés du cloaque. Ces deux cellules sont situées entre l'os des îles et la cellule péritonéale.

En avant de la même grande cellule, il en existe encore une petite, qui occupe les parties latérales du sommet de la poitrine, communique avec sa semblable, et s'ouvre dans celles qui se prolongent le long des vaisseaux de l'aile et sur les parties latérales du cou.

2°. *Cellules des viscères.*

1°. *Cellule des estomacs.* Elle est fort grande et placée entre les deux latérales, en arrière de celles qui contiennent les deux lobes du foie et le péricarde, et en avant de la grande cellule des intestins. Elle renferme la plus grande partie du ventricule succenturié et tout le gésier.

2°. *Cellules du foie.* Chaque lobe de ce viscère est contenu dans une cellule à parois très-épaisses, qui se replient sur sa surface pour le recouvrir, après s'être considérablement amincies.

3°. *Cellule du cœur.* Elle enveloppe le péricarde de toutes parts et ne contient que ce sac.

4°. En avant de cette dernière est une autre cellule, placée en même temps entre les deux cellules du sommet de la poitrine, et qui contient la portion inférieure de la trachée-artère, le larynx inférieur et les bronches.

5°. *Cellule des intestins.* Elle répond proprement à la cavité du bas-ventre et renferme tout le canal intestinal, l'ovaire et l'oviductus, ou les testicules; se replie en avant autour de la partie postérieure de l'estomac, et recouvre en arrière le cloaque, à peu près comme le péritoine recouvre, dans l'*homme*, le fond de la vessie. Ses parois, opaques et d'un bleu livide, s'amincissent et deviennent transparentes avant de se prolonger sur les intestins, l'ovaire, l'oviductus, pour former les différens mésentères, etc. Elle est en partie comparable au sac du péritoine des mammifères.

Ces cellules sont semblables, à peu de chose près, dans les autres *oiseaux :* elles communiquent avec d'autres qui pénètrent dans les os du tronc, ou bien accompagnent les principaux vaisseaux qui vont aux membres, pénètrent entre leurs muscles et s'enfoncent dans leurs os. Deux d'entr'elles s'avancent le long des vertèbres du cou jusqu'à la tête entre les intestransversaires, et communiquent dans chaque vertèbre par un petit conduit. La plupart de ces cellules sont ordinairement sous-divisées par des cloisons incomplettes : leurs parois sont en général très-analogues au péritoine ; cependant on ne peut pas justement dire qu'elles en soient des prolongemens ; on auroit autant de raison de les regarder comme une continuation du périoste interne. Elles servent à conduire l'air dans toutes les parties du corps, et à le mettre une seconde fois en contact, plus ou moins immédiat, avec le fluide nourricier. Il s'opère, par ce moyen, une deuxième respiration, qui doit augmenter à un haut degré les qualités que le sang acquiert par la première. Nous verrons de plus, en traitant du mécanisme de la respiration, que c'est principalement par les mouvemens imprimés à l'air qu'elles perdent ou qu'elles reçoivent, que les poumons proprement dits perdent ou reçoivent de ce fluide, qui est obligé de les traverser pour entrer et pour sortir des cellules.

C. *Dans les reptiles.*

On voit, par ce qui vient d'être dit, que les poumons des *mammifères* et ceux des *oiseaux* ont proprement une structure vasculeuse, qu'ils sont composés presque entièrement de canaux aériens ramifiés à l'infini, de petites vésicules ou cellules qui sont l'aboutissant de ces canaux, et de vaisseaux sanguins artériels et veineux, qui tapissent les parois délicates des premières et celles des vésicules.

Il n'en est pas de même dans les *reptiles.* Nous avons déja dit que les bronches ne se divisoient pas, et que, le plus ordinairement, elles ne pénétroient pas même dans leurs poumons, mais se terminoient brusquement par un ou plusieurs larges orifices, dès qu'elles avoient atteint ces viscères. Ces derniers forment, dans la plupart des *batraciens* et des *sauriens*, deux sacs, dont la forme et la grandeur relative varient beaucoup, et dont les parois intérieures sont divisées par des feuillets membraneux en cellules polygones, dans lesquelles d'autres feuillets moins élevés forment des cellules plus petites. On les a comparées avec assez de justesse à celles qui se voient dans le second estomac des ruminans. Ces cellules sont ordinairement plus nombreuses, plus petites et plus profondes dans la partie antérieure du sac, que dans le reste de son étendue ; elles s'élargissent à mesure qu'elles sont plus près de son extrémité postérieure, et lorsque celui-ci se termine en un ou plusieurs appendices, on n'y voit plus qu'un réseau à mailles lâches et extrêmement fines. Alors les parois du sac pulmonaire sont absolument simples et sans division. C'est ce que l'on voit dans les appendices qui terminent en arrière les poumons du *caméléon* et du *marbré*, et dans la grande vessie, dans laquelle se continue le poumon des *ophidiens.*

Les poumons des *salamandres*, des *protées* et de la *sirène lacertine* forment également des sacs simples et sans division.

Ceux des *chéloniens* ont une structure un peu plus compliquée. Chacune des ouvertures de la bronche, que nous avons dit être au nombre de dix à douze dans la *tortue grecque*, communique dans un sac particulier, dont les parois sont composées de même de cellules polygones, dans lesquelles il y en a de plus petites. Chacune de ces cellules est bordée par des cordons blanchâtres et comme tendineux, qui semblent destinés à soutenir leurs parois, et attachent les sacs aux orifices de la bronche, en se fixant à leur bord. Les sacs ou les cellules principales sont beaucoup moins grands et plus nombreux dans les *tortues de mer*, et répondent au grand nombre d'orifices dont la bronche est criblée ; mais on y remarque de même les nombreux cordons qui forment et soutiennent les cellules, et donnent aux poumons de ces animaux l'apparence d'un tissu caverneux.

Les cellules pulmonaires sont encore plus nombreuses et plus petites dans les *crocodiles*, mais leur structure essentielle paroît absolument la même.

### III. *Des vaisseaux sanguins pulmonaires.*

Nous avons déja vu, dans la leçon précédente, ce qui concerne l'origine et la marche de ces vaisseaux jusqu'aux poumons. Il ne nous reste guères qu'à indiquer la manière dont ils se distribuent dans ces organes. On sait que dans l'*homme* ils sont de deux ordres. Les uns ne servent qu'à nourrir les poumons : ce sont les *veines* et *les artères bronchiques*. Les autres font circuler à travers ces organes le sang qui est parvenu au cœur de toutes les parties du corps, et qui ne peut y être chassé de nouveau qu'après avoir fait ce détour : ce sont les *veines* et les *artères pulmonaires*.

Ces dernières, une fois arrivées aux poumons avec les bronches, ne quittent plus ces canaux, et se réunissent avec eux, de manière que les rameaux qui s'en détachent d'abord font un angle plus aigu avec les branches qui les fournissent, que les ramuscules qui en naissent plus loin. Lorsque les plus petits rameaux artériels ont atteint les dernières ramifications des bronches, ils forment sur leurs parois délicates un réseau très-compliqué, et se changent en veines dès l'instant où ils se recourbent, pour revenir sur eux-mêmes. Une partie de ces ramuscules s'ouvre par des pores exhalans dans les dernières bronches ou dans leurs culs-de-sac.

Les veines pulmonaires, dont l'origine a lieu,

comme nous venons de le dire, à l'extrémité des artères, se distinguent des autres veines du corps en ce qu'elles n'ont pas un volume proportionné aussi considérable. Leur distribution est analogue à celle des artères pulmonaires, avec cette différence cependant, qu'elles suivent les bronches de moins près, et se rapprochent davantage de la surface des poumons. Leurs rameaux se rassemblent enfin en deux branches principales pour chaque poumon, dont l'une, supérieure, sort de cet organe à côté et en dessous de la bronche qui lui appartient, et dont l'autre s'en dégage un peu plus bas. Celle-ci rassemble le sang de sa portion inférieure, tandis que l'autre rapporte celui de sa portion supérieure.

Les artères bronchiques, dont le nombre et l'origine varient beaucoup, viennent de l'aorte, immédiatement au-dessous de sa crosse, ou de l'intercostale supérieure, ou de la sous-clavière, par un, deux ou trois troncs, et même plus ; elles se rendent à chaque bronche, et se distribuent aux parois de ces canaux, à celles des artères et des veines, au tissu cellulaire et aux enveloppes communes de ces organes.

Les veines qui répondent à ces artères ne se rassemblent pas toutes dans celles du même nom, mais la plupart de celles qui sont situées profondément dans les poumons se rendent dans les veines pulmonaires, et il n'y a guères que les veines superficielles qui se réunissent à l'extérieur des poumons et vers leurs racines pour former les veines bronchiques, lesquelles se jettent dans l'azygos.

Cette description des vaisseaux sanguins pulmonaires de l'*homme* convient à tous les *mammifères*. Ceux des *oiseaux* ne paroissent pas se distribuer différemment; seulement il nous a semblé qu'ils s'y divisoient moins, et que leurs dernières ramifications y conservoient un plus grand diamètre. Dans ces deux classes, tout le sang du corps devant passer par les poumons avant de retourner aux autres parties, il falloit d'une part un grand nombre de vaisseaux pour lui livrer passage, et, de l'autre, une surface très-étendue sur laquelle ces vaisseaux pussent s'étaler, pour y exposer à l'action de l'air les petites portions de sang qui les parcourent, et en même temps assez ramassée pour ne pas faire un trop grand volume. Voilà pourquoi les poumons des *mammifères* et des *oiseaux* ne semblent composés que d'un tissu inextricable de vaisseaux sanguins et de vaisseaux aériens, et de petites vésicules ou cellules.

Il n'en est pas de même de ceux des *reptiles*. A en juger par le diamètre des artères pulmonaires, ils ne reçoivent que le tiers au plus du sang qui circule dans ces animaux, et quelquefois beaucoup moins. Ce sang n'a pas besoin de passer à travers ces organes pour retourner au corps. Il peut très-bien, comme nous l'avons vu dans la leçon précédente, circuler par une autre route, parce qu'il n'étoit pas nécessaire qu'il fût soumis aussi fréquemment à l'action de l'air, que dans les deux premières classes. Il en est résulté deux grandes différences entre la structure intime des poumons de ces deux premières classes, et celle des poumons des *reptiles*. La première, que nous avons déja annoncée, est que ceux-ci forment des grands sacs à parois celluleuses, au lieu d'être composés principalement d'un lacis de canaux aériens; la seconde, dont la première n'est qu'une conséquence, est que les vaisseaux sanguins y sont bien moins nombreux. On sent que s'il y en avoit eu davantage, ils n'auroient pu s'étaler assez sur la surface des sacs et de leurs cellules, et que cette structure celluleuse n'auroit plus été convenable.

Les artères et les veines pulmonaires se ramifient donc sur les parois des sacs pulmonaires et de leurs cellules, de manière à y former un réseau à mailles généralement peu serrées.

Ces vaisseaux servent en même temps d'artères et de veines bronchiques; car, dans les *reptiles*, on ne trouve aucun vaisseau particulier qui doive porter ce nom. C'est encore une conséquence de la manière dont se fait la circulation dans ces animaux, et de leur mode de respiration. Leur sang veineux étant bien moins différent de leur sang artériel que dans les mammifères et les oiseaux, se mêlant déja dans le cœur avec le premier, celui qui va aux poumons par les artères pulmonaires n'est pas impropre à nourrir ces organes.

Cependant

Cependant ces artères ne sont pas toujours les seules qui distribuent le sang aux poumons des reptiles. Les *ophidiens* nous offrent à cet égard une exception bien remarquable. Nous avons vu que le grand sac qui constitue leur poumon, perdoit les cellules de ses parois à deux ou trois centimètres au-delà de l'extrémité antérieure du foie, et que ces dernières étoient absolument simples dans le reste de leur étendue, qui est encore très-grande, puisque le fond du sac qu'elles forment se prolonge jusqu'au delà du foie.

L'artère pulmonaire, qui se porte d'avant en arrière, le long de la face supérieure du poumon, diminue de diamètre à mesure qu'elle lui envoie ses rameaux, et finit avec les parois celluleuses. Au-delà de ce point, le sac pulmonaire ne reçoit plus de sang que des artères du corps. Une partie des ramuscules qui s'y rendent vient des rameaux de l'aorte postérieure, qui se distribuent également à l'estomac. D'autres, toujours très-fins, se rendent à la partie supérieure de ce sac, tout le long de la colonne épinière, dont ils se détachent successivement. Ils se ramifient sur ses parois, et forment un réseau à mailles lâches. Les veines qui répondent à ces artères se rendent immédiatement dans la veine-cave. On voit que dans ce cas singulier une partie du poumon fait l'office des cellules des oiseaux, et que, comme dans ces derniers, une portion du sang qui a pris le chemin des artères du corps est soumise de nouveau à l'action de l'élément ambiant, mais cette portion est bien petite.

4°. *De la membrane commune qui revêt les poumons.*

Cette membrane, que l'on appelle *plèvre*, dans l'*homme*, est analogue au péritoine, et se comporte à l'égard des poumons comme le péritoine à l'égard des viscères de l'abdomen. Après avoir tapissé la cavité thorachique, elle se détache de la partie postérieure de ses parois pour s'appliquer sur chaque poumon, et l'envelopper de toutes parts; elle se replie même dans l'intervalle de ses lobes. Sa face externe, un peu rugueuse, adhère, par du tissu cellulaire, soit aux parois de la poitrine, soit à la surface externe de chaque poumon, tandis que la face interne, lisse et glissante, forme les parois libres de deux sacs fermés, dont les cavités se contournent autour des deux poumons, et ne communiquent pas entre elles. Il s'exhale de cette dernière surface une vapeur séreuse qui, en la maintenant constamment humectée, favorise les mouvemens des poumons, et s'oppose aux adhérences inflammatoires que ces mouvemens tendent à produire entre les poumons et les parois de la poitrine.

Cette membrane présente absolument la même structure et la même disposition dans l'*homme* et les autres *mammifères* : mais dans les *oiseaux*, l'une et l'autre diffèrent. Ce n'est plus un sac fermé de toutes parts qui se replie autour de chaque poumon, de manière à l'envelopper dans sa totalité; il n'y a que la partie de ces viscères qui ne touche pas aux parois de la poitrine, qui en soit recouverte; et, dans cette petite étendue, elle forme une paroi de cellule, percée par plusieurs grands orifices, et un plus grand nombre de petits, qui conduisent l'air immédiatement des bronches dans les grandes cellules. Il y a donc ici une communication immédiate entre la membrane qui a revêtu les bronches, et qui est analogue aux muqueuses, et celle que nous décrivons, et qui est rangée au nombre des membranes séreuses. Dans ce cas singulier, les deux structures doivent se confondre comme les deux membranes. Nous verrons de plus, dans l'article IV, que plusieurs de ces cellules, décrites précédemment, quant à leur disposition, et qui ne sont proprement que des productions de cette membrane, ont évidemment leurs parois formées de fibres tendineuses et musculaires.

Dans les *reptiles*, la partie de la membrane commune qui revêt les poumons n'offre rien de particulier.

### II. *De la forme générale des poumons.*

#### A. *Dans les mammifères.*

Dans l'*homme* et les autres *mammifères*, la forme générale des poumons dépend de celle de la cavité qui les renferme. Ils sont par conséquent coniques, ayant leur base large et concave pour s'adapter à la convexité du diaphragme, et la plus grande partie de leur circonférence convexe pour remplir la concavité des côtes. On les trouve le plus souvent séparés en lobes par des scissures profondes qui vont jusqu'aux bronches, ou simplement divisés en lobules par des scissures légères. Ces lobes sont ordinairement plus nombreux dans les *mammifères* que dans l'*homme* ; mais cette règle n'est pas sans beaucoup d'exceptions, comme on peut le voir dans le tableau ci-après. Il y en a toujours plus au poumon droit qu'au poumon gauche. Il paroît que leur nombre varie quelquefois, même dans les individus d'une seule espèce. A plus forte raison peut-il varier dans les espèces d'un même genre, et dans celles de genres et d'ordres différens. Aussi ne voit-on pas qu'il ait aucun rapport bien constant avec les familles et les ordres naturels. En général les *mammifères* ont, de plus que l'*homme*, un petit lobe accessoire, appartenant au poumon droit, qui s'écarte de ce poumon, et se place en arrière du cœur entre ce viscère et le diaphragme.

Il est presque inutile d'avertir que le 0, dans la table suivante, indique que le poumon n'a pas de lobes ou de division profonde.

*Nombre des lobes de chaque poumon dans les mammifères.*

| NOMS. | POUMON DROIT. | POUMON GAUCHE. |
|---|---|---|
| *Singes.* | | |
| Orang chimpansé. . | 3 . . . . . . . | 2 |
| Gibbon. . . . . . . | 4 . . . . . . . | 0 (une scissure.) |
| Ouïstiti . . . . . | 3 . . . . . . . | 2 |
| Pinche. . . . . . | 4 . . . . . . . | 2 |
| Saï . . . . . . . | 4 . . . . . . . | 2 |
| Saïmiri . . . . . . | 4 . . . . . . . | 2 |
| Sajou . . . . . . | 4 . . . . . . . | 2 |
| Coaïta . . . . . . | 4 . . . . . . . | 2 |
| Patas. . . . . . . | 4 . . . . . . . | 3 |
| Mone . . . . . . . | 2 (2 scis. au lobe post.) | 2 (une scis. au post.) |
| Talapoin . . . . . | 4 . . . . . . . | 2 |
| Malbrouck . . . . | 4 . . . . . . . | 2 |
| Mangabey . . . . | 4 . . . . . . . | 2 |
| Macaque . . . . . | 4 . . . . . . . | 3 |
| Callitriche . . . . | 4 . . . . . . . | 2 |
| Pithéque . . . . . | { 3 . . . . . . . <br> 4 . . . . . . . | { 2 (une scis. au <br> 2 lobe sup.) |
| Papion. . . . . . | 4 . . . . . . . | 2 |
| Alouatte . . . . . | 4 . . . . . . . | 2 |

| Noms. | Poumon droit. | Poumon gauche. |
|---|---|---|
| *Makis.* | | |
| Mococo . . . . . . | 4 . . . . . . . . | 2 |
| Lori grêle. . . . . | 3 . . . . . . . . | 2 |
| Tarsier . . . . . . | 4 . . . . . . . . | 3 |
| *Cheiroptères.* | | |
| Galéopithèque . . . | o . . . . . . . . | o (une légère scis.) |
| Roussette d'Edwards | 4 . . . . . . . . | 3 |
| Chauve-souris. . . | o (2 scis.) | o |
| *Plantigrades.* | | |
| Chrysoclore du Cap. | 3 . . . . . . . . | 2 |
| Hérisson à longues oreilles. . . . . | 4 . . . . . . . . | 3 |
| Hérisson ordinaire. . | 4 . . . . . . . . | o |
| Ours brun . . . . | 4 . . . . . . . . | 2 |
| Coati . . . . . . | 3 . . . . . . . . | 2 |
| Ichneumon . . . . | 4 . . . . . . . . | 3 |
| *Digitigrades.* | | |
| Lion. . . . . . . . | 4 . . . . . . . . | 3 |
| Hyène . . . . . . | 4 . . . . . . . . | 3 |
| Genette . . . . . . | 4 . . . . . . . . | 2 |

| NOMS. | POUMON DROIT. | POUMON GAUCHE. |
|---|---|---|
| Chien . . . . . . . | 4 . . . . . . . . | 3 |
| Furet . . . . . . . | 4 . . . . . . . . | 2 |
| *Didelphes.* | | |
| Sarigue manicou. . | 3 . . . . . . . . | o |
| Cayopolin . . . . | 2 (une scis. au lobe antér.). . | o |
| Phalanger brun . . | 2 (une scis. au lobe antér.) . . | o (une lég. scis.) |
| Kanguroo-rat . . . | 4 . . . . . . . | 2 |
| Kanguroo-géant . . | 2 (une scis.) . . | o (une scis.) |
| Phascolome. . . . | o (deux scis.) . | o (une scis.) |
| *Rongeurs.* | | |
| Marmotte des Alpes. | 4 . . . . . . . | o |
| Boback. . . . . . | 3 . . . . . . . | o |
| Rat . . . . . . . | 4 . . . . . . . | o |
| Surmulot. . . . . | 4 . . . . . . . | o |
| Souris . . . . . . | 4 . . . . . . . | o |
| Rat de la baie d'Hudson (*mus hudsonius.*) . . . . . | 4 . . . . . . . | 4 |
| Lemming. . . . . | 3 . . . . . . . | 2 |
| Rat-taupe du Cap (*mus capensis.*) . . | 3 . . . . . . . | 2 |

| Noms. | Poumon droit. | Poumon gauche. |
|---|---|---|
| Zemmi (*m. typhlus*). | 4 . . . . . . . . | 0 |
| Scherr-maus (*mus terrestris.*) . . . | 4 . . . . . . . . | 0 |
| Rat-d'eau. . . . . | 4 . . . . . . . . | 2 |
| Hamster . . . . . | 5 . . . . . . . . | 0 |
| Lérot . . . . . . . | 4 . . . . . . . . | 0 |
| Gerboise . . . . . | 4 . . . . . . . . | 3 |
| Cochon d'inde. . . | 4 . . . . . . . . | 2 |
| Cabiai . . . . . . | 4 . . . . . . . . | 0 |
| Paca. . . . . . . . | 4 . . . . . . . . | 2 |
| Agouti. . . . . . | 4 . . . . . . . . | 2 |
| Castor . . . . . . | 4 . . . . . . . . | 2 |
| Ondatra . . . . . | 4 . . . . . . . . | 2 |
| Lièvre . . } Lapin . . } . . . . . | 4 . . . . . . . . | 2 |
| Porc-épic. . . . . | 6 . . . . . . . . | 5 |
| *Édentés.* | | |
| Ornithorinque . . . | 4 . . . . . . . . | 0 |
| Oryctérope . . . . | 3 . . . . . . . . | 2 |
| Fourmilier didactyle. | 2 . . . . . . . . | 0 |
| Tatou à 10 bandes. . | 2 (une scis.). . | 2 |
| *Pachidermes.* | | |
| Éléphant . . . . . | 0 | 0 |
| Rhinocéros . . . . | 0 | 0 |

| NOMS. | POUMON DROIT. | POUMON GAUCHE. |
|---|---|---|
| Daman. . . . . . . | o (2 scis.) . . | o (2 scis.) |
| Cochon de Siam . . | 3 . . . . . . . | 2 |
| Sanglier . . . . . . | 4 . . . . . . . | 2 |
| *Ruminans.* | | |
| Bœuf. . . . . . . . | 4 . . . . . . . | 2 |
| Bouc. . . . . . . . | 4 . . . . . . . | 2 |
| Bélier . . . . . . . | 4 . . . . . . . | 2 |
| Chamois . . . . . . | 4 . . . . . . . | o |
| Cerf . . . . . . . | 4 . . . . . . . | 2 |
| Daim . . . . . . . | 4 . . . . . . . | 2 |
| Chevreuil. . . . . . | 4 . . . . . . . | 2 |
| Lama . . . . . . . | o . . . . . . . . | o (une profonde scis.) |
| *Solipèdes.* | | |
| Cheval . . . . . . . | o . . . . . . . . | o |
| Ane . . . . . . . . | o . . . . . . . . | o |
| Zèbre . . . . . . . | o . . . . . . . . | o |
| *Amphibies.* | | |
| Phoque . . . . . . | 2 . . . . . . . . | o |
| Lamantin . . . . . | o . . . . . . . . | o |
| *Cétacés.* | | |
| Marsouin. . . . . . | o (une lég. scis.). | o |

troduit le fluide ambiant, qui est toujours de l'air; tandis que les premières sont mises en contact avec ce fluide, qui est toujours de l'eau, par leur surface extérieure. Dans l'un et l'autre cas, le sang est conduit dans l'organe respiratoire par des vaisseaux qui s'y divisent assez pour que toutes ses parties puissent éprouver suffisamment l'action du fluide que l'animal respire. Cette division a lieu sur les parois des cavités de différentes formes, dans les animaux qui ont des poumons; elle se fait, au contraire, à la surface de corps saillans de différentes figures, le plus souvent en forme de lames, dans la plupart des animaux qui respirent par des branchies. Ces derniers organes existent non-seulement dans plusieurs classes des animaux vertébrés, mais encore dans une partie des animaux sans vertèbres. Nous ne décrirons, dans cette leçon, que ceux qui sont propres aux premières classes.

A. *Dans les reptiles.*

Les trois premiers ordres de cette classe manquent absolument de cette espèce d'organes respiratoires, et n'ont jamais que des poumons. Les *batraciens*, qui subissent des métamorphoses, sont pourvus de branchies dans leur premier état seulement. Mais la *sirène lacertine* et les *protées* conservent peut-être, pendant toute leur vie, des poumons et des branchies, à moins que des observations ultérieures ne prouvent que ces derniers sont des larves de salamandres.

Les branchies de l'*acholotl*, espèce de *protée* du Mexique, forment de longs panaches finement arrangés, dont le tronc s'appuie sur un nombre égal d'arcs cartilagineux libres, et semblables à ceux des poissons, ayant comme eux des dentelures, mais dénués absolument de lames sur lesquelles se distribueroit une partie des vaisseaux pulmonaires. Il y a de plus, en arrière, un quatrième arc, qui n'est pas libre, et soutient avec le précédent le troisième panache. Les branchies du *proteus anguinus*, décrit par *Schrieber*, celles des larves de *salamandres* sont parfaitement analogues. Dans la *sirène lacertine*, les panaches sont plus courts, moins divisés, et tiennent aux arcs, dont deux seulement sont libres, par un pédicule charnu. Enfin dans les *têtards* de *grenouilles* les panaches sont plus nombreux, beaucoup moins longs et moins compliqués, et rangés le long des arcs, qui ne sont que membraneux, et au nombre de quatre.

Le tronc de l'artère pulmonaire, quelquefois assez long, comme dans la *sirène*, plus souvent court, se divise en même temps en autant d'artères qu'il y a de branchies. Il est charnu depuis le cœur jusqu'à sa division, et parfaitement analogue au pédicule artériel des poissons.

### B. *Dans les poissons.*

On compte, dans la plupart des poissons, quatre

branchies de chaque côté, composées chacune de deux rangées de lames cartilagineuses, de forme allongée et triangulaire, et soudées ensemble dans les deux tiers de leur bord interne. Ces lames, ou ces paires de lames, sont appuyées, par leur base, sur la convexité d'arcs osseux ou cartilagineux dont elles semblent les rayons. Nous décrirons ces arcs dans un des articles suivans.

Chaque branche de l'artère pulmonaire se glisse par l'extrémité inférieure de ces arcs, entre leur surface convexe et la base des paires de lames, et rampe sur le milieu de cette surface jusqu'à l'extrémité opposée, c'est-à-dire, en s'élevant toujours. Elle fournit à mesure un rameau à chacune de ces paires de lames, et diminue en même temps de diamètre. Ce rameau s'élève le long de la ligne de réunion des deux lames, et se divise bientôt en deux branches, dont chacune répond à leur bord interne, et s'avance jusqu'à leur sommet. Il en naît un grand nombre de ramuscules, qui s'étalent sur les deux surfaces de ces lames, deviennent extrêmement fins en se sous-divisant encore, et forment enfin les premières racines de l'artère du corps, ou, comme on le voit ordinairement, de la veine pulmonaire. Celle-ci rassemble toutes ces racines ou tous ses ramuscules dans un rameau qui règne le long du bord externe de chaque lame. Des rameaux semblables se rendent, de toutes les lames, à une branche commune, qui suit, comme la branche pulmonaire, la convexité des arcs au-dessus de cette branche, et croît en diamètre à mesure qu'elle s'élève, au contraire de cette dernière. Elle se dégage enfin de dessous la partie supérieure des branchies pour donner naissance aux artères du corps, comme nous l'avons dit dans la leçon précédente.

Toutes ces lames et tous ces vaisseaux sont recouverts par un prolongement de la membrane qui tapisse l'intérieur de la bouche, et s'amincit pour cela considérablement. C'est encore ici une ressemblance entre les branchies et les poumons.

Telle est la conformation la plus ordinaire des branchies dans les poissons. Il y a bien quelques différences dans la forme des lames, qui sont plus ou moins alongées, dans leur nombre, dans la disposition des rameaux de l'artère pulmonaire, dont les deux branches sont réunies souvent par une branche latérale avant de parvenir au sommet des lames, etc.; mais on sent que ces différences ne doivent pas nous arrêter. Nous avons à en indiquer de plus importantes, que présentent les branchies des *lamproies*, des *raies* et des *squales*, de l'*hippocampe* et de certains *silures*.

Au lieu de quatre branchies de chaque côté, on en trouve sept dans les premiers de ces poissons, dont la première et la dernière n'ont qu'une rangée de lames. Il y en a cinq dans les *raies* et les *squales*, qui n'en font, à proprement parler, que quatre et demi, parce que dans la cinquième, qui est la première en avant, il n'y a qu'une rangée de lames. Celles-ci ne sont pas soudées par paires, comme cela a lieu ordinairement, mais leurs deux rangées sont séparées par des rayons cartilagineux sur lesquels elles s'appuient, et par un muscle qui sera décrit dans la suite. Les lames en supportent de plus petites qui leur sont perpendiculaires, et nous ont paru uniquement membraneuses et vasculeuses. C'est sur elles que s'étalent les plus fines ramifications des vaisseaux pulmonaires. Le rameau de l'artère pulmonaire fournit, à chaque paire de lames, deux ramuscules ; le plus grand suit le bord interne des lames, et le plus petit, leur bord externe, à côté de la veine pulmonaire, ou plutôt du rameau qui forme une des racines de l'artère du corps. Le premier s'anastomose, à quelques distances de l'extrémité des lames, avec un rameau transversal qui passe d'une lame à l'autre, et forme ainsi une artère communiquante pour tous leurs rameaux internes.

Les branchies de l'*hippocampe* semblent, au premier coup-d'œil, s'écarter de la conformation générale, beaucoup plus qu'elles ne le font en effet. Elles sont composées de huit rangées de panaches, réunis par paires, de sorte qu'elles répondent aux quatre branchies ordinaires. Les rangées extérieures n'ont que cinq panaches ; celles qui les suivent en ont six ; on en compte sept dans les troisièmes, et huit dans les deux moyennes ; ce qui donne une forme arrondie à la totalité des branchies. Chacun de ces panaches, dont

dont l'extrémité est arrondie, est formé d'une lame cartilagineuse fixée sur l'arc de la branchie, qui soutient, comme dans les *raies*, d'autres petites lames membrano-vasculaires, bien séparées entr'elles, et rangées contre les premières dans le sens des arcs. On voit que cette structure n'est pas essentiellement différente de celle décrite en premier lieu. Il n'en est pas de même de la suivante, découverte dans le *silurus anguillaris*, par M. Geoffroy, mon célèbre ami. Il y a dans ce poisson, outre les branchies ordinaires, dont les lames sont plus courtes qu'on ne les trouve généralement, quatre branchies accessoires, deux pour chaque côté, dont l'organisation n'a, jusqu'à présent, pas d'autre exemple. Ce sont des arbres creux, à ramifications très-nombreuses, et dont les parois semblent être de nature artérielle. La surface extérieure de ces arbres est couverte par les ramifications des branches de l'artère pulmonaire, qui augmentent en nombre et deviennent plus fines, à mesure que les arbres se divisent davantage. Les dernières extrémités de ces ramifications s'ouvrent dans les rameaux des arbres, et y laissent transsuder, par une foule de villosités qui paroissent à la surface interne de ces rameaux, l'injection qu'elles ont reçue du tronc pulmonaire. Les troncs de ces arbres s'ouvrent eux-mêmes dans les racines de l'aorte, au moment où elles se dégagent de dessous les branchies.

Ils peuvent donc être considérés, non-seulement

comme des organes respiratoires, servant à combiner le sang veineux plus intimement avec le fluide ambiant, mais encore comme des espèces de cœurs placés à l'origine des principales artères du corps, et imprimant un mouvement plus accéléré au sang qui parcourt ces artères. Cette organisation donne, sans doute, à l'animal qui en jouit, un naturel plus actif, plus d'irritabilité et plus de force réelle.

## ARTICLE IV.

### *Du mécanisme de la respiration.*

#### I. *Dans les animaux qui ont des poumons.*

Les phénomènes mécaniques de la respiration, dans les animaux qui ont des poumons, consistent dans la contraction et la dilatation alternative de ce viscère, et, en même temps, dans l'introduction et la sortie d'une certaine quantité d'air, ce qui constitue proprement l'inspiration et l'expiration. Chez les animaux à circulation pulmonaire complette, ces deux mouvemens se succèdent constamment à de courts intervalles ; il n'en est pas de même dans les *reptiles*, dont le sang n'a pas besoin d'avoir traversé les poumons pour retourner aux parties : les mouvemens de la respiration sont beaucoup moins fréquens dans ces animaux, et n'ont lieu que de loin en loin. Les puissances qui les produisent ne sont pas tout-à-fait les mêmes dans les *mammifères*, les *oiseaux* et les *reptiles*. Examinons-les successivement dans ces trois classes.

### A. *Dans l'homme et dans les mammifères.*

#### a. *Du mécanisme de l'inspiration.*

Ce mécanisme est entièrement hors des poumons. Ces viscères resserrés de tous côtés dans la cavité de la poitrine, ne peuvent résister à l'air qui s'y précipite par la trachée-artère, à mesure que les parois mobiles de cette cavité tendent, en se dilatant, à faire un vide entr'elles et la surface extérieure des poumons; alors l'air agit, par sa pesanteur, contre les parois des vésicules pulmonaires, développe ces vésicules et augmente leur volume. Le mécanisme de l'inspiration réside conséquemment dans les parois de la cavité thorachique dont nous connoissons déja la composition par ce qui a été dit dans la troisième leçon de cet ouvrage, et dépend, en même-temps, de l'air.

L'agent qui, dans l'*homme* et les autres *mammifères*, contribue le plus à dilater la poitrine, est, sans contredit, le diaphragme. Cette cloison a, dans tous ces animaux, la même nature et les mêmes rapports. Nous observerons seulement que son étendue augmente nécessairement plus ou moins avec le nombre des côtes; sans cela, ses attaches étant toujours les mêmes, il rétréciroit beaucoup la cavité abdominale, lorsque les dernières côtes sont rapprochées du bassin, comme dans le *rhinocéros*, l'*éléphant*, le *cheval*, le *paresseux unau*. Pour éviter cet inconvénient, qui seroit d'autant plus grand que les viscères abdominaux sont très-volumineux dans ces animaux, particulièrement dans les trois premiers, le diaphragme est très-étendu et forme une sorte de cul-de-sac, faisant une saillie considérable dans la cavité thorachique, ouvert dans la cavité abdominale, augmentant beaucoup son étendue, et contenant une partie de ces viscères.

Dans les inspirations ordinaires, qui se font doucement et sans effort, le diaphragme agit presque seul, et sa contraction est suffisante, à peu de chose près, pour augmenter convenablement la capacité de la poitrine. Elle n'est donc aidée que foiblement, dans ce cas, par les releveurs des côtes, nommés ainsi, parce que dans l'homme ils relèvent, en effet, ces arcs osseux, les portent en dehors, et augmentent ainsi le diamètre transversal de la poitrine. Les plus importans de ces muscles sont, sans contredit, les intercostaux externes et internes (*intercostiens*); mais ils sont soutenus dans leur action, par les scalènes (*trachelo-costiens*), les releveurs des côtes (*transverso-costiens*), et les petites dentelés postérieurs supérieurs (*dorso-costiens*); tous décrits dans l'article IV de la troisième leçon.

Dans les fortes inspirations ces muscles agissent avec plus d'énergie et d'effet, ils développent plus sensiblement les parois de la poitrine, aidés alors par d'autres muscles ; les grands dentelés (*scapulo-costiens*), et les grands et petits pectoraux (*sterno-costiens* et *costo-coracoïdiens*), dont l'action, dans les efforts, peut se porter sur la poitrine, lorsque l'extrémité antérieure est immobile.

b. *Du mécanisme de l'expiration.*

Il n'est point, comme celui de l'inspiration, entièrement hors des poumons, et dépend encore de l'organisation de ces viscères.

La portion de ce mécanisme, qui est hors des poumons, est due principalement aux muscles du bas-ventre, qui sont, à cet égard, les vrais antagonistes du diaphragme. Leur action alterne en effet avec celle de ce muscle ; lorsqu'il a refoulé en bas et en-dehors les viscères abdominaux, pendant l'inspiration, les muscles de l'abdomen compriment, à leur tour, ces viscères, les repoussent avec le diaphragme, vers la poitrine, dont ils diminuent la cavité, et produisent ainsi l'expiration ou l'expulsion de l'air hors des poumons.

Nous n'avons rien à ajouter à ce que nous avons dit de ces muscles, leçon troisième, article IV. Leur action est tellement importante dans l'expiration, comme celle du diaphragme dans l'inspiration, que c'est particulièrement par le gonflement et la contraction alternative du ventre, produit par ces deux puissances, que l'on juge, dans les *mammifères* comme dans l'*homme*, des mouvemens de la respiration.

D'autres puissances accessoires servent encore à l'expiration, et en composent le mécanisme.

1°. L'élasticité des côtes mise en jeu dans l'inspiration par les muscles releveurs; dès que ces muscles cessent de se contracter, les côtes qu'ils ont relevées, et dont ils ont ouvert les arcs, reprennent, par cette force, leur état naturel, s'abaissent, referment leur arc, et diminuent le diamètre transversal de la poitrine.

2°. Tous les muscles qui abaissent les côtes ont le même usage. Tels sont les muscles droits du bas-ventre, et les obliques descendans, que nous venons de considérer comme ayant un autre effet servant au même but; le carré des lombes, le petit dentelé postérieur et inférieur, le sacro-lombaire et le très-long du dos.

Toutes ces puissances sont communes à l'*homme* et aux *mammifères*, et ne présentent aucune différence remarquable, si ce n'est celle que nous avons déja décrite (leçon III, art. II), relativement au long dorsal et au sacro-lombaire qui sont très-petits dans les *chauve-souris*, ainsi que les autres muscles de l'épine, et dont l'influence dans la respiration est conséquemment nulle, ou à peu-près.

La seconde portion de ce même mécanisme, qui réside dans les poumons, consiste :

1°. Dans l'élasticité des tuyaux aériens mise en jeu par l'air qui les dilate;

2°. Dans la contraction de ces mêmes tuyaux

déterminée par les fibres musculaires qui les entourent.

Il résulte de cette histoire, que les poumons des mammifères sont purement passifs dans l'inspiration, tandis qu'ils participent, par leur propre force, au mouvement de l'expiration.

B. *Dans les oiseaux.*

Le mécanisme de la respiration doit produire, dans ces animaux, l'entrée de l'air, non-seulement dans les poumons, mais encore dans les grandes cellules, et sa sortie de ces mêmes parties. Il ne peut donc plus être absolumsnt le même que dans les *mammifères*. La situation reculée des poumons qui sont enfoncés dans les intervalles des côtes, de chaque côté de la colonne vertébrale, et par conséquent près de la portion des parois de la poitrine, qui ne jouit de presqu'aucune mobilité pour les dilater ou les resserrer, en est la première cause principale. La seconde, c'est la dispersion des grandes cellules dans la cavité commune. Il en résulte, en effet, que la respiration des oiseaux ne pouvoit avoir pour principal agent un diaphragme semblable, pour la situation et pour la structure, à celui des *mammifères*, qui n'auroit jamais pu dilater à la fois les poumons et les grandes cellules. Aussi avons-nous dit, dans notre premier volume, que les oiseaux n'avoient pas proprement de diaphragme, ce qui ne doit pas s'entendre d'une manière absolument négative, car nous verrons bientôt que ces animaux ont quelque chose d'analogue.

a. *De l'inspiration.*

Elle est, comme dans les *mammifères*, une suite de la dilatation des cavités aériennes, déterminée par des puissances qui sont hors de ces cavités. Ce sont :

1°. Pour les *poumons*, des muscles qui ont, relativement à ces viscères, les mêmes fonctions que le diaphragme des mammifères, mais qui l'exercent avec beaucoup moins d'effet.

Chacun de ces muscles, dans l'*autruche*, s'attache inférieurement aux cinq côtes qui suivent la première, par autant de portions distinctes. La première de ces portions est fixée à l'extrémité inférieure de la deuxième côte; la deuxième à celle de la troisième côte, et le long de son bord supérieur ou antérieur; la quatrième et la cinquième à la cinquième côte; et la sixième à la côte suivante. Chacune d'elles, de forme large et plate, remonte en-dedans de la poitrine, jusqu'à la face inférieure des poumons, les quatre premières en se joignant, les deux dernières en se réunissant de même. Arrivées sous ces viscères, leurs fibres musculaires s'y terminent en une large aponévrose, qui tapisse leur face inférieure ou plutôt la paroi de la cellule qui répond à cette face, se fixe à cette paroi, et se continue de dehors en dedans jusqu'à la colonne vertébrale, où elle se confond avec celle de l'autre côté. On voit que ces muscles répondent, en quelque sorte, au diaphragme des mammifères; en se contractant, ils doivent tirer en bas la membrane qui recouvre la face inférieure des poumons, entraîner avec elle les poumons qui lui adhèrent, les dilater de ce côté, et obliger l'air à s'y précipiter. Ces muscles, à-peu-près semblables dans le *casoar*, ne nous ont paru, à proportion, aussi fortes dans aucun autre oiseau. Seroit-ce que leur action devenoit plus nécessaire à cause de la moindre mobilité des côtes, et devoit suppléer à ce défaut?

Leurs portions sont ordinairement séparées dans les autres oiseaux, et forment quatre ou cinq petits muscles. Il y en a quatre dans l'*aigle*, qui s'élèvent de l'angle postérieur des troisième, quatrième et cinquième côtes, jusqu'à la face inférieure des poumons. Tel est le seul agent qui produise immédiatement la dilatation des poumons; car les parois de la poitrine sont trop peu mobiles, dans la partie qui touche à ces organes, pour y influer en rien. Mais la dilatation de ces parois dans le reste de leur étendue, sert puissamment à dilater les grandes cellules, et, en déterminant par-là l'air à se précipiter dans ces cellules, elles l'obligent à s'introduire dans les poumons, et à les traverser. Elles sont donc encore un agent indirect de l'inspiration des poumons.

2°. Pour ce qui est des grandes cellules que renferme la cavité commune, il est clair qu'elles doivent se remplir d'air et se gonfler à mesure que les parois de cette cavité sont dilatées. Nous avons déja vu la composition de ces parois dans la troisième Leçon, art. III. Nous observerons seulement, à l'égard des côtes, que leur composition favorise singulièrement la dilatation et le resserrement de la grande cavité, par l'articulation mobile qui réunit les deux portions osseuses des côtes sternales. L'angle que forment ces deux portions s'ouvre dans l'inspiration, ce qui écarte le sternum de la colonne vertébrale, et augmente considérablement le diamètre antéro-postérieur de la cavité commune; en même temps les côtes se portent en dehors, et augmentent de chaque côté, ou transversalement, la même cavité. On peut voir dans notre troisième leçon les agens ou les muscles qui produisent ce mouvement : il doit être, à proportion, moins considérable dans l'*autruche* et le *casoar*, dont la plupart des côtes n'ont pas leurs deux portions réunies à angle capable de s'ouvrir ou de se fermer, et jouissant par conséquent de beaucoup de jeu, mais formant un arc dont les mouvemens doivent être beaucoup plus difficiles.

En se précipitant dans les cellules de la cavité commune, l'air doit passer, en partie, hors de cette cavité dans les cellules de toutes les autres parties, et se mélanger avec celui qui s'y trouvoit auparavant. L'*oiseau* peut d'ailleurs l'y presser avec force, en fermant sa glotte et en contractant en même temps ses muscles abdominaux.

b. *De l'expiration.*

Il paroît que les poumons des oiseaux peuvent, comme ceux des mammifères, se débarrasser, en partie, par leur propre force, de l'air qui s'y est introduit dans l'inspiration : leurs canaux aériens ont pour cela, comme nous l'avons vu art. II, des fibres circulaires qui servent à les resserrer. Aucun autre agent, sans cela, n'expulseroit l'air de ces viscères, si ce n'est que ce fluide pourroit être entraîné par l'impulsion de celui qui est chassé des grandes cellules.

Ce dernier effet a lieu par l'action des muscles du bas-ventre, dont la contraction ne sert pas simplement à diminuer immédiatement les parois de la cavité commune, ce qui auroit moins d'effet que dans les mammifères, à cause du peu d'étendue des parois purement musculeuses de cette cavité, mais resserre considérablement celle-ci en soulevant l'extrémité postérieure du sternum, et en rapprochant cet os de la colonne vertébrale. Il obéit d'autant plus facilement à cette impulsion, que la portion sternale des côtes, sur laquelle il s'appuie, est très-mobile, comme nous l'avons dit, sur la portion vertébrale. Leur angle se ferme dans l'expiration, comme il s'étoit ouvert dans l'inspiration; le sternum des oiseaux est, en cela, très-comparable au côté d'un soufflet, dont les côtes représenteroient le cuir, et dont l'autre côté seroit à peu près immobile.

Les muscles du bas-ventre qui ferment particulièrement ce soufflet, en soulevant le sternum et en diminuant l'ouverture de l'angle des côtes, sont :

1°. L'analogue du *grand oblique*, dont les fibres charnues recouvrent les côtés seulement de l'abdomen, et ne s'étendent pas en dessous de cette partie. Elles sont plus transversales qu'obliques, quoique l'on puisse y reconnoître un peu d'obliquité d'avant en arrière, et de dehors en dedans. Le même muscle se prolonge à l'extérieur des côtes jusqu'à la première, et tient à ces côtes, du côté externe, par autant de languettes, tandis que son bord interne répond à une aponévrose qui est fixée au sternum. Cette portion costale du grand oblique, beaucoup plus étendue que la portion abdominale, a ses fibres charnues également plus obliques.

On voit que ce muscle doit comprimer avec force, non-seulement les parties charnues de l'abdomen, mais encore toutes les côtes, et servir ainsi à l'expiration. Il est aidé dans cette action :

2°. Par l'analogue du *muscle droit* pour la situation, mais non pour la direction des fibres. Celles-ci sont dirigées d'avant en arrière, et s'étendent du bord postérieur du sternum où elles s'attachent, d'une part, à la partie correspondante du pubis où elles sont fixées en arrière. Ce muscle a la figure d'un rectangle alongé ; il recouvre, avec son semblable, toute la face inférieure de l'abdomen. Son action est de comprimer les parois de cette cavité, et de relever l'extrémité postérieure du sternum.

3°. L'analogue du *transverse* paroît également contribuer à relever cet os ; ses fibres charnues, absolument transversales, sont recouvertes par les précédens et par le suivant ; elles s'étendent sur les côtés et en dessous de l'abdomen, et tiennent à une aponévrose qui va joindre le sternum.

Le quatrième des muscles du bas-ventre, l'analogue de l'*oblique ascendant*, sert moins que le précédent à déprimer les côtes ou à relever le sternum. Il occupe, comme le grand oblique, les parois latérales de l'abdomen, et s'avance de dehors en dedans de l'ileum à la dernière côte. Ses fibres sont très-obliques. Tels sont du moins les muscles de l'abdomen dans les *canards*.

Mais le dernier ne paroît pas exister toujours, comme on peut le voir par la description des muscles du bas-ventre, insérée dans notre premier volume, et qui avoit été faite d'après la *corneille*. Il manque également dans l'*autruche*.

Les parois de la cavité commune ne servent pas seules à resserrer les grandes cellules ; plusieurs d'entr'elles ont une partie de leurs parois évidemment musculeuse et capable, sans doute, de se contracter. Nous allons décrire cette structure d'après l'*autruche*, où elle est la plus évidente, quoiqu'elle soit encore visible dans les autres grands oiseaux, sur-tout lorque, par l'action de l'esprit-de-vin, on a donné plus d'opacité à ces fibres musculaires. Il y a dans cet animal une sorte de cloison transversale, ou de diaphragme, qui sépare la cellule de l'estomac de celles du foie et du péricarde, et les premières des grandes cellules latérales. Il tient inférieurement et dans sa partie moyenne au sternum, aux côtes, au péritoine et aux muscles du bas-ventre. Sur les côtés, il est uni à la paroi interne de la grande cellule, ou forme cette paroi ; ses fibres se joignent supérieurement à toute la circonférence de l'œsophage, et se prolongent des deux côtés en deux espèces de piliers qui s'attachent à la colonne vertébrale, immédiatement après la dernière côte, par quatre petits tendons.

Dans toute cette étendue, le diaphragme est composé de faisceaux musculeux très-évidens, qui se dirigent de bas en haut et convergent en arrière vers les piliers. On y remarque aussi des fibres tendineuses entremêlées avec les premières.

Mais son étendue ne se borne pas à ce que nous venons de dire : ses fibres enveloppent toute la circonférence externe de chaque lobe du foie, contournent cette partie de bas en haut et d'arrière en avant, aboutissent supérieurement à l'aponévrose commune des muscles pulmonaires ; et, en avant, aux deux côtés du péricarde. Dans cette portion, le diaphragme sépare la grande cellule latérale de celle de chaque lobe du foie, ou plutôt forme la cloison commune de ces deux cellules. La partie moyenne de sa portion transversale est encore unie fortement à la pointe du péricarde qui se place entre les deux lobes du foie.

Il résulte de cette structure que chaque lobe de ce dernier viscère doit être comprimé fortement par cette sorte de diaphragme, qui doit en même temps expulser l'air de leurs cellules. Il doit tirer également en arrière, où il a un point fixe, le péricarde et le foie, agiter par ce mouvement l'estomac, resserrer sa cellule et en chasser aussi l'air.

Pour ce qui est des cellules qui sont hors de la cavité commune, il n'y a que celles qui peuvent être comprimées par les parties environnantes, telles que les muscles, qui diminuent de volume et se vident d'air par ce moyen. La portion de ce fluide, qui a pénétré dans les cellules des os, n'en peut ressortir aussi facilement. Il n'y a que l'impulsion communiquée par celui des cellules extérieures, et des changemens de température, qui soient capables de l'en faire sortir.

C. *Dans les reptiles.*

Les différens ordres des *reptiles* diffèrent entre eux à cet égard comme à beaucoup d'autres. Ceux du premier ordre, qui ont des côtes soudées et immobiles, sont dans le cas des *batraciens*, dont une partie manque absolument de côtes, et dont l'autre en a de trop courtes et trop peu mobiles, pour qu'elles servent en rien à la respiration. (*Voyez* Leç. III, art. III.)

Dans tous ces animaux on ne peut donc plus compter ces léviers, comme les principaux agens de cette fonction. Ils manquent aussi de diaphragme, comme tous les autres reptiles. Il faut par conséquent que le mécanisme de leur respiration diffère, dans ses points essentiels, de celui que nous venons de décrire dans les deux classes précédentes.

En effet, il est bien constaté à présent, que c'est en avalant l'air, que les *batraciens* introduisent ce fluide dans leur poumon. Voici comment cela a lieu : ils ferment la bouche, dilatent leur gorge et y produisent un vide, qui oblige l'air extérieur de s'y précipter par les narines. Alors ils contractent la même partie, ce qui s'opère particulièrement par les muscles qui agissent sur l'os hyoïde (*Voyez* ce que nous en avons dit Leçon XVIII), et ferment en même-temps leur pharynx. L'air, chassé de la gorge, ne peut plus ressortir par les narines, où il existe, sans doute, une soupape qui ne permet que son entrée; il n'a d'autre issue que celle de la glotte, il s'y introduit et passe dans les poumons. Il en est chassé par l'action des muscles du bas-ventre, et peut-être par la force propre de ces viscères.

Le même mécanisme est mis en jeu dans les *chéloniens*. La déglutition de l'air est le seul moyen dont ils puissent se servir pour faire entrer ce fluide dans leurs poumons. Ils dilatent et contractent leur gorge alternativement, ayant la bouche fermée absolument comme les batraciens et par les mêmes puissances (*Voyez* Leçon XVIII.). Il est expulsé par deux paires de muscles analogues à ceux du bas-ventre des animaux précédens. Ces muscles

muscles remplissent l'intervalle postérieur du sternum et de la carapace, dans lequel se replient les extrémités postérieures dans l'état de repos ; et c'est à cet endroit qu'on aperçoit, dans les chéloniens, les mouvemens de contraction et de dilatation qui, dans les mammifères, se voient dans toute l'étendue du ventre.

La première paire ou l'externe répond à l'oblique descendant ; elle s'attache à tout le bord antérieur du bassin, à la carapace et au sternum, et s'étend dans tout l'intervalle postérieur de ces deux parties. L'interne est composée de fibres transversales, qui s'attachent supérieurement à la moitié postérieure de la carapace près des vertèbres, descendent en dehors des viscères, les enveloppent et viennent aboutir inférieurement à une aponévrose moyenne. Celle-ci passe en partie sous la face inférieure de la vessie, et doit servir à la vider lorsque ces muscles se contractent. Ces muscles ne compriment immédiatement qu'une petite portion des poumons; mais leur action s'exerçant plus fortement sur les viscères du bas-ventre, ceux-ci pressent à leur tour les premiers organes et en expulsent l'air. Peut-être que les poumons se contractent aussi par une force propre, qui résideroit dans le réseau tendineux que nous avons dit entrer dans leur composition. (Art. II de cette Leçon.)

Les deux autres ordres de la classe des reptiles, les *sauriens* et les *ophidiens*, respirent par un mécanisme très-analogue à celui des *oiseaux*, en ce que c'est particulièrement par les mouvemens de leurs côtes et de leurs muscles du bas-ventre que s'exerce cette fonction.

Les premières sont, dans la plupart des *sauriens*, parfaitement semblables à celles des oiseaux; on y distingue deux portions, réunies par une articulation mobile, et formant un angle qui s'ouvre dans l'inspiration et se ferme dans l'expiration. Les muscles qui les mettent en mouvement sont analogues à ceux des oiseaux.

Dans les *ophidiens* les côtes, qui forment des arcs simples, composés d'une seule portion osseuse, s'inclinent en arrière et se rapprochent de la colonne vertébrale dans l'*expiration*, s'éloignent de cette colonne et se redressent dans l'*inspiration*. Des releveurs des côtes, qui sont aussi nombreux qu'il y a de ces arcs, et dont les attaches sont les mêmes qu'à ceux de l'*homme*, mais dont le volume proportionnel est plus considérable, servent à cette dernière action : ils sont aidés par les intercostaux, dont les fibres s'élèvent d'arrière en avant.

Ceux qui ramènent les côtes en arrière et produisent l'*expiration*, sont placés en dedans de la poitrine; ils s'attachent sur les côtés de la colonne vertébrale, et sont aussi nombreux que les côtes, de même que les releveurs. Ce sont autant de rubans musculeux, étroits et applatis, qui, de cette colonne où ils se fixent près de l'articulation de la côte postérieure, descendent en traversant la côte qui la précède, et vont s'insérer à l'antéprécédente près de son extrémité.

D'autres rubans musculeux, qui croisent ces derniers, s'attachent aux côtes près de leur articulation, se réunissent en descendant et s'étendent en travers, entre celles-ci et le péritoine, et aboutissent, vis-à-vis des bords des côtes, à une aponévrose très-mince, qui rassemble les rubans de chaque côté. Ils forment de l'un et l'autre côté deux couches musculeuses, qui tiennent lieu des muscles du bas-ventre ; elles aident les premiers dans leur action, et compriment immédiatement les viscères de la grande cavité.

Les poumons ont-ils dans les *reptiles* une force propre à les contracter? Nous le soupçonnons sans l'affirmer.

II. *Dans les animaux vertébrés qui ont des branchies.*

A. *Dans les poissons.*

Ce mécanisme se compose, dans les *poissons*, d'un assez grand nombre d'élémens, dont nous allons donner l'analyse. Des os ou des cartilages, courbés en arcs, soutiennent les séries des lames sur lesquelles s'étalent les vaisseaux pulmonaires. Ces arcs sont formés de pièces dont le nombre varie, et toujours de deux portions mobiles l'une sur l'autre, ce qui leur permet de s'ouvrir ou de se fermer plus ou moins. Ils sont articulés immédiatement avec les premières vertèbres, comme cela a lieu dans les *raies*, ou bien ils sont suspendus sous la base du crâne, en partie, par des muscles qui s'y attachent, et, en partie, au moyen des os pharyngiens supérieurs, qui tiennent au même endroit par des muscles analogues. L'extrémité inférieure de ces mêmes arcs s'unit à chaque côté d'une suite de cartilages ou d'osselets qui règne d'avant en arrière entre leurs deux rangées, à peu près comme les côtes s'unissent aux pièces du sternum. L'extrémité antérieure de cette sorte de sternum est articulée et soutenue généralement dans l'angle de deux branches qui se joignent de chaque côté à l'os carré, et descendent obliquement en dedans et en avant jusqu'à la rencontre de cette extrémité : ce sont les branches *hyoïdes*, indiquées déja sous ce nom dans la Leçon XVIII, tom. III, pag. 259. Rarement ces branches manquent-elles; alors des cartilages analogues viennent soutenir les arcs par l'extrémité opposée du sternum. Enfin, l'ouverture extérieure des branchies est souvent garantie par un double opercule, l'un entièrement osseux, l'autre composé seulement de rayons de cette nature, qui ferme ou découvre cette ouverture. Tels sont les leviers au moyen desquels s'exécutent les mouvemens des branchies dans les poissons : ils sont mis en jeu par des muscles, dont l'action, quoique variée, se réduit cependant à faire passer entre les branchies l'eau qui entre par la bouche, et à la faire ressortir par les ouvertures extérieures de ces organes respiratoires : ils tendent à ouvrir les arcs, à les écarter les uns des autres, ou à les fermer et à les rapprocher : ils développent et éloignent les uns des autres les rayons de la membrane branchiostège, ou soulèvent l'opercule en écartant du corps son bord libre. Enfin, ceux qui agissent sur les os pharyngiens supérieurs, lorsque ces os existent, ne sont pas étrangers aux mouvemens des branchies.

Comparons, les unes après les autres, ces différentes parties.

a. *Des arcs osseux ou cartilagineux qui forment une partie de la charpente des branchies.*

Ils sont le plus souvent au nombre de quatre, composés chacun de deux portions, une supérieure, plus courte ; l'autre inférieure, ordinairement plus longue ; jointes par une articulation mobile, qui leur permet des mouvemens de charnières par lesquels l'arc s'ouvre ou se ferme. Leur forme varie beaucoup ; larges et forts dans les *raies*, ils sont singulièrement grêles dans la *murène* (*murœna helena*). Leur convexité est presque toujours creusée en canal pour loger les vaisseaux des branchies : c'est sur cette partie que sont fixées, comme autant de rayons, les lames sur lesquelles s'étalent les vaisseaux, ou qui soutiennent d'autres lames vasculaires Il y a de plus, dans les *raies*, onze à douze rayons cartilagineux, soudés à la convexité de chaque arc, et qui s'élèvent en divergeant, entre deux rangées de ces premières lames, qui sont purement membraneuses et vasculaires dans ces animaux : outre qu'ils soutiennent ces lames, ils servent encore au mouvement des branchies, comme nous le verrons bientôt. La concavité de ces mêmes arcs, unie dans les *raies* et les *squales*, est généralement hérissée de dentelures ou de papilles plus ou moins dures, dépassant ses bords de chaque côté, ou d'un côté seulement, et qui sont placées de manière qu'elles garantissent plus ou moins les branchies, des corps que l'animal avale, et qui pourroient passer dans leurs intervalles : elles sont en cela très-comparables aux papilles qui se rencontrent sur les bords de la glotte dans les oiseaux. Rarement font-elles corps avec l'os ; le plus souvent elles ne tiennent qu'à la membrane qui se prolonge de l'intérieur de la bouche, pour la revêtir de ce côté.

La manière dont ces arcs sont suspendus au crâne, ou aux premières vertèbres, n'est pas toujours la même. Moins avancés dans les *raies*, l'extrémité supérieure des trois derniers s'articule avec le cartilage qui tient lieu des vertèbres cervicales ; et il n'y a que celle des premiers qui s'articule au crâne. Au contraire, dans la plupart des autres *poissons*, ils tiennent tous, médiatement ou immédiatement, à la base du crâne. Dans ceux qui ont des os pharyngiens supérieurs, c'est-à-dire dans la plupart des osseux, voici comment cela a lieu : ces derniers os, dont la surface inférieure soutient les plaques dans lesquelles sont implantées les dents pharyngiennes de ce côté (*Voyez* la Leç. XVIII), ou qui est elle-même hérissée de ces dents, sont placés longitudinalement sous la base du crâne, à laquelle ils sont suspendus par des muscles. Ils s'articulent, d'autre part, particulièrement avec l'extrémité des deux arcs postérieurs de chaque côté, et peuvent exécuter sur cette extrémité des mouvemens de bascule qui servent à la déglutition. Les deux premiers arcs viennent encore y aboutir, mais d'une manière plus lâche et médiate. Le premier se bifurque à cet effet, et lui envoie un fort ligament d'une de ses branches; tandis que l'autre branche se joint immédiatement au crâne. Chaque arc présente de plus une large apophyse angulaire, qui surmonte sa partie supérieure et donne attache à autant de muscles, dont l'autre point fixe est à la base du crâne. Tel est du moins le mode d'union des branchies au crâne dans le *turbot*. Il est le même, à peu de chose près, dans la très-grande partie des poissons osseux.

Dans le *scharmut* (*sil. anguillaris*), qui n'a qu'une large plaque pharyngienne, collée sous l'extrémité supérieure du dernier arc, cette extrémité s'unit avec celle du troisième arc, et converge avec celles des deux premiers vers la base du crâne. Dans le *brochet*, les deux derniers arcs se réunissent, par leur extrémité supérieure, au deuxième, qui s'articule au crâne ainsi que le premier.

Dans la *carpe*, qui n'a point d'os pharyngiens supérieurs mobiles, les quatre arcs se rapprochent par leur extrémité supérieure, et s'articulent avec une pièce commune qui se joint au crâne. Dans la *truite*, les six arcs sont réunis de même supérieurement par plusieurs pièces, dont la postérieure soutient une petite plaque hérissée de dents, à l'endroit où elle se joint avec l'extrémité du dernier arc.

Mais, dans tous ces cas, la portion de ces arcs qui regarde la base du crâne, produit toujours une apophyse à laquelle s'attachent des muscles qui vont à cette base; et l'union des branchies avec celle-ci se fait toujours d'une manière assez lâche pour ne pas gêner leurs mouvemens, mais en même-temps assez solide pour qu'elles ne soient pas déplacées dans les efforts de la déglutition.

Pour ce qui est de leur articulation inférieure, elle a lieu, comme nous l'avons déja dit, sur les côtés d'une suite d'os ou de cartilages, dont le nombre, la forme et la disposition varient beaucoup dans les différens poissons. Leur ensemble forme une sorte de sternum qui est du moins aux arcs branchiaux ce que cet os est aux côtes des *mammifères*, des *oiseaux* et des *reptiles*. Dans la *raie batis* et la *raie bouclée*, il est composé de deux larges pièces, dont l'antérieure est fourchue, et la postérieure prolongée en fer de lance. La première pièce est ovale dans la *raie pastenaque* (R. *pastinaca*). L'*ange* (*squalus squatina*) l'a composé de sept pièces, une postérieure, grande, ayant trois pointes, dont les deux latérales s'articulent avec les derniers arcs de chaque côté; les six autres pièces, placées sur deux rangs, répondent aux six arcs antérieurs, et semblent, par leur forme grêle, n'en être que la continuation. On n'en trouve que deux dans la *morue* (*gadus morrhua*), une antérieure, plus grande, alongée, réunissant les trois premiers arcs de chaque côté, tandis que le dernier s'articule à l'autre pièce beaucoup plus petite et de forme pentagone. Au reste, plus de détails à ce sujet seroient peu utiles et fastidieux. Il suffira d'ajouter que l'articulation inférieure des arcs branchiaux se fait toujours d'une manière assez solide, qui ne permet à ces arcs que des mouvemens peu marqués dans cet endroit.

b. *Des branches hyoïdes.*

Ces branches ont été suffisamment décrites dans la Leçon XVIII, art. I. On a vu qu'en se joignant à l'os lingual, et, par son moyen, à l'extrémité des os intermédiaires auxquels aboutissent les extrémités inférieures des arcs branchiaux, ou en s'articulant immédiatement avec les premiers de ces os intermédiaires, elles suspendent la masse des branchies à l'os analogue au quarré des oiseaux. Mais dans les *raies*, qui sont dépourvues de ces branches, on trouve, en arrière des branchies, deux fortes pièces qui les remplacent. La pièce supérieure s'articule du côté de la vertèbre cervicale, derrière le quatrième arc branchial; l'inférieure est jointe de ce côté à la partie postérieure du cartilage intermédiaire; toutes deux se rapprochent, la supérieure en descendant, l'inférieure en montant, en arrière et en dehors, et se réunissent à angle aigu vis-à-vis de l'articulation de l'aile, à laquelle elles sont adhérentes. Il est évident qu'elles remplissent la même fonction, relativement aux branchies, que les branches hyoïdes, dans la plupart des cas, et qu'elles n'en diffèrent, à cet égard, que par la position.

c. *De l'opercule osseux ou cartilagineux, et des rayons de même nature de la membrane branchiostège.*

Les ichthiologistes ayant pris dans la présence ou l'absence de l'opercule et de la membrane branchiostège, dans la forme des pièces du premier, et dans le nombre des rayons de celle-ci, une partie des caractères qui leur ont servi à distribuer méthodiquement les poissons, ces parties sont par-là même assez bien décrites dans leurs livres, pour nous dispenser de nous y arrêter. Remarquons seulement qu'ils ont cru quelquefois que l'opercule manquoit, lorsqu'il n'étoit que fort petit, comme dans les *mormyres.* La principale pièce de l'operculé est articulée vers son angle antérieur et supérieur, par une cavité glénoïdale, sur une tête que lui présente le bord supérieur et postérieur de l'os carré. Nous verrons plus bas que les muscles qui le meuvent lui font exécuter des mouvemens de bascule sur ce point, qui écartent de la tête son bord libre, ou l'en rapprochent.

Le nombre des rayons de la membrane branchiostège varie, comme l'on sait, dans les différens genres; mais ces rayons s'appuient toujours et s'articulent par leur extrémité antérieure sur la face externe des deux premières pièces des branches hyoïdes, de manière à pouvoir s'écarter ou se rapprocher par leur autre extrémité.

d. *Des muscles propres des branchies.*

Ils rapprochent ou écartent les branchies les unes des autres, et ferment ou rendent plus ouvert chacun des arcs osseux ou cartilagineux qui les composent.

1°. Quatre paires de muscles grêles s'attachent, en arrière, à l'apophyse supérieure de chaque arc, se rapprochent et se dirigent en avant et en haut pour se fixer à la base du crâne, à peu près au même endroit, vis-à-vis du premier arc de chaque côté. Lorsque les apophyses des deux derniers arcs sont rapprochées de manière à n'en faire qu'une, comme cela se voit dans la *truite*, on ne compte que trois paires de ces muscles. Ce sont des abducteurs des branchies, c'est-à-dire, qu'ils les écartent l'une de l'autre en les tirant en dehors et en avant; en même temps ils servent à les suspendre et à les appliquer au crâne, pour peu que leur extrémité supérieure s'en soit écartée; ils ouvrent ainsi un peu leurs arcs.

Ces muscles ne se trouvent pas dans les *raies*, les *squales*, et, à ce qu'il paroît, dans tous les poissons appelés *à branchies fixes*.

2°. Quatre autres paires, logées en partie dans le canal creusé le long de la partie inférieure de chaque arc, et qui se portent de-là sur les os intermédiaires correspondans, aident les premiers dans ce dernier effet, c'est-à-dire, qu'ils ouvrent les arcs en tirant en bas leur portion inférieure. Peut-être les écartent-ils encore les uns des autres en les portant un peu en dehors et en avant.

3°. Une paire de petits muscles, qui s'attachent à la portion inférieure des os en ceinture, par un ventre charnu, et se fixent, d'autre part, par un tendon grêle au dernier os intermédiaire, au-devant de l'extrémité inférieure des os pharyngiens.

Ils ont pour analogues, dans les *raies*, deux muscles très-forts, fixés en arrière par deux tendons épais, au grand cartilage transverse, et se portant obliquement, en avant et en dedans, sous le cartilage moyen des branchies, où ils s'attachent d'autre part. En tirant ce cartilage en arrière et en bas, ils doivent ouvrir à la fois tous les arcs des branchies qui s'y réunissent de chaque côté.

4°. D'autres muscles servent encore à cet effet dans les mêmes poissons, et n'existent que chez eux. On se rappellera, pour bien comprendre leur disposition et leur usage, que chaque arc des branchies est composé, dans les *raies*, de deux pièces, très-mobiles l'une sur l'autre, et réunies à angle aigu; que de la convexité de ces arcs partent, en rayonnant, onze à douze branches cartilagineuses soudées à cette partie, et qui s'avançent jusqu'au bord externe des branchies; que chacune de celles-ci est composée de deux séries de lames bien disjointes, soutenues par ces rayons. Entre la série antérieure de ces lames et ces derniers, se trouve le muscle en question : ses fibres semblent partir de chaque côté du rayon moyen, en se dirigeant vers les autres, mais particulièrement vers leur extrémité, en sorte que leur action doit tendre à rapprocher celle-ci de ce rayon, et par conséquent à écarter les deux bouts de l'arc et à l'ouvrir. Son action est bornée par plusieurs ligamens qui vont de la base du rayon le plus près des extrémités de l'arc, vers l'extrémité du rayon suivant.

5°. Cet arc est fermé par un autre muscle, que nous n'avons de même trouvé que dans les *raies* et les *squales*. Il est court, épais et cylindrique, et situé en travers dans l'angle que forment les deux pièces de l'arc, où sont creusées deux fossettes assez profondes, dans lesquelles s'attachent ses deux extrémités.

6°. Il y a, au contraire, dans la plupart des poissons osseux, un muscle plus ou moins fort, qui s'élève le long du bord postérieur du dernier arc, de la pièce inférieure à la pièce supérieure. Ce muscle vient de l'extrémité supérieure de l'os pharyngien qu'il soulève; mais son action doit être aussi de tendre à fermer le dernier arc et, par son moyen, les trois autres.

7°. D'autres muscles rapprochent les arcs les uns des autres, ce sont des *adducteurs*. Il y en a deux, dans la *truite*, qui s'attachent d'un côté aux apophyses supérieures des deux derniers arcs, et se réunissent à un tendon commun, fixé aux extrémités supérieures des deux premiers. Dans le *congre*, on trouve d'abord un petit muscle qui part de l'extrémité supérieure du premier arc, et va à celle du deuxième : puis deux autres muscles, l'un placé entre le premier et le deuxième arc, l'autre entre le deuxième et le troisième. Ils vont obliquement de dedans en dehors et d'avant en arrière, d'une portion supérieure de ces arcs à l'autre.

8°. Dans les *raies* et les *squales*, toutes les branchies sont rapprochées à la fois par un muscle très-fort qui les enveloppe toutes ensemble ; de manière qu'il n'y a que le côté des branchies qui répond à l'intérieur de la bouche qui ne soit pas contenu dans le sac qu'il forme. Ses fibres sont parallèles et dirigées obliquement d'avant en arrière ; on y remarque cinq intersections tendineuses qui répondent à la circonférence externe des muscles décrits n°. 4. Ses fibres sont écartées le long de la ligne qui répond aux ouvertures branchiales : lorsqu'il se contracte, il rétrécit considérablement les cavités des branchies, et doit en faire jaillir l'eau avec force.

Les branchies du *poisson lune* (*tetraodon mola*), sont enveloppées par un sac analogue, composé de deux muscles distincts, dont l'un répond au côté externe, et l'autre au côté interne.

Outre ces muscles propres aux branchies et qui les meuvent immédiatement, nous ne devons pas oublier d'en indiquer ici deux paires qui, quoique n'agissant sur les arcs que d'une manière médiate, n'ont pas moins une grande influence sur leurs mouvemens.

Ce sont, 1°. deux muscles très-forts, qui forment en arrière la paroi inférieure de l'abdomen, et plus en avant celle de la poitrine, s'attachent à la partie inférieure des premières côtes, puis à celle de l'os en ceinture, et passent de cet os, rapprochés l'un de l'autre, à la face supérieure de l'os en forme de cœur : ils tirent cet os en arrière, et, par son moyen, les extrémités antérieures des branches hyoïdes, la langue et toutes les extrémités inférieures des arcs branchiaux, qui sont en même temps portés en bas ; ils ouvrent, sans doute, ces arcs avec plus de force et plus d'effet que tous les muscles propres des branchies, que nous avons dit être destinés au même usage.

2°. Ces deux muscles sont aidés par une autre paire, qui vient de l'extrémité antérieure et inférieure des os en ceinture, et s'attache, sur les premiers, au même os cordiforme.

e. *Des muscles de l'opercule et de la membrane branchiostège.*

Dans les poissons qui ont un opercule osseux, il y a deux muscles pour chaque opercule, l'un qui le ferme et l'autre qui l'ouvre ; et un muscle commun aux deux opercules, qui les rapproche l'un de l'autre.

L'*abducteur* est fixé, d'un côté, dans la fosse temporale, au-dessus de celui qui porte l'os carré en avant ; et de l'autre, à l'angle antérieur et supérieur de cet opercule. En tirant cet angle en haut et en dedans, il fait faire à ce dernier un mouvement de bascule, qui écarte des branchies son bord libre.

9°. *L'adducteur* pair s'attache à la face interne et supérieure de l'opercule, en arrière de l'articulation, et va se fixer, par son autre extrémité, à la base du crâne. Il est court et large.

10. L'autre *adducteur* ou l'*adducteur commun*, s'attache en dedans des rayons et même des plaques de chaque opercule : ses fibres passent d'un opercule à l'autre en traversant l'os cordiforme, qu'elles recouvrent en dessous : il applique les deux opercules à la fois sur les ouvertures des branchies. Ses antagonistes sont le grand abaisseur de la mâchoire inférieure, et les muscles décrits dans la page précédente.

La membrane branchiostège, dans les poissons à opercule osseux, est écartée du corps par le grand abaisseur de la mâchoire inférieure, dont les fibres s'attachent en partie, de chaque côté, sur les rayons de cette membrane.

11°. Les rayons sont écartés les uns des autres, et la membrane branchiostège est développée et appliquée contre l'ouverture des branchies par un muscle composé de deux portions, dans la *truite* ; l'une tient au bord inférieur de la pièce postérieure de l'hyoïde ; l'autre est attachée à la face interne des cinq rayons antérieurs, et tient aux autres par de longs filets tendineux qu'elle leur envoie. Toutes deux

deux se réunissent en un tendon, qui passe sous l'extrémité antérieure de la branche hyoïde opposée, et va s'épanouir sous l'os lingual. Le tendon du muscle gauche passe devant celui du droit. La seconde portion de ce muscle a l'usage indiqué d'abord, tandis que la première ne peut servir qu'à abaisser la langue. Ce muscle existe avec quelques petites différences dans tous les *poissons osseux*. Il se retrouve même dans l'opercule des *balistes* et des *tétrodons*, qui répond, par sa structure, à la membrane branchiostège des poissons osseux. Mais, outre cela, l'opercule charnu du *tetraodon mola* est composé de plusieurs muscles remarquables. Le principal, qui forme presqu'entièrement cet opercule, est composé de plusieurs couches de fibres parallèles, qui vont d'une portion de l'os en ceinture à l'autre, et s'amincissent beaucoup vers le bord libre de cet opercule. Ce bord est appliqué à l'ouverture des branchies par deux petits muscles qui en partent de chaque côté, et remontent sur la face interne de l'os en ceinture, l'un en avant, l'autre en arrière.

### *f. Muscles des os pharyngiens.*

Ces os, dont il a déja été question (Leç. XVIII, art. VI), sont mus par un assez grand nombre de muscles, dont nous avons renvoyé la description à cet article, à cause de leur influence marquée sur les mouvemens des branchies, et comme servant à les expliquer en partie.

Les uns agissent particulièrement sur les os pharyngiens inférieurs ; d'autres appartiennent aux plaques ou aux os pharyngiens supérieurs.

1°. *Muscles des plaques ou des os pharyngiens supérieurs.*

Les uns ne servent presque qu'à suspendre ces plaques au crâne, et les branchies avec elles. Dans le *turbot*, etc., on en compte deux paires, plus fortes que celles qui suspendent les arcs. Comme leur attache supérieure à la base du crâne est un peu plus en avant que leur attache inférieure sur les plaques, ils soulèvent obliquement celles-ci en les tirant en avant, et entraînent avec elles les extrémités supérieures des arcs, qu'ils servent à ouvrir.

Les autres font exécuter à ces plaques des mouvemens de bascules sur les extrémités des arcs, avec lesquelles elles s'articulent particulièrement.

Ils sont au nombre de deux dans le *turbot.* L'un vient des apophyses réunies des deux arcs postérieurs, et s'avance sur l'os pharyngien jusqu'à son extrémité antérieure, où il se fixe.

L'autre va de la même extrémité au deuxième arc. Tous deux la relèvent et abaissent en même temps l'extrémité opposée, qui se rapproche alors des os pharyngiens inférieurs.

Le premier de ces muscles existe seul dans le *congre.*

### 2°. *Muscles des os pharyngiens inférieurs.*

Ces muscles diffèrent suivant que les os pharyngiens inférieurs sont courts, plus ou moins adhérens au dernier arc branchial, ne dépassant pas la pièce inférieure de cet arc, comme cela a lieu dans la plupart des cas ; ou suivant qu'ils s'élèvent au-delà de cette portion et qu'ils en sont plus détachés, comme ceux des *carpes*. Dans la première supposition ils participent bien plus aux mouvemens des branchies que dans la dernière. On en compte alors trois paires.

Deux d'entre elles s'attachent à la portion inférieure des os en ceinture, l'une plus près de leur extrémité, l'autre plus haut. Toutes deux se rapprochent en s'élevant sous l'os pharyngien de leur côté, et s'insèrent ensemble à peu près au milieu de la face inférieure de ces os. Ces muscles tirent en bas les os pharyngiens, et entraînent avec eux les extrémités inférieures des arcs qu'ils ouvrent.

Une troisième paire s'attache, dans la *perche*, au même endroit de l'os pharyngien, et va s'insérer en avant sur le bord tranchant de l'os en cœur, qu'elle soulève; ou lorsque cet os est plus fixe que son autre attache, elle produit le même effet que les deux précédentes. Les analogues de ces muscles, dans le *lump*, viennent de l'extrémité postérieure des os pharyngiens, et s'avancent jusque sous les premiers os intermédiaires, où ils se fixent.

Les muscles des os pharyngiens sont particulièrement forts et multipliés dans la *carpe*, chez laquelle ces os sont de véritables mâchoires intérieures, armées de fortes dents, propres à broyer, et qui broyent en effet les alimens contre une espèce d'enclume fixée sous la partie postérieure de la base du crâne. (*Voy.* Leçon XVIII, art. VI, et Leçon XVII, article IV, tome III, page 191). Pour exercer cette action, ils avoient besoin d'être plus libres qu'ils ne le sont ordinairement; voilà pourquoi, au lieu d'être attachés aux arcs postérieurs des branchies, ils s'élèvent derrière ces arcs, jusque près de la tête, à laquelle ils sont suspendus par des muscles. Ce sont :

1°. Deux muscles extrêmement forts, fixés supérieurement sur les côtés de la base du crâne, derrière l'adducteur de l'opercule, et qui s'attachent d'autre part à l'extrémité supérieure de ces os. Ils les soulèvent en les tirant un peu en dehors

2°. Deux autres muscles attachés d'un côté au bord interne de cette même extrémité, et de l'autre à l'angle externe de la cavité glénoïde, qui reçoit l'os pharyngien supérieur. Ils tirent l'extrémité supérieure des os pharyngiens en dedans.

3°. Deux forts muscles, qui tiennent par leur extrémité antérieure à la partie moyenne des os pharyngiens, et vont obliquement, en arrière et en dedans, se fixer à l'extrémité de l'apophyse occipitale. Ils tirent les os pharyngiens en arrière.

4°. Ces mêmes os sont rapprochés l'un de l'autre par un muscle impair très-fort, que nous appellerons *digastrique-adducteur*, à cause de sa forme et de son usage. Les deux ventres dont il est composé tiennent à la partie moyenne de chaque os, et se rendent à un tendon commun, situé dans l'intervalle de la portion antérieure de ces mêmes os, et lié à des fibres aponévrotiques qui remplissent cet intervalle. Aidé des fibres transversales du pharynx, qui vont d'un os pharyngien à l'autre, ce muscle doit agir avec beaucoup d'efficacité pour rapprocher ces deux os l'un de l'autre, en faisant glisser leurs dents contre la dent supérieure. Leur action, comme l'on voit, appartient plutôt à la mastication et à la déglutition qu'à la respiration; mais leur histoire ne pouvoit être séparée de celle des précédens et des suivans.

5°. Deux muscles forts, qui se fixent à la face interne des os en ceinture, et s'attachent d'autre part par un tendon très-fort à l'extrémité antérieure des os pharyngiens. Ces muscles doivent tirer en dedans et en avant les os en ceinture, ou, quand ceux-ci sont fixes, ils tirent en arrière et en bas les deux os pharyngiens à la fois.

6°. Deux autres muscles, fixés d'une part à la face inférieure de la partie antérieure des os pharyngiens, et de l'autre à la face interne des os en ceinture, peuvent de même rapprocher les extrémités inférieures des os en ceinture de la ligne moyenne, ou bien écarter l'un de l'autre les os pharyngiens.

7°. Enfin nous devons décrire, parmi les muscles qui appartiennent à ces os, une paire de muscles grêles et longs, qui se portent de l'extrémité inférieure et antérieure des os pharyngiens, à une apophyse qui répond à l'os intermédiaire du dernier arc. Ils tirent les os pharyngiens en avant.

B. *Dans les reptiles.*

C'est dans l'*acholotl*, espèce de salamandre à branchies, ou de proteus du Mexique, que nous avons le mieux distingué ce mécanisme. Nous avons dit que les panaches, qui constituent ses branchies, étoient suspendus à quatre arcs cartilagineux, semblables à ceux qui supportent les lames dans les branchies des poissons, et dentelés comme eux sur leur bord interne. L'extrémité supérieure de ces arcs tient aux vertèbres cervicales, et l'inférieure vient se joindre à l'extrémité des cornes de l'hyoïde, qui remplace, dans ce cas-ci, les os intermédiaires décrits dans les poissons. Le même hyoïde s'unit par son extrémité antérieure à deux petits arcs également cartilagineux, comparables à ce que nous avons appelé *branches hyoïdes* dans les poissons, qui sont attachés par leur bout supérieur aux côtés de la base du crâne, et servent ainsi à suspendre l'hyoïde et à l'assujettir.

Ces derniers arcs, ceux des branchies, l'hyoïde, les panaches même sont mis en mouvement par des muscles particuliers, dont nous allons donner l'aperçu.

Les premiers ont chacun un muscle très-fort, qui descend de la base du crâne, le long de leur côté convexe, jusqu'à leur extrémité inférieure. Ils ont pour usage d'ouvrir les arcs branchiaux, en éloignant cette extrémité de la voûte du palais.

Les arcs des branchies sont rapprochés l'un de l'autre par un muscle dont l'attache postérieure est à l'extrémité inférieure du dernier, qui s'avance sous celle des trois autres arcs, et leur envoie à chacun une languette.

Il a pour antagoniste un petit muscle fixé d'un côté à l'extrémité inférieure des branches hyoïdes, et qui se porte en arrière jusque sous le premier arc des branchies, auquel il s'attache, vis-à-vis de la languette du précédent.

L'hyoïde est tiré en avant, ou porté en arrière par deux génio-hyoïdiens, et par autant de pubio-hyoïdiens, qui remplacent à la fois, comme dans les *salamandres*, les sterno-hyoïdiens, et les droits du bas-ventre. Il est soulevé par un muscle semblable au mylo-hyoïdien de ces mêmes animaux.

Enfin les panaches eux-mêmes sont abaissés ou relevés par autant de paires de muscles, qui s'attachent supérieurement et inférieurement à la convexité des arcs des branchies, et dont les autres points fixes sont à la base de ces panaches.

## VINGT-SEPTIÈME LEÇON.

### *Des organes de la circulation et de la respiration dans les animaux sans vertèbres.*

Tous les animaux vertébrés réunissant ces deux sortes d'organes, ne peuvent offrir de variété dans leurs combinaisons; mais les animaux sans vertèbres pouvant manquer des uns ou des autres, on a pu établir entr'eux des rapports à cet égard, lesquels sont très-constans dans les classes où nous connoissons parfaitement ces organes.

Ainsi, dans les *mollusques*, les *vers à sang rouge* et les *crustacés*, où il y a une circulation complète, on observe des branchies circonscrites.

Dans les *insectes*, où tout le corps est nourri par un fluide stagnant, la respiration se fait par des trachées, qui se répandent par-tout.

Dans les *zoophytes vrais*, *méduses* et *polypes*, où le corps lui-même sert de paroi au canal intestinal, et absorbe directement sa nourriture, il n'y a point d'organe particulier de respiration. Le corps entier respire aussi par-tout.

Nous n'osons encore assigner, d'une manière affirmative, les lois de cette organisation, par rapport à la famille des *échinodermes*, et à celle des *aranéides*; nous exposerons cependant notre sentiment à leur égard, dans des articles particuliers.

## PREMIÈRE SECTION.

### *Des organes de la circulation.*

## ARTICLE PREMIER.

### *Dans les mollusques.*

LA classe des mollusques offre, à elle seule, presqu'autant de modifications des organes de la circulation, que les quatre classes d'animaux vertébrés ensemble; cependant ces modifications n'ont rapport qu'au nombre et à la position des oreillettes et des ventricules, et non pas à la marche de la circulation, qui est toujours double dans ces animaux. Nous avons donné dans la XXIVe Leçon le tableau général de ces modifications; il ne nous reste qu'à entrer dans les détails de leurs descriptions particulières.

### A. *Dans les mollusques céphalopodes.*

Ce sont ceux de tous les animaux connus où les organes de la circulation sont le plus compliqués, puisqu'ils ont trois coeurs distincts, deux pulmonaires et un aortique ; mais aucun des trois n'a d'oreillette.

Le tronc de la veine-cave descendante, formé de la réunion des branches qui arrivent des bras et de la tête, se rend du col vers le fond du sac abdominal, le long de la face antérieure du foie : il reçoit la veine hépatique, et immédiatement après, arrivant à-peu-près au milieu de l'abdomen, il se bifurque, et chacune de ses branches se rend transversalement à l'un des cœurs latéraux : mais avant d'y arriver, elles reçoivent elles-mêmes d'autres branches de diverses parties. Ainsi, immédiatement après être sorties du tronc, elles reçoivent chacune une veine qui vient des intestins et des parties postérieures ; et au moment où elles vont entrer dans ces cœurs, elles en reçoivent chacune une autre qui arrive des parties inférieures.

Le tissu de toutes ces veines est extrêmement mince et transparent. Elles sont beaucoup plus larges et plus extensibles que les artères. Je n'ai vu, dans toute leur portion abdominale, qu'une seule valvule, à l'entrée de la veine hépatique, dans le tronc descendant.

Les deux grosses branches transversales qui se rendent aux cœurs latéraux, et toutes celles qui aboutissent immédiatement dans ces deux-là, sont percées de trous, qui donnent dans des appendices très-singuliers, d'apparence glanduleuse ou ramifiée, et tels qu'aucun autre animal ne m'a rien offert de semblable dans son système veineux.

Ils sont considérables en nombre et en volume, d'un blanc-jaunâtre opaque, et on ne peut leur concevoir que deux usages ; ou celui de séparer du sang artériel une humeur quelconque, qu'ils verseroient dans le sang veineux ; ou celui d'absorber une portion de la liqueur épanchée dans l'abdomen, et de la reporter dans les veines. Je me suis déja expliqué en faveur de cette dernière idée, dans la XXIIIe Leçon, et je puis ajouter, comme une nouvelle raison, la petite quantité d'artères que ces corps extraordinaires reçoivent, et qui, suffisante pour les nourrir, ne paroît pas l'être pour fournir à une secrétion proportionnée à leur volume.

Les deux cœurs latéraux sont situés à la racine des branchies ; ils sont plus ou moins arrondis ; leurs parois sont épaisses, musculeuses, quoiqu'un peu molles, et des colonnes charnues assez larges, y interceptent intérieurement une infinité de mailles rondes, de diverses grandeurs.

Ces cœurs sont, dans le *poulpe*, d'une couleur singulière ; d'un brun-rouge très-foncé, comme ils pourroient être dans un animal à sang rouge, tandis que tous les autres viscères, les muscles et le cœur aortique lui-même, sont d'une couleur blanchâtre.

L'entrée de la veine dans chaque cœur latéral, est garnie de deux valvules membraneuses, rectangulaires : fixées par leurs bases et par leurs extrémités, libres par leur bord interne seulement, elles laissent entrer le sang, mais ne le laissent point sortir.

L'artère pulmonaire sort du cœur par l'extrémité opposée à l'entrée de la veine. Il n'y a aucune valvule à son origine dans le *poulpe*, mais dans la *seiche* et le *calmar*, il y en a quatre en forme d'autant de petites écailles ou mammelons charnus dirigés vers le poumon, formant une ceinture autour du canal de l'artère, et empêchant le sang de rétrograder. Elles sont un peu au-delà de l'origine et dans le tronc même de l'artère.

Celle-ci marche le long du bord externe et postérieur de la branchie, et donne autant de rameaux latéraux et perpendiculaires à son tronc, qu'il y a de feuillets branchiaux. Nous verrons à l'article de la respiration, comment ils s'y divisent et s'y changent enfin en petites veines, qui se rassemblent aussi en autant de rameaux qu'il y a de feuillets. Une veine branchiale marche le long de l'autre bord de la branchie, c'est-à-dire, le long de son bord interne et antérieur, et recueille tout le sang de ces rameaux. Arrivée au bas du corps de la branchie, elle le quitte et se rend transversalement vers la partie moyenne du corps, un peu au-dessous et en arrière de l'endroit où la veine-cave s'étoit bifurquée.

C'est-là qu'elle aboutit au troisième cœur, ou cœur intermédiaire ou aortique.

Il reçoit donc deux veines pulmonaires, une de chaque branchie; elles s'y rendent directement et sans éprouver aucune division, et elles y aboutissent chacune par son côté. Leurs entrées sont garnies, l'une et l'autre, de deux valvules membraneuses et rectangulaires, toutes pareilles à celles des entrées des veines-caves dans les cœurs pulmonaires.

Le cœur aortique est d'un tissu plus ferme que les deux cœurs pulmonaires; sa couleur est blanche. Sa forme est longitudinalement ovale dans le *calmar*; transversalement dans le *poulpe*; presqu'en trefle dans la *seiche*. Ses parois intérieures sont garnies d'une infinité de cordons musculeux qui s'entrecroisent dans tous les sens. Il produit dans le *poulpe*, deux artères principales, et quelques autres plus petites, qui toutes sortent immédiatement de sa cavité, et non d'un tronc commun. La supérieure monte presque parallèlement à la veine-cave et en sens contraire; elle lui donne des rameaux, ainsi qu'aux parties environnantes. L'inférieure est la plus grosse artère, et vraiment l'analogue de l'aorte; après avoir donné des rameaux aux parties inférieures du sac, elle se recourbe pour remonter par derrière les viscères vers la tête, donne des branches aux intestins, au foie, à l'œsophage, et se termine vers la masse charnue de la bouche, par un cercle qui entoure l'œsophage, et d'où partent les branches du jabot, des glandes salivaires, de la bouche et des pieds.

B. *Dans les mollusques gastéropodes.*

Ils ont tous, sans exception, un système pulmonaire inverse de celui des poissons; c'est-à-dire, un seul cœur composé d'une oreillette et d'un ventricule, lequel reçoit le sang du poumon pour le distribuer dans le corps; au lieu que celui des poissons distribue le sang du corps dans le poumon. En un mot, les *gastéropodes* n'ont jamais qu'un *cœur aortique.*

Toutes les veines du corps aboutissent dans une ou deux veines-caves, qui, au moment où elles arrivent à l'organe respiratoire, se changent subitement en artères pulmonaires, sans que le passage soit marqué par un ventricule, ni même par des valvules; c'est absolument comme le changement de la veine *porte mésaraïque* en veine *porte hépatique.*

La position de l'organe pulmonaire détermine celle de ces veines, ainsi que leur direction; mais cet organe est d'ordinaire dans le voisinage du rectum, pour recevoir plus promptement les veines des intestins qui, comme nous l'avons vu (Leçon XXIII), apportent aussi le chyle. Il y vient aussi de grands troncs du foie.

Ainsi, dans les *doris*, où les branchies sont en cercle autour de l'anus, la veine-cave, après avoir recueilli, par ses rameaux, le sang de tout le corps, et traversé le foie, arrive au-dessus du rectum, et s'y divise en rameaux qui vont en rayontant s'enfoncer dans la base de toutes les houpes des branchies, et y porter le sang. Ces mêmes branchies rendent le sang qui a respiré, par des vaisseaux pareils à ceux qui le leur ont amené. L'oreillette du cœur, qui est en forme de pyramide à base mince, mais excessivement évasée, contourne cette base, de manière à lui faire faire un cercle, et à recueillir le sang qui arrive de la branchie par tous ces vaisseaux de second genre, ou ces veines pulmonaires. Elle le porte immédiatement dans le cœur, qui est rond, plat et posé sur la partie postérieure du foie. Ce cœur a des valvules à son entrée et à sa sortie, qui se fait par une grosse artère, divisée sur-le-champ en quatre branches : l'une qui se recourbe en arrière, et se perd bientôt dans le foie ; deux autres qui se rendent également dans cette glande ; et la quatrième, qui est la continuation du tronc, et se porte directement en avant en fournissant des rameaux à l'intestin, à l'estomac, aux glandes salivaires, aux organes de la génération, à la bouche, et se perd enfin dans la masse charnue du pied.

Dans les *tritonies* et les *phyllidies*, qui ont les poumons placés aux deux côtés du corps, le *cœur* est au milieu, vers le dos. Son oreillette est en arrière de lui, et s'étend transversalement d'un côté à l'autre. Elle reçoit le sang par deux, ou plutôt par quatre veines pulmonaires, qui règnent des deux côtés du corps, d'une extrémité à l'autre, dans l'épaisseur de son enveloppe charnue, et qui reçoivent elles-mêmes le sang de toutes les petites houpes branchiales. Celles-ci l'avoient pris de deux artères régnant également des deux côtés dans l'épaisseur de l'enveloppe, et parallèles aux veines, et ces artères pulmonaires avoient recueilli le sang de tout le corps, par six grosses veines, trois de chaque côté, venant principalement du foie et des intestins. Les veines de l'enveloppe s'y rendent sans sortir de son épaisseur.

Le coeur ayant ainsi reçu du poumon le sang qui vient de respirer, le distribue par tout le corps au moyen de trois grosses artères, dont l'une va en arrière dans l'ovaire, une seconde en-dessous dans le foie et les intestins; la troisième en avant, aux organes mâles de la génération, à la bouche et à la masse charnue du pied.

*L'onchidium* a quelques rapports avec la *tritonie.* Il y a également deux vaisseaux creusés dans l'épaisseur de l'enveloppe charnue des deux côtés, et qui portent le sang du corps dans le poumon; mais c'est par leur extrémité seulement, attendu que le poumon est creusé lui-même à l'arrière du corps. Ces vaisseaux reçoivent le sang des viscères par beaucoup de petites veines qui s'y rendent séparément, et celui de l'enveloppe par d'autres creusées dans son épaisseur. Le cœur est tout près du poumon en arrière au côté droit. Son oreillette est très-grande et garnie de beaux filets charnus. Il ne produit qu'un gros tronc, qui donne d'abord une branche au foie et aux viscères; puis une

une longue rétrograde pour le rectum, et les organes de la génération qui sont en arrière du côté droit. Il passe ensuite dans le collier de l'œsophage et donne deux grosses branches pour l'enveloppe générale. La droite donne un rameau à la glande salivaire de son côté; la gauche également, et de plus à l'organe mâle de la génération; le tronc se perd ensuite dans la masse de la bouche.

Un des systèmes circulatoires les plus curieux, est celui de l'*aplysia*. De chaque côté, dans l'enveloppe charnue, est creusé un grand vaisseau enveloppé de rubans musculeux qui se croisent en toute sorte de sens; ces vaisseaux reçoivent, par des veines ordinaires, le sang de certaines parties. J'en ai très-bien vu, par exemple, deux qui leur arrivent de la glande qui entoure la coquille, et qui produit la liqueur pourprée; mais il m'a paru tout aussi clairement qu'ils communiquent immédiatement avec la cavité de l'abdomen, par beaucoup de grands trous. Ces trous se ferment-ils dans l'état de vie par la contraction des muscles, ou une membrane fine qui formoit le corps du vaisseau, m'a-t-elle échappé? c'est ce que j'ignore. Quoi qu'il en soit, ces deux gros vaisseaux se réunissent à l'arrière du corps, et de leur réunion en naît sur-le-champ un troisième, qui est l'artère pulmonaire; elle est fort grosse aussi, et se porte en avant dans un des côtés du triangle membraneux qui porte des branchies sur ses deux faces. Elle distribue le sang à tous les feuillets branchiaux,



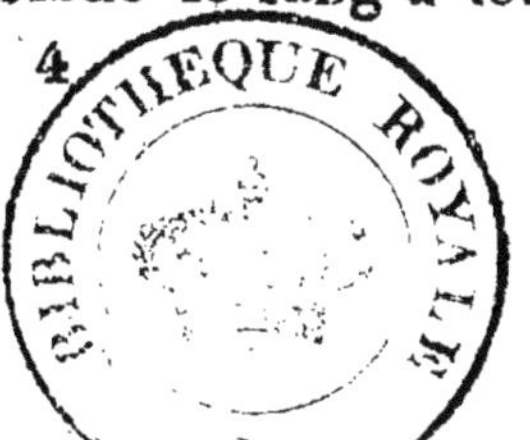

par autant de rameaux ; ce sang retourne ensuite par des rameaux semblables, mais d'une direction opposée, dans la veine pulmonaire, qui règne sur le côté antérieur du triangle branchial, et qui aboutit dans l'oreillette.

L'oreillette et le cœur sont situés en travers, sur le milieu du corps, avançant un peu vers la gauche, et enfermés dans un péricarde ; l'oreillette est fort grande, mince, transparente, renforcée de filets musculaires, minces, qui interceptent de larges losanges. Le cœur est ovale, épais, à colonnes musculeuses fortes : il n'a de valvules qu'à son entrée ; elles sont rectangulaires. L'artère se divise, à sa sortie même, en trois troncs principaux.

Le premier se rend à gauche, dans le foie et les intestins ; le second en avant dans les estomacs. Le troisième, qui est le plus gros, reste plus long-temps dans le péricarde en se dirigeant à droite. Il y est pourvu d'un appareil très-extraordinaire, et dont l'usage est inconnu ; une double crête toute remplie intérieurement de ramifications qui sortent de l'artère même, et qui se remplissent quand on injecte celle-ci : elles paroissent aveugles, et quand elles s'affaissent le liquide qu'elles contiennent retourne simplement dans l'artère, sans passer par les veines.

Après être sortie du péricarde, cette artère donne une branche pour les parties de ce côté de l'enveloppe ; elle se porte ensuite directement en avant sous l'œsophage : arrivée sous le jabot, elle donne un rameau rétrograde qui s'enfonce encore dans l'enveloppe générale; sous le collier nerveux qui entoure l'œsophage, elle en donne un second, qui se porte en arrière, et à gauche dans cette même enveloppe; puis, immédiatement après, un troisième qui se porte à droite pour la verge. Le reste du tronc se bifurque ensuite pour se perdre dans la bouche et les parties de l'enveloppe qui sont dessous.

Dans la *limace* où le poumon est sur la partie antérieure du corps, le cœur y est aussi immédiatement sous le poumon. Les innombrables ramifications qui rampent sur la face interne du poumon, aboutissent toutes à l'oreillette, et celle-ci dans le cœur situé sous elle, lequel produit en arrière deux grosses artères, une qui se recourbe subitement en avant pour la bouche, les organes de la génération et l'enveloppe générale; l'autre, qui va droit en arrière, et se distribue à tous les viscères. Je connois moins le système veineux.

La circulation du *pleurobranche* a de grands rapports avec celle de l'*aplysia.* Seulement comme le cœur est plus en avant, c'est l'artère postérieure qui est la plus grosse des trois, parce qu'elle a plus de parties à nourrir.

Dans les *gastéropodes testacés* le cœur et son oreillette sont situés dans le fond de la grande cavité pulmonaire, laquelle occupe le dessus du devant du corps, vers le bord de la coquille. Le poumon, quelle que soit sa forme, reçoit le sang du corps, et il en reçoit sur-tout beaucoup de la dernière partie de l'intestin, qui rampe sur les parois de la cavité pulmonaire, et s'ouvre même tantôt dedans, tantôt à son bord. Le sang, après avoir respiré, se rend dans l'oreillette, et de là, comme à l'ordinaire, dans le cœur, et par lui, dans tout le corps, par des artères qui varient comme la forme générale de l'animal.

Dans la *patelle*, où les branchies forment un cordon tout autour du corps, sous le manteau, la veine pulmonaire en fait un autre qui entoure le premier; elle recueille par de petites veines le sang de tous les feuillets branchiaux, et le porte par un seul tronc dans le cœur, qui est situé au-dessus de la tête, et qui le distribue par-tout.

C. *Dans les mollusques acéphales.*

Ceux de ces mollusques qui ont le cœur dans le dos, et traversé par le rectum, l'ont parfaitement symmétrique, ovale, plus large en arrière, et accompagné d'une oreillette de chaque côté.

Les branchies de ces animaux forment quatre feuillets parallèles; chaque oreillette reçoit le sang des deux branchies de son côté, et le transmet au cœur. Ces oreillettes sont triangulaires, très-élargies du côté des branchies, et pointues vers le cœur. Elles ont quelquefois des espèces de crêtes susceptibles de se dilater. Leurs parois sont transparentes, et peu garnies de filets. Leur entrée dans le ventricule est pourvue de deux valvules qui ne s'ouvrent que pour laisser entrer le sang.

Le ventricule lui-même est beaucoup plus fort que les oreillettes; ses parois sont opaques, et garnies de beaucoup de colonnes charnues. Le sang en sort par deux artères situées à ses deux extrémités, et qui suivent le rectum, l'une en montant du côté de la tête, l'autre en descendant vers l'anus.

Tel est le cœur des *moules d'étang* ou *anodontes*, des *vénus*, des *mactres*, des *cardiums*, des *solens*, des *pholades*, des *myes*, et, à ce qu'il paroît, de toutes les coquilles bivalves équivalves.

Mais les inéquivalves, ou du moins l'*huître*, et les *pélerines*, ont le cœur autrement placé; il est dans une cavité entre la masse du foie et le muscle qui ferme la coquille; il se dirige d'arrière en avant, c'est-à-dire du dos aux branchies, et non, comme les cœurs des autres bivalves, de bas en haut, ou de l'anus à la tête. Dans ce cas-là, les oreillettes, ou plutôt l'oreillette unique et bilobée, est située en avant du cœur, et non à ses côtés. Elle est remarquable dans l'huître par sa plus grande épaisseur et sa couleur rouge foncée. Du reste, elle reçoit de même le sang des branchies, et le cœur se distribue au corps par deux vaisseaux qui sortent par l'extrémité opposée à l'oreillette, et qui se rendent d'abord l'un en haut dans le foie, l'autre en bas dans le muscle.

Chaque branchie a une infinité de petits vaisseaux droits et parallèles qui arrivent perpendiculairement à un grand, lequel règne tout le long du dos de la branchie ; et ce sont ces vaisseaux dorsaux des branchies qui portent le sang dans les oreillettes.

Mais chaque branchie a en même temps une autre couche de petits vaisseaux semblables et parallèles aux premiers, et qui versent le sang veineux dans les extrémités de ceux-ci.

Ce sang arrive dans cette couche dernièrement mentionnée, par un autre vaisseau dorsal de chaque branchie, différent de celui dont nous avons parlé d'abord, et marchant à côté de lui ; lequel reçoit ce sang veineux des veines de tout le corps. Nous avons vérifié tous ces points par des injections de mercure faites sur l'huître commune.

D. Dans les *ptéropodes*, la circulation se fait comme dans les *gastéropodes*, par un cœur simple pourvu d'une oreillette unique qui reçoit le sang du poumon, et le transmet au reste du corps. Nous l'avons vu très-clairement dans l'*hyale* et le *pneumoderme*.

Dans les *brachiopodes* nous n'avons disséqué qu'un genre, qui nous a montré deux cœurs séparés, aortiques l'un et l'autre, c'est-à-dire recevant du poumon et envoyant dans le corps. Nous ne savons s'il y en a un troisième qui envoie le sang du corps dans le poumon. Ce seroit alors précisément le cas inverse des *céphalopodes* ; mais nous n'avons nulle raison d'y croire.

Il est toujours bien prouvé, par les détails dans lesquels nous sommes entrés dans cet article, que la classe entière des mollusques jouit d'une circulation aussi complette qu'aucun animal vertébré; que cette circulation est double, et que lorsqu'il n'y a qu'un ventricule, c'est l'aortique, et non le pulmonaire; que lorsqu'il y en a plus d'un, ils sont séparés, et forment autant de cœurs distincts; enfin que le passage des artères aux veines, tant dans la petite que dans la grande circulation, est aussi évident que dans les animaux plus élevés, quoique des anatomistes habiles l'aient nié encore tout récemment.

## ARTICLE II.

### *Des organes de la circulation dans les crustacés.*

LE cœur des *crustacés décapodes* est tout autrement fait que celui des *branchiopodes*. Le premier est ovale, circonscrit, et placé à peu près au milieu du thorax. L'autre est alongé, et s'étend d'un bout du corps à l'autre, de manière à paroître conduire comme par une nuance intermédiaire au vaisseau dorsal des insectes. Il a fait illusion à cet égard à quelques naturalistes; mais, si l'on vouloit lui trouver un analogue, c'étoit plutôt dans les *vers à sang rouge* qu'il falloit le chercher.

Le cœur des *décapodes*, (*crabes*, *homars*, *écrevisses*, *bernards-hermites*, etc.), est aussi un cœur aortique, comme celui des mollusques. Il reçoit le sang des branchies par un gros vaisseau qui remonte de la région ventrale, où il se porte sur la longueur du thorax, pour recevoir lui-même ce sang par des vaisseaux latéraux. Du moins c'est ainsi que j'ai vu la chose dans le *bernard-l'hermite*, mais il m'a semblé voir dans le *homar* que les veines des branchies se rendent directement par deux troncs dans les deux côtés du cœur. Sitôt qu'on injecte une des grosses veines des branchies, on voit la liqueur arriver au cœur par la voie que je viens d'indiquer. Le cœur donne de cette même partie postérieure un autre vaisseau, qui est artériel, se porte directement en arrière, et se distribue aux organes de la génération et aux muscles de la queue. La partie antérieure donne un nombre d'autres artères, variable selon les espèces.

Chaque pédicule de branchie contient deux vaisseaux principaux, un artériel et un veineux. Les veineux vont tous dans le cœur, et, comme nous l'avons dit, par un seul tronc dans les *décapodes*; mais dans les *branchiopodes*, où le cœur est alongé, ils s'y rendent tous directement, de manière qu'on y voit entrer une paire de ces veines par chaque anneau du corps dans lequel le cœur passe.

Les artères branchiales ne viennent pas du cœur. On a beau injecter celui-ci, la liqueur ne passe point aux branchies, quoiqu'il soit aisé de la faire passer des branchies au cœur.

J'ai découvert depuis peu dans les branchiopodes, et particulièrement dans une *mante de*

ner (*squilla fasciata*, Fab.), d'où vient le sang aux branchies. C'est d'une grosse veine-cave longitudinale qui va d'un bout du corps à l'autre, sous l'intestin, et par conséquent à la face opposée à celle qu'occupe le cœur. Elle est d'un tissu beaucoup plus mince que lui, et transparent, et elle donne de chaque côté autant de paires de vaisseaux pour les branchies, que le cœur en reçoit.

Je n'ai point encore vu cette veine-cave dans les décapodes, parce que je n'ai pas eu l'occasion de l'y chercher depuis que je l'ai vue dans les autres; mais l'analogie ne me permet pas de douter qu'elle ne s'y trouve aussi.

La circulation des crustacés est donc la même que celle des *mollusques gastéropodes;* une circulation double, mais dont le système aortique est seul garni d'un ventricule; encore ce ventricule mérite-t-il à peine ce nom dans les branchiopodes, tant il y est alongé et semblable à un vaisseau. Sous ce rapport, le système circulatoire de ces animaux ressemble à celui des *vers à sang rouge.*

Le cœur des *crustacés*, même des *décapodes*, n'a point d'oreillette, et je ne lui ai point encore vu de valvules.

Je n'ai pas besoin de dire que le sang lancé dans les artères par le cœur doit se rendre dans la veine-cave par des veines; c'est une nécessité évidente.

Ainsi je me vois avec plaisir dans le cas de rétracter ce que j'ai pu dire dans quelques-uns de mes écrits précédens, sur l'action purement absorbante des branchies des *mollusques acéphales* et des *crustacés ;* et je reconnois que leur circulation pulmonaire est complette, comme celle des animaux supérieurs, et comme celle des vers à sang rouge, dont je vais parler.

On voit très-bien le cœur des petits *monocles* de ce pays-ci se mouvoir, mais leur petitesse empêche de suivre leurs vaisseaux ; et nous n'avons point encore eu à notre disposition le grand monocle ou crabe des Moluques dans un état dissécable.

## ARTICLE III.

### *Du sang rouge des vers articulés, et de la marche de leur circulation.*

Les *mollusques* et les *crustacés* ont tous le sang transparent, ou tout au plus un peu bleuâtre. Ceux de la première de ces classes où l'on a cru voir du sang rouge, n'ont en effet de cette couleur que certaines liqueurs secrétées dans des organes particuliers. Mais toute la classe des *vers articulés*, tant marins que terrestres, a le sang plus ou moins coloré en rouge, et souvent tout aussi foncé que celui d'aucun animal vertébré. Nous l'avons observé en détail dans les *lombrics*, les *sangsues*, les *naïades*, les *néréides*, les *aphrodites*, les *amphinomes*, les *amphitrites*, les *térébelles* et les *serpules* : mais c'est dans l'*arénicole* (*lumbricus marinus*, L.), qu'il est le plus aisé d'observer, non-seulement la couleur du fluide nourricier, mais encore sa marche et sa direction; la couleur jaune de l'intestin et la couleur grise des parois du corps permettant de distinguer parfaitement tous les vaisseaux.

Tout le long du dos, entre les branchies, règne un gros vaisseau, qui va en diminuant par ses deux bouts. Il transmet le sang par son origine antérieure, et reçoit des vaisseaux latéraux, au nombre de quinze de chaque côté, un de chaque branchie. Ces vaisseaux tiennent lieu de veines pulmonaires, ils apportent le sang des branchies; et c'est lorsque les branchies se contractent, que le gros vaisseau dans lequel ils entrent se gonfle.

Des vaisseaux, en même nombre que les premiers, reportent ce sang aux branchies, mais ils ne viennent pas tous d'un tronc unique. Les neuf premiers partent d'un gros vaisseau situé sur le canal intestinal, immédiatement sous le premier que nous avons décrit. Les autres viennent de la partie postérieure d'un vaisseau parallèle aux deux premiers, mais situé sous le canal intestinal.

Ces deux grands troncs longitudinaux envoient donc tout leur sang aux branchies et non ailleurs: ils tiennent lieu à la fois de veines-caves et d'artères pulmonaires; car leurs branches, qui ne vont point aux poumons, sont des branches veineuses qui reçoivent le sang de toutes les parties.

Ces branches de la veine-cave du lombric marin, se répandent sur cette surface jaune du canal intestinal avec une régularité admirable, à la beauté de laquelle ajoute encore l'éclat de leur couleur pourpre.

Tous ces rameaux naissent primitivement de deux vaisseaux qui rampent sur les côtés du même canal intestinal, et qui font l'office d'aorte. Ils montent jusque vis-à-vis du bas de l'œsophage, et là ils font une inflexion, pour communiquer avec la grande veine pulmonaire par laquelle j'ai commencé ma description.

L'endroit de cette communication forme un renflement, qui montre à l'œil des contractions et des dilatations plus marquées que tout le reste du système ; et quoique ses parois ne soient pas plus épaisses que celles des autres vaisseaux, on pourra, si l'on veut, donner à ces renflemens le nom de *cœurs ;* mais comme ils ne se trouvent pas dans tous les genres de vers, il est peut-être plus exact de dire que la circulation de ces animaux se fait par des vaisseaux seulement, et sans cœur. Si toutefois l'on vouloit admettre l'existence de ce dernier, au moins dans l'*arénicole*, il faudroit dire qu'il est double, et, comme dans les deux classes précédentes, *aortique*.

Les *aphrodites*, les *amphinomes* et les *néréides* ne diffèrent des *arénicoles* que par le plus grand nombre des vaisseaux pulmonaires correspondans au nombre plus grand des branchies ; mais dans les espèces qui ont toutes leurs branchies rassemblées sur le cou, comme l'*amphitrite*, les vaisseaux pul-

...onaires se réduisent à quatre troncs, deux artériels ... deux veineux, qui viennent d'ailleurs des troncs ...gnant tout le long du corps, sur l'intestin, et sem...ables à ceux que nous avons décrits pour l'*arénicole*.

Dans la *sangsue*, où la couleur du sang est plus ...ficile à apercevoir, parce qu'il est plus pâle et ...détache moins du fond, on parvient cependant ...sément à distinguer les vaisseaux; nous les avons ...jectés plusieurs fois au mercure. Il y a de chaque ...té un gros vaisseau longitudinal, qui communi...que avec son opposé, par beaucoup de vaisseaux ...ansverses, formant deux réseaux à mailles rhom...oïdales, dont l'un du côté du dos, l'autre du côté ...u ventre. Il faut que les rameaux de ce réseau, ...ui s'épanouissent à la surface de la peau, servent ... la respiration de l'animal, car il n'a point d'autre ...rgane pour cette fonction.

Il y a le long du dos un autre vaisseau mitoyen ...lus grêle, qui n'est point en liaison si immédiate ...vec les deux autres, qu'ils sont ensemble, et qui ...onne des branches des deux côtés; il appartient ...ans doute au système artériel, et les deux autres ...u système veineux; mais je n'ai pu voir encore comment ces deux systèmes se joignent.

Je n'ai pas fait non plus cette recherche sur le *ver de terre*, quoique j'y aie bien observé des vaisseaux longitudinaux ramifiés et remplis d'un sang d'un beau rouge.

Les mouvemens de diastole et de systole sont très-marqués et assez prompts dans tous ces vers à sang rouge.

## ARTICLE IV.

### *Des vaisseaux des échinodermes.*

Je suis contraint d'avouer, que malgré tous mes efforts, je n'ai pu encore parvenir à me faire des idées certaines sur l'organisation des *échinodermes*, à l'égard du système vasculaire. Je vais cependant décrire ce que j'ai vu, laissant au lecteur à porter son jugement, mais ne renonçant pas à perfectionner un jour ma description par des observations nouvelles.

Je vais d'abord parler de l'*holothurie*, genre où ce qu'on peut prendre pour des vaisseaux est le plus facile à voir. C'est particulièrement l'*hol. tubulosa* que j'ai examinée.

J'ai dit (Leçon XXIII), que son canal intestinal étoit ployé deux fois; il y en a par conséquent trois lignes.

La ligne moyenne a, le long d'un de ses côtés, un vaisseau qui s'amincit à ses deux bouts; il reçoit un grand nombre de petits vaisseaux courts, d'un vaisseau que je décrirai le dernier; et il en donne par sa face opposée, qui se subdivisent chacun beaucoup, et dont les branches se réunissent ensuite en autant de petits vaisseaux pour aboutir à un deuxième tronc, dont nous parlerons bientôt.

Le réseau qui est produit par cette subdivision des branches du premier vaisseau, avant qu'elles aboutissent dans le second, est entremêlé d'une manière intime avec les petits rameaux d'un intestin en forme d'arbre creux, qui donne dans le cloaque, et que je regarde comme un organe de la respiration. Il n'y a qu'une de ses branches qui donne dans ce réseau vasculaire ; et je pense que c'est l'entre-croisement des branches de cet arbre, lequel peut, à la volonté de l'animal, se remplir ou se vider de l'eau extérieur ; je pense, dis-je, que c'est cet entre-croisement qui donne lieu à l'action du fluide ambiant sur le sang. Je crois donc que c'est-là le principal foyer respiratoire.

Le premier vaisseau que j'ai décrit seroit donc une artère pulmonaire, qui recevroit le sang du corps pour le transmettre au poumon. On a vu d'abord par quels rameaux il reçoit le sang de l'intestin. Je crois que celui du reste du corps lui arrive de même du vaisseau que je décrirai en troisième, après avoir été apporté par des veines qu'on aperçoit sur tout le mésentère.

Le deuxième grand tronc se trouve partagé en quatre grandes branches, unies par une branche transversale ; deux qui reçoivent le sang du poumon et qui marchent parallèlement au premier tronc, mais à la distance qu'exigent les subdivisions des rameaux qui vont de l'un à l'autre. Ces deux branches sont des espèces de veines pulmonaires ; elles portent le sang qui a respiré dans les deux autres branches par le canal tranversal et par leurs extrémités, car il y a communication visible entre elles. Celles-ci, qui font par conséquent l'office d'aorte, marchent le long de la première ligne d'intestin, et lui fournissent du sang par une infinité d'artérioles assez longues, et qui semblent s'implanter directement dans le corps de l'intestin. La branche supérieure, arrivée à une certaine hauteur, se bifurque, puis les deux rameaux se réunissent par le moyen d'un collier qui entoure l'œsophage, et qui fournit cinq branches, lesquelles suivent la masse charnue de la bouche, et se distribuent ensuite dans l'enveloppe générale du corps par cinq artères principales, toutes longitudinales.

J'ai dit plus haut que le sang revient de cette enveloppe par des veines qui remplissent les mésentères; mais il y a encore un tronc général qui me paroît former une sorte de veine-cave. Il est formé aussi de quatre branches principales, réunies par une transverse. Les deux de ces branches qui sont le long de la première ligne de l'intestin, en reçoivent le sang; et les deux autres le transmettent au vaisseau pulmonaire par les petits rameaux dont j'ai parlé dès le commencement de cette description.

Il y auroit de grands rapports entre cette organition et celle des vers à sang rouge, si ce que je viens de dire se vérifie dans tous les points.

Il paroît que dans les *étoiles de mer* et les *oursins*, on observe le même rapprochement entre le système vasculaire et le digestif; la principale veine et la principale artère rampent également le long du canal intestinal dans ceux-ci, et se multiplient pour suivre les cœcums dans celles-là.

Les

Les artères qui se distribuent tout autour dans l'enveloppe, viennent de même d'un collier vasculaire qui entoure l'œsophage; le sang retourne de même de l'enveloppe au grand vaisseau veineux du canal par les mésentères, mais c'est par dehors que se fait la respiration, et les tubes respiratoires communiquent avec les vaisseaux de l'enveloppe, et non pas avec un tronc placé entre les replis du canal.

Dans les *oursins*, on voit plus particulièrement les grandes artères de l'enveloppe donner un petit rameau pour le faire passer au travers de chacun des petits trous, et pour aller par-là nourrir les pieds, les muscles des épines, et les autres parties molles extérieures. Je pense que ce sont ces vaisseaux-là que Monro a pris pour des absorbans.

## ARTICLE V.

### *Du vaisseau dorsal des insectes, et de l'organisation particulière des aranéïdes à l'égard de la circulation.*

Les insectes ont tous, le long du dos, un long vaisseau rempli d'un fluide transparent, et que l'on a long-temps regardé comme leur cœur, d'après Malpighi, qui l'a décrit dans le *ver à soie*, et qui le représente comme un canal noueux, c'est-à-dire, divisé d'espace en espace par des étranglemens. Il se figuroit que chaque dilatation étoit une sorte de cœur particulier, et que ces différens cœurs se transmettoient le sang; mais il remarquoit en même temps, que la succession des battemens n'étoit point régulière, et que quelquefois le fluide prenoit une marche rétrograde.

*Lyonnet* a mieux décrit ce vaisseau dorsal. C'est, ainsi que nous l'avons vérifié, un canal uniforme allant de la tête jusqu'à l'extrémité opposée, en grossissant un peu, mais fermé par les deux bouts; il est garni, de chaque côté, d'un certain nombre de faisceaux transversaux de fibres musculaires, pour ainsi dire en forme d'ailes, qui fixent leur autre extrémité à l'enveloppe générale. C'est à eux, par conséquent à des muscles extrinsèques, et non à son propre tissu, qu'il doit ses dilatations et ses contractions.

*Lyonnet* assure qu'il n'a pu trouver aucun vaisseau qui dérivât de celui-là pour se porter dans quelque partie du corps, et cependant l'on sait qu'il a décrit des trachées et des nerfs mille fois plus petits que ne seroient ces vaisseaux s'ils existoient. Nous avons essayé sur lui toutes les méthodes connues d'injection, sans plus de succès. A la vérité *Swammerdam* dit en avoir fait sortir une liqueur rouge par de petits vaisseaux dans des sauterelles; mais nous sommes contraints de douter de l'assertion d'un si grand anatomiste, jusqu'à ce que son expérience ait été répétée avec succès.

Le vaisseau dorsal des insectes ne feroit donc,

en aucune façon, les fonctions de *cœur*, et n'en mériteroit pas le nom. Ce seroit un vaisseau secrétoire pareil à tous les autres de ce genre dans les insectes; mais quelle liqueur secrète-t-il, et pour quel usage? c'est ce qui nous paroît jusqu'ici impossible à déterminer.

Le liquide est transparent, légèrement jaunâtre, visqueux, se mêlant à l'eau, se desséchant aisément, et devenant alors dur et fendillé comme de la gomme; mais, tant qu'on ne saura où il se rend, on ne pourra en assigner l'emploi.

Il faut avouer cependant, qu'outre l'analogie de ses contractions, celle de sa position pouvoit aider à le faire regarder comme un cœur. C'est vers le dos qu'est situé le cœur dans presque tous les mollusques et dans tous les crustacés; et c'est aussi la position d'un organe qu'on ne peut guère nommer autrement dans les aranéïdes (*araignées*, *phalangers* et *scorpions*). C'est sur-tout dans les *araignées* qu'il est facile à observer. On le voit battre au travers de la peau de l'abdomen, dans les espèces non velues. En enlevant cette peau, on voit un organe creux, oblong, pointu aux deux bouts, se portant, par le bout antérieur, jusque vers le thorax, et des côtés duquel il part visiblement deux ou trois paires de vaisseaux.

Si l'on ajoute à cette observation, celle que les *araignées* n'ont point de trachées, mais que leur respiration est circonscrite dans un petit nombre de vésicules, et celle qu'elles paroissent avoir des glandes, on sera peut-être porté à croire qu'elles ont une circulation plus complète et plus analogue à la nôtre, que les insectes ordinaires.

## ARTICLE VI.

### *De la distribution du fluide nourricier dans les méduses, et des zoophytes qui n'ont de vaisseaux d'aucun genre.*

On ne peut appeler circulation le mouvement du fluide nourricier dans les méduses, les rhyzostômes et les polypes des coraux, puisque les vaisseaux qui le transportent, naissent tous médiatement ou immédiatement de l'estomac, et qu'il ne revient point à sa source, mais s'emploie, soit à nourrir le corps, soit à la transpiration. Ce que j'ai dit de ces vaisseaux dans la XXIII^e Leçon, est suffisant.

Les *hydres* ou *polypes à bras simples*, n'ont pas même de ces vaisseaux; mais pompent immédiatement leur nourriture par les pores de leur enveloppe gélatineuse. On peut les retourner, et leur surface extérieure digère alors aussi bien que l'interne.

Je ne vois d'animaux plus simples que les *monades*, les *protées* et autres animaux microscopiques, qui ne paroissent avoir ni bouche ni estomac, et n'être que de petites masses gélatineuses qui se nourrissent par dehors. Il ne faut cependant pas confondre avec eux les *rotifères* et *vorticelles*, et quelques autres genres microscopiques qui ont un estomac fort visible : quelques observateurs l'ont même pris pour le cœur, mais M. Blumenbach a bien prouvé, selon nous, que ce n'est qu'un organe de digestion.

## DEUXIEME SECTION.

### *Des organes de la respiration.*

Ils offrent, dans lcs animaux sans vertèbres, les mêmes rapposts avec les organes du mouvement, et sur-tout avec la force motrice, que dans les animaux vertébrés, et fournissent par conséquent une belle confirmation aux règles que nous avons établies dans la Leçon précédente.

Ainsi, la seule classe de cette partie du règne animal, dont la plupart des individus soient doués de la faculté de voler, est aussi celle où la respiration s'opère par tous les points du corps, où les trachées portent l'air par-tout ; en un mot, c'est la classe des insectes ; et s'il y a quelques insectes qui ne volent point faute d'ailes, on reconnoît néanmoins la force de leurs muscles à la rapidité de leurs autres mouvemens. Qui voit marcher le *mille-pied*, et sauter la *puce*, peut bien reconnoître qu'ils appartiennent à une classe éminemment irritable, comme on peut aussi le reconnoître en voyant courir l'*autruche* et le *casoar*, quoique ce soient également des oiseaux sans ailes.

Les mollusques, bien supérieurs aux insectes par leurs organes de la circulation, et sur-tout par la centralisation de leur système nerveux, n'ont qu'une respiration circonscrite ; ils ne respirent que par le poumon : aucune parcelle de l'élément ambiant ne pénètre dans le reste du corps.

Aussi n'a-t-on qu'à comparer la lenteur de leurs mouvemens à la rapidité de ceux des insectes, pour juger de l'effet de cette portion de l'organisation.

Il y a parmi les animaux sans vertèbres, des poumons plus ou moins analogues à ceux des reptiles, des branchies tantôt ressemblantes à celles des poissons, tantôt à celles des têtards de reptiles batraciens ; enfin, des trachées, organes inconnus parmi les animaux vertébrés.

Ce dernier genre d'organe est propre aux insectes ; le premier à un petit nombre de mollusques ; le deuxième est le plus commun, et se trouve dans la plupart des mollusques, dans les vers et dans les crustacés ; la respiration des échinodermes a quelque chose d'incertain, et nous n'osons en classer bien précisément les organes.

On ne peut juger l'effet de la respiration sur la couleur du sang, que dans les vers à sang rouge. Il y est très-sensible, et on peut l'apercevoir sans aucune incision ni ligature dans les branchies de l'*arénicole*.

Mais il est facile de juger de l'effet de cette fonction sur l'air respiré, et les expériences de

M. Vauquelin, et de quelques autres physiciens, ont montré que les animaux sans vertèbres consomment l'oxygène comme les autres, et rendent de même le résidu mortel, en l'infectant d'acide carbonique.

## ARTICLE PREMIER.

### *Des organes de la respiration dans les mollusques.*

Il y a dans cette classe des *poumons*, des *branchies* exposées au-dehors, et des *branchies* renfermées dans une cavité.

Les *céphalopodes* et les *acéphales* n'ont d'organe respiratoire que de cette dernière espèce; les *gastéropodes* en ont de toutes les trois.

On trouve un poumon dans les *gastéropodes* terrestres, ou dans ceux des aquatiques qui ont besoin de venir à la surface de l'eau pour y respirer l'air. Les principaux genres où on le remarque, sont le *colimaçon* (*hélix*), la *limace*, le *testacelle* et la *parmacelle* parmi les terrestres; il est à présumer qu'il y en a aussi un dans l'*agatine zèbre*, à qui l'on attribue le même genre de vie; parmi les aquatiques, il y en a un dans l'*onchidie*, le *bulime des étangs*, le *planorbe*.

Ce poumon est une cavité plus ou moins grande, qui communique au-dehors par un trou étroit, lequel peut s'ouvrir et se fermer au gré de l'animal ; et la cavité, se dilatant ou se contractant en même temps, admet l'air ou l'expulse. Comme toutes ses parois sont charnues, et qu'il n'y a aucune charpente osseuse, il n'y a d'autre mécanisme que l'action musculaire. Les parois de la cavité sont parcourues d'un lacis presqu'infini de vaisseaux sanguins, rampant dans une substance un peu spongieuse. Cette cavité est placée sur le col, et s'ouvrant au côté droit de la poitrine, dans le *colimaçon*, la *limace*, le *bulime*, le *planorbe* ; sur le dos, et s'ouvrant au côté droit du corps, dans la *parmacelle ;* sur le dos, mais s'ouvrant en arrière, dans la *testacelle ;* enfin, sur la partie postérieure, et s'ouvrant en arrière sous le bord du manteau, dans l'*onchidie.*

Les branchies saillantes en-dehors, représentent tantôt des panaches ou des arbres, comme dans les *tritonies*, où elles forment une espèce de haie tout autour du corps, et dans les *doris*, où elles sont rassemblées en cercle autour de l'anus sur le derrière du dos ; tantôt de petites lames ou écailles, comme dans les *éolides* où elles sont disposées comme des tuiles sur le dos, dans les *phyllidies*, les *oscabrions*, et les *patelles*, où elles forment un cordon tout autour du corps sous le rebord du manteau.

Dans la *scyllée*, ce sont des pinceaux de filamens, dispersés sur des feuillets charnus, ou espèces d'ailes dressées sur le dos ; dans le *glaucus*, elles représentent des nageoires rayonnantes en forme d'éventail ; dans le *pleurobranche*, ce sont de petites lames rangées par séries transversales sur les deux faces d'une lame saillante au côté droit du corps, etc.

Les *gastéropodes à coquilles*, dont nous n'avons point parlé ci-dessus, ont leurs branchies saillantes, mais dans l'intérieur d'une cavité qui est cachée sous le bord de la coquille. L'ouverture en est le plus souvent fort large, et occupe tout le dessus du col de l'animal. Souvent aussi une partie du rebord charnu se prolonge en un petit canal, logé dans un canal pareil de la coquille, et propre à conduire l'élément ambiant dans la cavité branchiale, même pendant que l'animal est tout rentré dans sa demeure pierreuse.

On remarque ces canaux dans tous les genres démembrés de ceux que Linnée avoit nommés *buccin*, *murex* et *strombe*.

Dans la plupart des genres, les branchies forment une ou deux longues séries de lames transversales, occupant presque toute la longueur de la cavité, et une petite partie de sa largeur seulement, et figurant, tantôt un prisme, tantôt une espèce de plume qui seroit fixée par toute la longueur de sa tige. Il n'y en a qu'une série dans le *murex tritonis* ; une grande et une petite dans le *buccinum undatum* ; deux grandes dans l'*halyotis*.

Quelques genres s'écartent cependant de cette forme générale ; le *bonnet hongrois*, par exemple, ou *cabochon* (*patella hungarica*), qui paroît si semblable aux patelles, a ses branchies en forme de petites lames longues, placées en-dedans d'une cavité au-dessus de son col, mais formant une série transversale, autour du bord de cette cavité ; ce qui ne ressemble ni à la *patelle*, ni aux autres genres.

Au reste, quelle que soit la forme des branchies dans les *gastéropodes*, la marche du sang y est la même : chaque division et subdivision reçoit un vaisseau ou un rameau de vaisseaux de l'artère pulmonaire qui dérive de la veine-cave, et en rend un de même ordre pour la veine pulmonaire qui se rend dans le coeur. C'est de la position des branchies que dépend celle du cœur, ainsi que la direction des gros vaisseaux.

Les *acéphales* ont leurs branchies en forme de feuillets, composés chacun d'une double lame, et d'une double série de vaisseaux très-régulièrement serrés les uns près des autres comme les dents d'un peigne fin, tous tranverses à la longueur des feuillets. Les uns de ces vaisseaux sont artériels, et viennent d'un gros tronc qui rampe sur toute la base du feuillet ; les autres sont veineux, et rentrent dans un autre tronc qui rampe le long du premier. Les deux genres de vaisseaux sont perpendiculaires à leurs troncs respectifs. Les *acéphales à coquilles* ont quatre de ces feuillets enfermés entre les deux lobes de leur marteau, et entre lesquels passe le pied quand il y en a un. La face interne des quatre feuillets triangulaires qui entourent la bouche, et tiennent lieu de lèvres ou de tentacules, est aussi striée par des vaisseaux semblables à ceux des branchies, et pourroit bien servir de même à la respiration.

M. *Poli* admet de petits vaisseaux aériens, qui auroient leurs orifices dans les petits tentacules placés d'ordinaire au bord postérieur du manteau, ou autour de l'ouverture du tube branchial; qui de-là pénétreroient jusqu'à un certain réservoir d'où l'air iroit dans l'intérieur des branchies. Je n'ai rien pu voir de pareil; et la respiration m'a semblé se faire dans les acéphales comme dans les autres mollusques et comme dans les poissons, par le simple afflux de l'eau à la surface extérieure des branchies.

Une partie des genres fait parvenir cette eau sur ses branchies, en entrouvrant simplement sa coquille et les bords antérieurs de son manteau; elle l'en fait ressortir en refermant cette coquille. Dans la *moule*, où la plus grande ouverture de la coquille est en arrière, c'est de ce côté que se fait l'entrée et la sortie de l'eau; quand on observe la moule vivante dans l'eau, on voit à la surface de celle-ci un petit tourbillon produit par le mouvement imprimé au fluide par la respiration. Dans les genres qui ont le manteau prolongé en arrière en un ou deux tubes, c'est par le tube le plus éloigné du dos que l'eau entre et sort, ou par le canal analogue quand il n'y a qu'un tube; car alors il est toujours divisé en deux canaux. Les *cœurs*, les *vénus*, les *mactres*, les *tellines*, etc., etc., ont deux tubes; les *pholades*, les *solens*, les *tarets*, les *myes*, etc., n'en ont qu'un. Ces animaux peuvent en partie retirer leurs tubes dans la coquille au moyen de deux muscles retracteurs plats, en éventails, attachés aux lobes du manteau; mais ce n'est pas par l'action musculaire seulement qu'ils les dilatent; nous avons souvent observé dans les pholades, qu'elles les étendent à la fois en longueur et en largeur; il faut qu'il y ait alors un gonflement vasculaire, ou une sorte d'érection.

Dans les *ascidies*, qui sont des acéphales sans coquilles, les branchies ne forment point quatre feuillets, mais un seul très-grand sac à réseau vasculaire extrêmement fin, au fond duquel est la bouche, et que l'eau remplit chaque fois que l'animal le dilate. Dans les *biphores* ou *salpa* et *thalia*, elles ne font qu'un ruban étroit, traversant obliquement l'intérieur du corps : l'eau qui traverse tout celui-ci d'arrière en avant, frappe nécessairement ce ruban.

Les *céphalopodes* ont aussi leurs branchies renfermées dans une cavité; dans celle en forme de sac qui constitue le corps de ces animaux, elles y sont séparées des autres viscères par la membrane du péritoine, et leur cavité communique au-dehors par l'entonnoir qui est sous le col. C'est par la contraction et la dilatation des parois musculaires du sac que l'eau entre et sort, et par conséquent qu'elle se renouvelle sur les branchies.

Celles-ci sont deux grandes pyramides, placées aux deux côtés du péritoine, dont la base regarde le fond du sac, et dont la pointe est dirigée vers l'entonnoir. Chacune d'elles est attachée par un ligament membraneux à une colonne musculaire adhérente au sac, et dont il vient une languette musculaire pour chacun des feuillets dont la pyramide est composée. L'artère pulmonaire, née de celui des cœurs latéraux qui est à la base de chaque branchie, monte le long du côté extérieur de celle-ci donnant deux artères à chaque feuillet. La veine pulmonaire, qui se rend au cœur intermédiaire, descend le long du bord interne de la branchie, et reçoit deux veines de chaque feuillet. Les feuillets eux-mêmes sont empilés les uns sur les autres parallèlement à la base de la pyramide; leur figure propre est plus ou moins triangulaire; leurs deux faces sont chargées de rangées de pinceaux, de filamens ou d'arbuscules, qui sont les dernières subdivisions des vaisseaux pulmonaires. Il y a jusqu'à soixante de ces feuillets dans chacune des pyramides branchiales du *calmar*, et l'on n'en trouve que neuf dans le *poulpe*; mais dans ce dernier, les rangées d'arbuscules sont plus compliquées en ramifications, et forment des couches beaucoup plus épaisses.

La respiration ne peut se faire que par l'afflux de l'eau qui couvre toute la branchie, et pénètre entre toutes les petites branches de ses arbuscules; mais son action a toujours lieu par-dehors comme dans toute autre branchie.

Je n'ignore pas que M. *Tilesius*, dans une dissertation sur la respiration de la seiche, a décrit la veine branchiale, comme une trachée artère qui recueille l'air par ses petites racines à la surface de la branchie, et le transmet ensuite dans le sac du péritoine où elle s'ouvre selon cet auteur, et qu'il a regardé l'artère comme un simple ligament; mais c'est une erreur complette, et qui ne peut être venue que de ce que M. *Tilesius* aura disséqué une branchie de seiche séparée du corps, et qui n'avoit plus ses connexions avec le système vasculaire et avec les cœurs.

Les *brachiopodes* ont pour branchies un cercle de petits feuillets triangulaires, attachés à chacun des lobes de leur manteau.

Parmi les *ptéropodes*, l'*hyale* a les siennes enfoncées dans deux replis de son manteau; le *clio* les porte en ramifications vasculaires sur ses nageoires; et dans le *pneumoderme* ce sont de petites lames formant diverses lignes sur la surface de l'abdomen.

Enfin, dans les animaux singuliers nommés *anatifes* et *balanites*, il y a de chaque côté, à la base des bras ou tentacules, des feuillets coniques, en nombre pareil à celui des bras, mais dirigés en sens contraire, c'est-à-dire, vers le dos, et couchés contre le corps sous le manteau. Nous n'avons pu encore déterminer leurs rapports avec le système vasculaire.

Ainsi, dans tous les mollusques, le système respiratoire est aussi complet que celui de la circulation.

Un usage accessoire des branchies bien extraordinaire, est celui qu'elles ont dans les acéphales, de servir, pendant quelque temps, de réceptacle aux œufs, et même aux petits déja éclos.

## ARTICLE II.

### *Des organes de la respiration dans les crustacés.*

LES branchies des crustacés sont plus volumineuses à proportion que celles de la plupart des mollusques.

Les *décapodes* les ont attachées à la base des pieds, sous le rebord latéral et descendant du thorax, qui les retient dans une prison assez étroite. Les *branchiopodes* n'en ont point à cet endroit, mais les portent sous la queue, entre les nageoires, et flottant librement dans l'eau.

Les *crabes* ou *décapodes à courte queue* les ont différentes des autres. Chaque branchie représente une pyramide triangulaire alongée, attachée par sa base seulement, et dont la pointe est dirigée en haut.

Le milieu de la pyramide est partagé par un plan qui va de son sommet sur le milieu de sa base, et qui se compose d'une double membrane, et le corps de la pyramide est formé d'un très-grand nombre de feuillets empilés les uns sur les autres, tous perpendiculaires au plan vertical dont nous venons de parler, et qui ne sont que des duplicatures de sa double membrane. Le long de chacun des deux bords longitudinaux de ce plan, est un gros vaisseau qui pénètre par la base dans le thorax de l'animal; l'un est artériel et l'autre veineux. Si l'on y souffle, on voit sur-le-champ tous les petits feuillets qui composent la pyramide, se gonfler d'air. Ainsi, le sang se répand sur toute leur surface, et c'est-là qu'il reçoit l'impression de l'eau.

Il y a sept de ces pyramides de chaque côté. Comme le rebord du thorax qui les embrasse est inflexible, il a fallu un mécanisme particulier pour renouveler l'eau qui abreuve les branchies. Il s'opère par deux lames presque de substance de parchemin, articulées sur le thorax près des mâchoires, très-alongées, et se portant obliquement, l'une en-dedans entre les branchies et le corps, l'autre en-dehors entre ses mêmes branchies, et le rebord du thorax qui les recouvre. Ces deux lames, en comprimant les branchies, expriment l'eau des intervalles des lames, et en cessant de presser, elles en laissent rentrer de nouvelle.

Dans les *décapodes à longue queue, homars, écrevisses, langoustes*, les pyramides branchiales, quoique semblablement placées, sont plus nombreuses et plus compliquées. Au lieu d'avoir des deux côtés de leur plan vertical, des lames empilées, elles y ont des rangées de filamens cylindriques; de manière que leurs faces sont hérissées comme du velours. Le nombre de ces filamens

va

va à plusieurs milliers par pyramide; chacun d'eux est formé de la réunion d'une artère et d'une veine; chaque pyramide a aussi sa grosse artère et sa grosse veine, qui aboutissent dans le corps.

Ces pyramides hérissées des *décapodes macroures*, sont placées par groupes, entre des lames verticales comme elles, dont une remonte derrière chaque groupe. Ces lames sont attachées à la première articulation des pieds, et les pieds ne peuvent se mouvoir sans faire mouvoir les lames, et sans qu'il s'exerce sur les branchies une compression ou un relâchement.

Il y a dans le *homar* et dans l'*écrevisse*, cinq groupes de quatre pyramides chacun, et une pyramide solitaire en avant et en arrière, dont l'antérieure est fort petite. C'est donc en tout vingt-deux branchies de chaque côté. Le premier groupe est attaché à la paire de mâchoires la plus extérieure; et la pyramide solitaire, qui est en avant, sur la paire de mâchoires que celle-là cache. Le deuxième groupe est sur les grosses pates en tenaille; les autres sur les pieds suivans, excepté le dernier qui n'a qu'une pyramide solitaire. Dans chaque groupe il y a une pyramide la plus extérieure qui est attachée au pédicule de la lame de parchemin, et se meut avec elle; les trois autres adhèrent au corps même, et n'ont pas de mouvement propre. La première solitaire est aussi sur sa lame; mais la dernière tient au corps, et n'a derrière elle qu'un rudiment de lame. Il y a, de plus, deux lames en avant, tenant à deux mâchoires encore plus antérieures que celles dont nous avons parlé, et qui ne supportent point de branchie ; cependant elles se portent obliquement sur ces organes, et contribuent aussi à leur compression et à leur relâchement.

C'est par l'action de toutes ces lames que l'eau contenue entre toutes les branchies, vient sortir aux deux côtés de la bouche.

Dans les *branchiopodes*, sur-tout les *mantes de mer* (*squilla*, Fab.), la queue porte en-dessous cinq paires de nageoires, formant de larges rames membraneuses et ciliées, divisées en deux grands lobes, un extérieur, un peu antérieur; et un intérieur, un peu postérieur. C'est à la racine du premier, à son bord interne, que tient la branchie.

Elle est formée d'abord d'un pédicule conique, composé des deux gros vaisseaux. Il en part une rangée de tubes cylindriques, qui vont en décroissant de la base de ce pédicule à sa pointe, et ressemblent à un jeu d'orgue; chacun d'eux se courbe et forme une longue queue conique et flexible, qui porte elle-même une rangée très nombreuse de longs filamens, flottant comme des cordes de fouets; chaque branchie en offre un nombre extrêmement considérable, et vue légèrement, n'a l'air que d'un gros pinceau. Ce n'est qu'en écartant les filamens qu'on voit la belle régularité de leur insertion et de leur triple dégradation. Je n'ai pas besoin de dire que chaque filament contient deux vaisseaux ; chaque queue et chaque tube aussi, tout comme le pédicule général.

Les branchies flottent dans l'eau, se meuvent comme les nageoires, et sont même battues entre les deux lobes de celles-ci ; il n'a donc point fallu de mécanisme particulier pour y renouveler l'eau.

## ARTICLE III.

### *Des organes de la respiration dans les vers à sang rouge.*

LES *sangsues* et les *vers de terre*, ainsi que les *thalassèmes*, n'en ont d'autres que la peau et le lacis vasculaire qui s'y distribue : mais dans les autres genres, il y a des crêtes ou des panaches qui servent à la subdivision des vaisseaux sanguins.

Ceux qui nagent librement dans l'eau, ont les organes répartis également des deux côtés, le long d'une partie plus ou moins considérable de leur dos. Ceux qui vivent dans des tuyaux, les portent le plus souvent du côté de la tête, pour pouvoir mieux les exposer à l'action de l'eau.

Dans l'*aphrodite hérissée*, ce sont de petites crêtes charnues, ressemblant un peu à celle du coq, placées au-dessus de chaque tubercule portant des épines. Il y en a une quarantaine de paires.

Dans l'*aphrodite écailleuse*, ce sont de petits faisceaux de filamens.

Dans les *néréides*, il y a de petits cônes charnus, au nombre de deux ou trois de chaque côté d'un anneau ; les vaisseaux sanguins y forment des ramifications d'une délicatesse admirable. Quelquefois, au lieu de ces petits cônes, on voit de vrais filamens groupés en pinceaux, de trois, de sept, ou même en panache ; ou enfin, de petites lames minces et larges.

Dans l'*amphinome chevelue* (*terebella flava*, Gmel.) les branchies représentent des feuilles bipennées, comme celles de fougères, et sont du plus beau rose. Il y en a trente paires. Dans la *tétraëdre* et la *caronculée* ce ne sont que de gros faisceaux de filamens. Il y en a toujours autant que d'anneaux dans tous ces genres.

L'*arénicole* n'en a que quatorze paires qui occupent le milieu du dos, et qui ressemblent à de petits buissons touffus, du plus beau rouge carmin, lorsque le sang les gonfle, et redevenant pâles lorsqu'elles s'affaissent.

Les *terebelles* ont aussi des branchies en forme de petits arbres rouges touffus : mais au nombre de trois paires seulement, et placées sur la partie du dos la plus voisine de la tête. Dans les *amphitrites* elles sont au même endroit, mais en forme de plumes, très-touffues, et au nombre de deux paires seulement.

Enfin, dans les *serpules*, elles forment aux deux côtés de la bouche, deux superbes éventails, à branches en formes de plume, à tige longue et à barbes courtes, teintes des plus belles couleurs; le nombre des plumes de chaque éventail varie selon les espèces, ainsi que la courbure générale de chaque éventail.

Les *sabelles* (du moins les vers que je nomme ainsi, comme *amphitrite ventilabrum*, Linn., etc.) ont aussi leurs branchies en éventail comme les serpules; quelquefois l'éventail est contourné en spirale.

Dans tous ces animaux, chaque branchie est pourvue d'un système vasculaire artériel et sanguin comme dans les classes plus élevées; mais ici s'arrête la respiration par expansion du système vasculaire.

## ARTICLE IV.

### *Des trachées, et de la respiration des insectes.*

Nous avons déjà dit plusieurs fois que dans les insectes, c'est l'élément ambiant, l'air, qui se distribuant par une infinité de canaux, va exercer son action sur tous les points de l'intérieur du corps.

Ces canaux ont reçu le nom de *trachées*, à cause de leur analogie avec la *trachée-artère* des animaux à poumons. Leur structure est singulière; leur tube est composé de trois membranes, une interne et l'autre externe, de nature ordinaire; une intermédiaire, formée d'un fil élastique, d'un beau brillant métallique, se roulant en spirale ou en tire-bourre d'une extrémité du tube à l'autre, et pouvant se dérouler pour peu qu'on y mette d'adresse. De cette manière les parois de la trachée se soutiennent toujours, et le passage de l'air n'y est point obstrué. Cependant toutes les *trachées* n'ont pas cette partie dans toute leur longueur. Il y en a que je nomme *trachées vésiculaires*, qui se dilatent d'espace en espace, pour former de petites vessies purement membraneuses, et dépourvues de ce soutien élastique.

Les *trachées* communiquent au-dehors par de petits trous percés de chaque côté du corps, et nommés *stigmates*; ou quelquefois par un ou deux de leurs tuyaux qui s'ouvrent à l'anus. Ce dernier cas est celui des insectes purement aquatiques; et même il y en a, (les larves et nymphes d'*odonates* ou *demoiselles*), qui ont dans le rectum un appareil particulier pour cet objet, que nous décrirons.

Les trachées des larves ne ressemblent pas plus que les autres viscères à celles des insectes parfaits; les différences à cet égard vont même quelquefois à un point plus étonnant encore, s'il est possible. Nous allons parcourir successivement ces organes dans les familles les plus remarquables.

Les mieux connus sont ceux des chenilles, par la belle anatomie que Lyonnet en a faite. De chaque côté règne un tronc à peu près cylindrique, qui reçoit l'air par dix stigmates; les branches qui en sortent partent en rayonnant, précisément des endroits où ces stigmates répondent; le commencement du tronc donne des branches plus fortes que les autres, qui se rendent à la tête. Nous disons ici une fois pour toutes, qu'aucune partie n'est dépourvue de ces vaisseaux aériens, et que les propres membranes de leurs troncs en reçoivent elles-mêmes de petites branches.

Les trachées de la chenille sont robustes, opaques et d'une belle couleur d'argent, due cependant en partie au reflet de l'air qui les remplit; car leur éclat disparoît, ainsi que celui des trachées des autres familles, quand elles sont macérées et remplies d'eau ou d'esprit de vin. Celles du papillon ont un tout autre aspect; elles sont plus minces, moins nombreuses, et garnies presque par-tout de petits corps elliptiques, de substance grasse, de couleur jaune ou blanche; c'est du moins ainsi que je les ai vues dans l'*atalanta* et dans le *grand paon de nuit*.

Il se fait un changement bien plus considérable encore dans les *coléoptères lamellicornes*: la larve a des faisceaux de trachées cylindriques, argentées et très-fines, se rendant de chaque stigmate sur toutes les parties voisines. Dans l'insecte parfait, elles sont d'un blanc mat, et renflées par-tout en petites vésicules à parois très-minces, de figure tantôt ovale, tantôt irrégulièrement déchiquetée; elles représentent à l'œil des arbres très-chargés de feuilles. C'est ainsi qu'on les voit dans les *hannetons*, les *scarabés*, les *bousiers*, les *cerfs-*

*volans*, etc. On n'en retrouve point de semblables dans les autres familles.

Les *hyménoptères* et les *diptères* ont bien deux grosses vessies aériennes à la base de leur abdomen, avec quelques petites, mais toujours en très-petit nombre.

L'*hydrophilus piceus* en a quatre grosses aussi à la base de l'abdomen. Comme c'est un insecte aquatique, elles lui servent peut-être, comme la vessie natatoire des poissons, à s'élever ou à s'abaisser dans l'eau.

Les larves aquatiques ont en général le principal orifice aérien près de l'anus, pour pouvoir plus facilement chercher l'air : alors, les deux troncs latéraux de leurs trachées sont énormes, sans doute pour faire une plus forte provision de ce fluide, et les branches en partent comme des filets minces et cylindriques.

J'ai observé cette disposition dans deux larves de familles bien éloignées : celle des *hydrophiles* et celle des *stratyomis*. Cette dernière, ainsi que d'autres larves aquatiques de diptères, peut beaucoup alonger sa queue, pour aller chercher l'air sans élever son corps ; l'anus est entouré de rayons qui sont autant de petites trachées. Ces insectes se suspendent à la surface de l'eau au moyen de leur queue.

La dispositon respiratoire la plus singulière parmi les insectes, est celle des larves des demoiselles : les orifices qui absorbent l'air sont dans le rectum, sous forme de très-petits tubes, rangés en petits groupes sur dix rangs, qui représentent cinq longues feuilles pennées.

Le rectum donne dans le corps autant de petites trachées qu'il a de petits tubes en dedans, et les trachées se rendent toutes dans quatre troncs qui parcourent toute la longueur du corps.

Deux de ces troncs sont énormes et paroissent ne servir que de réservoirs; car ils donnent tout leur air par des branches transverses aux deux autres troncs plus minces, qui rampent, comme à l'ordinaire, sur les côtés du corps, et qui fournissent toutes les parties de trachées; ils donnent chacun une branche récurrente qui, après avoir croisé sa correspondante, marche le long du canal intestinal, et lui donne une infinité de filets.

Il est probable que l'air contenu dans ces divers troncs suit une marche déterminée et relative aux divers besoins des parties qu'il a à vivifier.

Les quatre troncs et les deux branches récurrentes se retrouvent dans la demoiselle parfaite; mais ils ne tirent plus leur air de l'anus: l'animal vivant dans l'air le reçoit par ses stigmates; et il y a près de chacune une vésicule qui sert sans doute de réservoir. Il y a aussi le long du dos une rangée impaire de vésicules plus grandes.

Quelques insectes paroissent manquer de trachées, et ce sont précisément ceux où nous avons cru apercevoir une espèce de cœur, c'est-à-dire, les *aranéides*. Il y a cependant un stigmate de chaque côté à la base de l'abdomen de l'*araignée*, mais il ne donne que dans une vésicule, qui ne paroît point fournir de vaisseaux aériens. Seroient-ce ses poumons? et des vaisseaux sanguins ramperoient-ils sur ses parois?

## ARTICLE V.

### *De la respiration dans les échinodermes.*

Monro a regardé les pieds, ou ces tentacules cylindriques et extensibles sur lesquels marchent les *oursins*, les *astéries* et les *holothuries*, comme des organes pour l'absorption du fluide ambiant, au moins dans le premier de ces genres.

Cette fonction nous paroît appartenir, dans les *oursins* et les *astéries*, à des organes beaucoup plus petits et plus nombreux; pour les voir, il faut observer dans l'eau une *astérie* vivante: on remarque alors, qu'outre les grands tentacules du dessous du corps, toute la surface de l'animal se hérisse de petits tubes charnus et béans, qui rentrent dans les petits trous de l'enveloppe sitôt qu'on tire l'animal de l'eau. Ils forment un joli spectacle dans les grandes espèces. Il en sort de tous les points de la surface; les épines mêmes en font sortir par de petits trous le long de leur tige, et tant que les petits tubes sont saillans, ils ont l'air de petites feuilles d'arbres adhérentes à leurs branches. Il y a des espèces où ils forment des houpes ou des pelotons autour de ces épines : ceux de ces tubes, qui règnent aux deux côtés des pieds, sont généralement plus longs que les autres.

Leur forme et leur manière d'agir ne permettent pas de douter que ces tubes n'ayent pour fonction d'inspirer l'eau au-dedans du corps ; il est probable qu'ils en font arriver quelques parties par les mésentères dans les vaisseaux du système intestinal : peut-être en épanchent-ils aussi une partie dans la grande cavité des branches ; mais les expériences que j'ai tentées à ce sujet ne m'ont point encore donné de résultat satisfaisant.

Les *holothuries*, du moins l'*holothuria tubulosa*, que j'ai observée vivante, n'ont point de ces tubes saillans à l'extérieur ; mais on y observe un organe interne qui ne peut manquer d'y avoir rapport : c'est un ou plusieurs arbres membraneux et creux, dont le tronc communique au-dehors dans ce même cloaque où se rend l'anus : il se porte dans l'intérieur du corps, se divise et se subdivise en branches ; et celles-ci, enfin, en petites productions coniques : d'espace en espace les branches se renflent en vésicules, et en général on les trouve plus ou moins gonflées d'eau, selon l'état où l'on dissèque chaque sujet.

Dans l'*holothuria tubulosa*, il n'y en a qu'un seul tronc, qui se partage dès sa naissance en deux branches principales ; l'une des deux marche le long de l'enveloppe générale, et lui reste adhérente par une espèce de mésentère ; l'autre se glisse entre les intestins, et entrelasse ses rameaux avec les vaisseaux que j'ai décrits dans l'Article IV de la première section, et qui communiquent de l'un des grands troncs vasculaires à l'autre. Cet entrelacement est si intime, qu'on ne peut dégager les deux systèmes sans les déchirer; et il y a grande apparence qu'il se fait à cet endroit une communication entre le fluide nourricier et le fluide ambiant.

L'*holothuria pentactes* a deux troncs distincts, divisés profondément en grandes branches : d'autres espèces n'en ont qu'un seul qui ne se partage pas, etc.

Tout ce qui vient dans l'échelle au-dessous des holothuries, ne paroît pas avoir d'organe particulier de respiration.

Les *méduses* et *rhizostomes*, qui ont leurs plus nombreux vaisseaux dans les bords amincis de leur disque, peuvent cependant respirer par-là, plus que par les endroits plus épais; mais les zoophytes proprement dits, à compter des *polypes à bras* (*hydra*), respirent également par toute leur surface.

Si, comme il nous semble y avoir quelque probabilité, les organes vibratiles des vorticelles et des rotifères étoient respiratoires, il faudroit peut être placer ces animaux plus haut dans l'échelle, qu'on ne l'a fait jusqu'ici : leur petitesse empêchera sans doute long-temps qu'on n'ait des idées certaines à cet égard.

# VINGT-HUITIÈME LEÇON.

## *Des organes de la voix.*

On réserve d'ordinaire le nom de *voix* au son que les animaux produisent en faisant sortir l'air de leurs *poumons*, au travers de leur *glotte*: dans ce sens il n'y a que les animaux à poumons, c'est-à-dire, les *mammifères*, les *oiseaux* et les *reptiles*, qui aient une *voix*. C'est dans ce sens aussi que nous emploierons ce terme, lorsque nous n'avertirons pas que nous en étendons l'acception; car on peut encore s'en servir pour désigner les divers bruits que font les animaux pour s'appeler entr'eux, ou pour exprimer quelques-uns de leurs besoins ou de leurs passions, quoique ces bruits ne soient pas produits par le poumon.

La *voix*, comme tous les autres sons, est toujours une vibration communiquée à l'air; elle offre, comme eux, trois ordres distincts de qualités, indépendantes les unes des autres, savoir:

Le *ton*, ou les divers degrés de grave et d'aigu, qui dépendent de la vitesse des vibrations;

L'*intensité*, ou les divers degrés de force, qui dépendent de l'étendue des vibrations;

Et le *timbre*, qui dépend de circonstances jusqu'ici indéterminées et relatives au tissu ou à la substance ou à la figure du corps sonore.

La voix est susceptible d'un quatrième ordre de modifications ; celui que nous représentons par les lettres de l'alphabet, et qui se divise lui même en deux sous-ordres ; l'un relatif aux sons principaux, que nous représentons par les *voyelles ;* et l'autre, à ce que l'on nomme leurs *articulations*, et que nous représentons par les *consonnes.*

Nous ignorons à quoi tiennent précisément ces deux sortes de modifications de la voix ; et quoique nous apercevions jusqu'à un certain point les circonstances dans lesquelles elles s'exécutent, nous ne sommes point encore parvenus à les imiter par nos instrumens.

Mais pour ce qui est du ton et de l'intensité, nous en connoissons parfaitement la théorie ; nous savons que la vîtesse des vibrations dans les cordes, est en raison inverse de la longueur de celles-ci, et en raison directe de leur tension. Nous savons de plus qu'une corde qui donne un ton, donne en même temps ceux qui correspondent aux parties aliquotes de sa longueur, comme à sa moitié, à son tiers, à son quart, et que l'on nomme *tons harmoniques*, etc. ; que ses vibrations totales sont donc simultanées à d'autres vibrations exécutées par ces mêmes parties aliquotes. Nous savons encore que les instrumens à vent donnent aussi en même temps des sons correspondans à leur longueur totale ; et d'autres, relatifs aux longueurs de leurs parties aliquotes ; et que tant dans les cordes que dans les instrumens à vent, il suffit de quelque circonstance légère en apparence, pour faire dominer l'un ou l'autre de ces tons partiels ou harmoniques par-dessus le ton total, qui se nomme *fondamental.* On a trouvé, par rapport aux tubes des instrumens à vent, que leur forme n'influe point sur le ton, dans la plupart des cas; que si leur extrémité opposée à l'embouchure est fermée, ils rendent un ton correspondant à une longueur double de la leur; que si elle n'est fermée qu'en partie, ce que l'on appelle notamment dans l'orgue, *tuyaux à cheminée*, le ton est toujours plus grave que si elle étoit ouverte, mais moins que si elle étoit tout-à-fait fermée.

Enfin, ces mêmes instrumens à vent ne rendroient point de son si l'on souffloit simplement dans leur tube; il faut qu'il y ait à l'entrée du tube un corps sonore, c'est-à-dire, une lame susceptible de vibrer, ou au moins de briser l'air qui passe contre son tranchant. Sans cette condition, il n'y a point de son proprement dit.

L'organe de la voix des animaux à poumons, est toujours le canal formé de leurs *bronches*, de leur *trachée-artère* et de leur *bouche*, c'est-à-dire, un tube de largeur inégale, auquel le poumon sert de soufflet; mais les lames susceptibles de briser l'air et de produire le véritable son, peuvent être placées à des endroits différens de la longueur du tube; tout l'espace compris entre les vésicules du poumon et ces lames que l'on appelle *la glotte*, doit être considéré comme le tuyau du soufflet; ce n'est que la portion de tube placée au-delà des lames, que l'on doit considérer comme véritable instrument sonore, et dont la longueur et les autres circonstances peuvent influer sur les modifications de la voix.

Ainsi plusieurs oiseaux ont, dès l'intérieur de leurs bronches, de petites lames, ou espèces de demi-glottes; et tous en ont une parfaite à l'endroit où leurs bronches se réunissent pour former la trachée-artère. Par conséquent dans tous, c'est la trachée même que l'on doit considérer comme le véritable instrument de musique.

Dans les mammifères et les reptiles, au contraire, il n'y a de glotte qu'à l'endroit où la trachée-artère finit et donne dans la bouche; la bouche seule doit donc être regardée comme instrument, et la trachée ne contribue à la voix qu'en qualité de porte-vent.

La voix se forme donc de l'air contenu dans le *poumon*, qui en est chassé par les *muscles de l'expiration*, qui traverse les *bronches* et quelquefois la *trachée-artère*, pour arriver à un rétrécissement bordé de deux lames minces et tendues, nommé *glotte*, où se produit vraiment le *son*; celui-ci traverse un second tube, soit la *trachée-artère* et la *bouche*, soit la *bouche seulement*, où il reçoit ses dernières modifications, de la longueur, de la forme et des diverses complications de ces cavités; enfin, il sort au travers des lèvres plus ou moins ouvertes, ou différemment configurées.

Du volume proportionnel des poumons et des

sacs

sacs aériens, dépend l'intensité possible de la voix : de-là le volume énorme de celle des oiseaux. De la mobilité des muscles qui contractent le poumon, dépend la facilité de moduler dans le chant. La portion de trachée ou de bronche placée avant toute glotte, n'influe sur la qualité du son qu'autant que la proportion de son diamètre à celui de la glotte, influe sur la vitesse possible de la sortie de l'air. La glotte elle-même influe sur le son, comme l'anche d'un instrument à vent, et la portion de canal située au-delà, comme le tube de cet instrument; c'est-à-dire, que cette portion, par ses diverses longueurs, détermine les divers tons fondamentaux que l'animal peut prendre; et la glotte, par sa tension et son ouverture, les divers tons harmoniques du ton fondamental de chaque longueur. Enfin, la dernière issue extérieure peut être comparée à la fermeture plus ou moins complette de l'extrémité du tube. De la facilité avec laquelle l'animal peut faire varier ces trois choses, dépendent l'étendue et la flexibilité de sa voix.

Les modifications exprimables par les lettres de l'alphabet, ont lieu dans la bouche, et dépendent du plus ou moins de mobilité de la langue, et surtout des lèvres; de-là la perfection du langage de l'homme. Quelques animaux qui sembleroient d'ailleurs avoir assez de facilité dans leurs organes, ont des parties accessoires qui empêchent le bon effet des autres, comme certains sacs dans lesquels l'air est obligé de se détourner avant de passer par la glotte, etc.

## ARTICLE PREMIER.

### *Des organes de la voix dans les oiseaux.*

Nous commençons par cette classe, parce que la théorie de sa voix est plus simple, et nous paroît à peu près complette, ainsi qu'on va pouvoir en juger.

A. *Du lieu où se forme la voix des oiseaux.*

Il ne suffit pas de souffler dans un tube pour y produire un son; quelque forme qu'il ait, on ne produira jamais de son si l'on y souffle à pleine ouverture; on ne produira qu'un transport de l'air en masse, qui ne se fera pas plus entendre que le vent en pleine campagne, lorsqu'il ne rencontre aucun corps qu'il puisse mettre en vibration; car il paroît que le vent par lui-même ne produiroit point de son, s'il ne rencontroit point de corps susceptible d'être mis en vibration par les ébranlemens qu'il lui communique.

Il est d'ailleurs bien reconnu que les parois mêmes de l'instrument ne sont point les parties vibrantes; car la matière dont elles sont composées, et la manière dont on les serre ou les empoigne, ne changent rien ni au ton, ni au timbre.

En examinant les embouchures des divers instrumens à vent, il paroît que les vibrations s'excitent dans l'air contenu dans l'intérieur d'un tube, tout comme dans l'air extérieur; c'est-à dire, qu'il y faut l'intervention d'un corps élastique, que le souffle du joueur ébranle, et dont les vibrations se communiquent à l'air de l'intérieur du tube; ou du moins un corps anguleux quelconque, contre lequel l'air se brise en y passant avec violence, et se mette lui-même en état de vibration.

Dans la flûte à bec, on fait pénétrer une lame d'air, qui va frapper et se fendre contre le bord tranchant d'une lame de bois, qui est ménagée dans la première ouverture, nommée *la coche.*

Dans l'espèce de tuyaux d'orgue nommée *tuyaux à bouche* ou à *flûte*, on voit la même chose; mais il y a de plus, dans l'intérieur, une lame transversale, à bord tranchant nommé *biseau*, contre laquelle l'air frappe perpendiculairement avant de se fendre contre la lame de la coche.

Dans l'espèce de tuyaux d'orgues nommée *jeux d'anche*, l'air n'entre dans le tube qu'en déplaçant une lame élastique de métal, qui prend aussitôt un mouvement alternatif propre à donner un son.

Dans les hautbois et les instrumens analogues; l'anche est formée de deux lames, entre lesquelles l'air est chassé avec force, comme un coin, et dont il ébranle le bord tranchant qui est fixé dans le bord de l'instrument.

Dans les trompettes et les cors-de-chasse, les

lèvres qu'on est obligé de serrer l'une contre l'autre, et de roidir, semblent remplir l'office des anches des instrumens précédens ; c'est même par leur prolongation, ou par leur raccourcissement, qu'on rend les sons graves et aigus.

Le tuyau ne paroît donc point produire de son lui-même ; et il ne fait que modifier, diriger ou augmenter celui qui est produit à son embouchure par le corps sonore qui y brise l'air, et qui communique ses vibrations à l'air contenu dans le tuyau, comme il le feroit à l'air extérieur.

Mais il y a cette différence, que l'air libre transmet des vibrations de toutes les vitesses, et par conséquent des sons de toutes les hauteurs : tandis qu'un tuyau d'une longueur donnée ne peut transmettre qu'une certaine suite de sons, qui sont au plus grave d'entre eux, comme les nombres naturels 2, 3, 4, 5, etc. sont à l'unité, et qu'on nomme, les *sons harmoniques*, de ce son le plus grave, lequel s'appelle le *son fondamental.* Cela pourroit venir de ce que l'air libre peut être considéré comme un assemblage de tuyaux extrêmement longs, dont le ton fondamental est extrêmement grave, et tel que tous ceux que nous pouvons apprécier et distinguer sont ses multiples.

Ce principe posé, si nous comparons l'organe vocal des quadrupèdes avec celui des oiseaux, nous apercevrons bientôt la différence de leur nature.

La trachée-artère des mammifères est un tube continu, sans aucun rétrécissement, ni sans aucune lame susceptible de vibrer, excepté à son extrémité supérieure où est la glotte. Le son ne se formant qu'à l'issue de la trachée, ce tuyau ne peut servir à le modifier : il ne peut être comparé qu'au tuyau du soufflet de l'orgue ou à tel autre canal qui amèneroit l'air à l'embouchure de l'instrument ; et la seule partie de l'organe vocal des mammifères que nous puissions comparer au tube d'un de nos instrumens à vent, c'est celle placée au-devant de la glotte, je veux dire la bouche et la cavité nasale.

Or, en considérant non-seulement la dissimilitude de ces deux cavités avec tous les instrumens qui nous sont connus, mais encore les moyens presque infinis que nous avons d'en changer la longueur, le diamètre, la figure et les issues, moyens qu'il est presque impossible de déterminer assez exactement pour en tirer des conséquences physiques, on ne s'étonnera pas des difficultés que présente la théorie de notre organe vocal.

Dans les oiseaux, il y a au bas de la trachée, à l'endroit où elle se partage en deux pour pénétrer dans les poumons, un rétrécissement, dont les bords sont garnis de membranes susceptibles de tensions et de vibrations variées ; en un mot, il y a là une vraie glotte, pourvue de tout ce qui est nécessaire pour former un son. Et ce n'est pas seulement par l'inspection des parties que je me suis assuré de ce fait ; l'expérience me l'a confirmé.

J'ai coupé la trachée-artère d'un merle vivant, à peu près au milieu de sa longueur ; et j'ai secoué l'oiseau d'une manière que je savois devoir le faire crier dans son état naturel. Ses cris ont été très-sensibles, quoique beaucoup plus foibles qu'auparavant.

J'ai fait la même opération sur une pie; elle n'a pas cessé de crier, et ses cris n'ont été ni moins forts, ni moins aigres qu'auparavant. On a écarté et bouché ce qui restoit de la trachée supérieure, et cela n'a rien changé aux sons qui ont continué pendant dix minutes, jusqu'à ce qu'un caillot de sang, qui avoit bouché l'orifice fait par la section, ait étouffé l'animal.

On a fait la même opération à une canne; elle a crié avec autant de force et avec le même timbre qu'à l'ordinaire.

On lui a bouché la portion supérieure de la trachée, et on lui a lié fortement le bec, afin d'ôter tout soupçon de communication avec la partie inférieure; les cris n'ont diminué ni en force, ni en nombre.

Enfin, pour rendre l'expérience complette, on lui a coupé tout-à-fait le cou. Elle a marché quelques pas; et lorsqu'on lui a donné des coups, elle a jeté plusieurs cris qui, quoique plus foibles que ceux qu'elle rendoit lorsqu'elle avoit sa tête, étoient néanmoins très-sensibles. Ces expériences prouvent bien clairement, ce que l'anatomie faisoit présumer, que la voix des oiseaux se forme au bas de leur trachée-artère.

Il résulte de-là que cette trachée-artère n'est pas

un simple tube conducteur de l'air, mais bien un véritable tube d'instrument, et conducteur du son.

Aussi a-t-elle été beaucoup plus soignée par la nature dans les oiseaux que dans les quadrupèdes; elle y est composée d'anneaux entiers; elle peut s'alonger et se raccourcir davantage; et sur-tout d'un oiseau à l'autre, elle éprouve de grandes différences dans sa longueur respective, dans ses circonvolutions, dans sa mobilité, dans la consistance de ses anneaux, dans sa figure, etc.; et chacune de ces circonstances influe sur la voix.

Dans les mammifères, au contraire, où la structure de la trachée ne peut rien changer à la voix, elle est d'une structure très-uniforme. En revanche, le larynx supérieur des oiseaux, qui n'a d'autre office que de fermer plus ou moins exactement l'orifice supérieur de la trachée, est beaucoup plus simple que celui des mammifères dans lequel réside la principale fonction, celle de faire naître le son.

B. *Idée générale des divers moyens par lesquels les oiseaux font varier le son.*

D'après ce qui vient d'être dit, l'instrument vocal des oiseaux est un tube, à l'embouchure duquel est une anche membraneuse; ou, pour parler plus exactement encore, deux lèvres, qui représentent celles du joueur de cor-de-chasse.

Cette anche, que je décrirai plus en détail par la suite, est un repli de la peau intérieure de la bronche, dont le bord libre et élastique est dirigé vers le haut; et les oiseaux ont, pour l'ordinaire, un nombre plus ou moins grand de muscles qui peuvent raccourcir cette membrane, ou l'allonger dans le sens de sa hauteur, et la tendre ou la relâcher dans le sens transversal. Certains oiseaux ont jusqu'à douze muscles destinés à cela; d'autres n'en ont que deux : il y en a de presque tous les nombres intermédiaires.

Cet allongement et ce relâchement rendent le son plus grave; le raccourcissement et la tension le rendent plus aigu. A ces deux sources de modifications se joignent les changemens de largeur de l'ouverture, et les différentes vitesses de l'air qui en résultent : mais tant qu'il n'y a que l'anche de changée, et que la longueur de la trachée et son orifice supérieur restent les mêmes, les variations des sons seront bornées aux harmoniques du son le plus grave.

Ainsi, en appelant *ut*, ce son le plus grave, produit par le plus grand allongement et relâchement possible de l'anche, l'oiseau ne pourra donner en la raccourcissant, que l'octave ou l'*ut* en-dessus, la quinte ou le *sol* de cette octave, la double octave, sa tierce ou *mi*, et sa quinte *sol*, la triple octave et ainsi de suite; en prenant toujours les sons dont le premier sera une aliquote, et cela aussi haut que la voix de l'oiseau pourra monter.

Il ne pourroit donc donner que très-peu de notes dans les octaves basses; et ce ne seroit que dans celles qui sont très-élevées, qu'il pourroit en donner beaucoup.

Mais il a reçu de la nature deux moyens pour suppléer à celui-là.

Le premier, c'est le raccourcissement de sa trachée-artère. Comme les sons fondamentaux sont en raison inverse de la longueur des tuyaux, en raccourcissant sa trachée-artère d'un neuvième, et en laissant l'anche dans son plus grand prolongement, il produira la seconde majeure du premier son, ou le *re* de la plus basse octave. Alors il produira sans changer la trachée de longueur, et en raccourcissant seulement l'anche, tous les sons harmoniques de ce *re*, c'est-à-dire, le *re* et le *la* de l'octave au-dessus; le *re*, le *fa* et le *la* de l'octave suivante, avec quelques tempéramens, et ainsi de suite.

En sorte qu'en variant d'un neuvième seulement la longueur de sa trachée, et en combinant ce mouvement avec celui de l'anche, l'oiseau pourroit chanter quatre notes dans la seconde octave, et cinq dans la troisième, dont il ne lui manqueroit que le *mi* et le *si*. En raccourcissant sa trachée encore d'un neuvième, il produira le *mi* de la première octave, le *mi* et le *si* de la seconde; le *mi*, le *sol* un peu augmenté, et le *si* de la troisième, etc.

En sorte qu'en raccourcissant sa trachée de deux neuvièmes seulement, ce qui est possible à tous les oiseaux chanteurs, il auroit cinq notes dans la seconde octave, et toutes celles de la troisième, sans parler des octaves supérieures où il obtiendroit une bien plus grande variété s'il pouvoit y atteindre, parce que les harmoniques s'y multiplient toujours.

Mais comme la première octave ne contient aucun son harmonique d'*ut*, ni d'aucune autre des notes de cette octave, il est évident que les changemens quelconques de l'anche ne produiroient seuls aucune des notes de cette octave-là, et qu'il n'y auroit que le raccourcissement de la trachée qui le pourroit. Or, pour monter par ce moyen de l'*ut* en *si*, il faudroit que la trachée se raccourcît de près de moitié, ce qui est difficile même aux oiseaux qui chantent le mieux; non qu'elle ne puisse absolument l'être à ce point en en rapprochant les anneaux, car ayant essayé de les comprimer dans divers oiseaux, j'ai vu qu'ils ne fesoient pas pour l'ordinaire plus de moitié de sa longueur, et que le reste est occupé par la partie membraneuse et compressible; mais il faudroit un raccourcissement trop considérable du cou, et une trop grande contraction des muscles, pour rapprocher les anneaux autant qu'ils peuvent l'être absolument parlant.

Pour expliquer, par les deux seuls moyens dont j'ai parlé, la voix des oiseaux qui chantent très-bien, et qui rendent exactement toutes les notes, il faudroit donc supposer qu'ils restent dans les octaves où ces deux moyens suffisent, et qu'ils ne font pas d'ordinaire descendre leur voix autant qu'elle en seroit susceptible.

C'est ce qui n'est pas probable du tout, lorsqu'on considère la brièveté de la trachée de ces oiseaux, et qu'on la compare aux instrumens que nous employons. Il est même étonnant qu'ils puissent produire des sons aussi graves que ceux qu'ils nous font entendre, avec des instrumens si courts.

Ils ont donc un troisième moyen de varier le son de leur voix, et c'est, selon moi, la principale fonction de leur larynx supérieur.

On sait par l'expérience, et on prouve par la géométrie, qu'un tuyau fermé par le bout opposé à l'embouchure, rend un son plus bas d'une octave, qu'un tuyau de même longueur ouvert, et qu'il faut qu'il soit de moitié plus court que ce dernier pour produire le même son que lui. On sait aussi que des tuyaux terminés par une portion plus étroite que le reste, et qu'on nomme tuyaux à cheminée ou à fuseau, doivent être plus courts que les tuyaux cylindriques qu'on veut mettre à leur unisson. Mais je ne sache pas qu'on ait traité en particulier du cas d'un tuyau cylindrique, qui n'auroit qu'un trou plus ou moins grand à son extrémité opposée à l'embouchure; ce qui est le cas des oiseaux.

On ne peut pas employer ici, sans restriction, les faits connus sur les trous latéraux de certains instrumens, tels que la flûte et le hautbois; car le son ne monte pas à proportion qu'on ouvre un plus grand nombre de ces trous; il paroît qu'on doit les considérer, dans le plus grand nombre des cas, comme des moyens de raccourcir le tube de l'instrument.

J'ai fait faire un instrument, en forme de flûte à bec, ou un sifflet, dont le tube étoit cylindrique, et sans trous latéraux, et à l'extrémité duquel pouvoient s'adapter des rouelles de bois, dont l'une étoit pleine, et le fermoit complètement, et dont les autres avoient chacune dans leur milieu un trou d'une grandeur déterminée. Lorsque le bouchon plein étoit placé, le son baissoit d'une octave; mais, lorsqu'on y mettoit les bouchons percés, il montoit ou il descendoit entre l'octave fondamentale et l'octave au-dessous, selon que l'ouverture étoit plus grande ou plus étroite; en sorte qu'en ajustant bien les ouvertures, on auroit pu produire les notes de cette octave-là par ce seul moyen.

La pratique des joueurs de cor nous apprend la même chose, car ils font un peu baisser leur instrument en enfonçant la main dans le pavillon; mais cet abaissement est borné, dans le cor, à un ton, ou à peu près, sans doute, parce que sa forme fait qu'on ne peut en fermer l'ouverture, qu'en enfonçant la main assez avant, et par conséquent en raccourcissant l'instrument, ce qui diminue l'effet de la fermeture en produisant un effet contraire.

Le larynx supérieur des oiseaux, ainsi qu'on

le verra par la description que j'en donnerai, a une ouverture qui peut s'élargir ou se rétrécir; mais il n'y a point de partie qui puisse vibrer, encore moins qui puisse s'allonger ou se raccourcir, se tendre ou se relâcher, de manière à produire et à varier un son; je crois donc que son usage est de fermer ou d'ouvrir plus ou moins l'orifice supérieur de la trachée. Or, vous voyez, par les expériences précédentes, que ces diverses ouvertures peuvent faire parcourir au son toutes les notes d'une octave quelconque, pour laquelle la trachée et ses anches seroient disposées.

Il n'en faut donc pas davantage pour donner à la voix des oiseaux toute la perfection imaginable, puisque dans toute l'étendue de leur voix il ne sera pas une seule note par laquelle ils ne puissent passer.

Si l'oiseau veut chanter le *si* de sa première octave par exemple, qu'il ne pourroit produire que très-difficilement par le raccourcissement de sa trachée, il disposera son embouchure de manière à chanter l'*ut* au-dessus; ce qu'il fera facilement, cet *ut* étant l'octave, et par conséquent un harmonique du son fondamental. Alors il fermera un peu son larynx supérieur, et en baissant ainsi d'un semi-ton majeur, il donnera le *si* demandé.

S'il laisse à sa trachée toute sa longueur, et à son embouchure, sa disposition pour le ton le plus bas qui corresponde à cette longueur-là, l'oiseau pourra encore baisser presque d'une octave, en fermant ainsi plus ou moins exactement son larynx supérieur, et c'est-là la mesure de l'étendue de sa voix dans le bas.

Je pense que cette explication suffit pour rendre raison des sons les plus graves, rendus par des oiseaux à trachée cylindrique; car je n'en connois pas qui donne aussi bas que le double de la longueur de sa trachée. Quant à ceux qui y ont des dilatations, nous en traiterons plus loin.

Il résulte de ce que je viens d'exposer, que le son est produit dans l'instrument vocal des oiseaux, de la même manière que dans les instrumens à vent de la classe des cors et des trompettes, ou dans l'espèce de tuyaux d'orgues nommés jeux d'anche; qu'il est modifié, quant à son ton, par les trois mêmes moyens que nous employons dans ces instrumens, c'est-à-dire,

1°. Par les variations de la glotte, qui correspondent à celles des lèvres du joueur, ou à celles de la lame de cuivre des jeux d'anches.

2°. Par les variations de la longueur de la trachée, qui correspondent aux cors de rechange, ou aux différentes longueurs des tuyaux d'orgues.

3°. Par le rétrécissement ou l'élargissement de la glotte supérieure, qui correspond à la main du joueur de cor, et à la fermeture ou aux cheminées des tuyaux d'orgues.

La parité étant reconnue exacte dans ces quatre points, qui déterminent évidemment l'essence d'un instrument, il ne sera pas possible aux physiciens, de ne pas reconnoître dans l'organe vocal des oiseaux un instrument à vent pur et simple, et on n'y cherchera plus de *cordes*, à moins qu'on ne veuille dire qu'un cor-de-chasse est aussi un instrument à vent et à cordes en même temps.

Mais l'analogie va encore beaucoup plus loin; et nous verrons, en traitant des trachées-artères en particulier, que leur forme influe sur la qualité du son, tout comme celle des instrumens que nous connoissons.

Ainsi, les oiseaux qui ont la voix flûtée, ont tous la trachée-artère cylindrique, comme les flûtes, les fifres, les sifflets, les flageolets et les tuyaux d'orgues, nommés, à cause de leur son, *jeux de flûtes*; ceux qui ont la trachée-artère en forme de cône, plus étroite vers le bas ou vers l'embouchure que vers le haut, ont ce même caractère éclatant que l'on observe dans les jeux d'orgues qui ont cette forme, et qui portent les noms de trompettes, clairons, cymbales et bombardes; et que l'on retrouve en général dans tous nos instrumens à pavillon.

Mais c'est sur-tout dans l'examen détaillé que nous allons faire des structures propres à chaque oiseau, que la vérité de cette théorie se montrera dans tout son jour.

Car, si les fonctions que j'ai assignées à chaque partie sont réelles, on sent que la voix d'un oiseau doit être d'autant plus facilement variable, qu'il aura plus de moyens de changer l'état de son larynx inférieur, d'allonger ou de raccourcir sa trachée, et de dilater ou de raccourcir son larynx supérieur; mais on sent de plus aisément que la grandeur, le diamètre des diverses parties de la trachée, ses inflexions, la texture de ses parois, celle des cartilages des deux larynx, des cavités qui peuvent communiquer avec eux; et en un mot, toutes les propriétés constantes de cet appareil, doivent déterminer le caractère fixe de la voix de chaque oiseau, et la nature qu'elle conserve dans toutes ses modifications.

C'est sous ce double rapport que nous allons considérer, dans les articles suivans, les organes de la voix des oiseaux, et en décrire d'abord les circonstances générales, et ensuite les particularités distinctives.

Et nous trouverons par-tout la confirmation de ce que nous venons d'établir *à priori.*

### C. *Du larynx inférieur.*

Le seul oiseau dans lequel j'ai trouvé qu'il n'y a pas de larynx inférieur, sur plus de cent cinquante espèces que j'ai disséquées, est le *roi des vautours* (*vultur papa*). Ses bronches sont garnies dans leur partie supérieure d'anneaux presque complets, et communiquent avec la trachée, sans qu'on aperçoive à leur réunion aucun rétrécissement, ni aucune glotte saillante. Je ne puis dire si nos vautours d'Europe ont la même organisation, car ils sont plus rares dans les collections et dans

dans les ménageries que les vautours d'Amérique ; et je n'en ai jamais disséqué.

En général, le larynx inférieur des oiseaux est produit par une membrane qui fait saillie de chaque côté de l'orifice inférieur de la trachée-artère; cet orifice est partagé en deux ouvertures, tantôt par une traverse osseuse qui va d'avant en arrière, et tantôt seulement par l'angle de réunion des deux bronches.

Les bronches ne sont point composées, comme la trachée, d'anneaux complets, mais seulement d'arcs osseux ou cartilagineux, d'un nombre de degrés plus ou moins grand, qui ont chacun leur courbure propre dans l'état de repos, et dont la courbure peut varier jusqu'à un certain point par l'action des muscles volontaires.

La partie par laquelle les deux bronches se regardent est donc simplement membraneuse dans un espace plus ou moins long; c'est cette membrane ordinairement large et tendue que je nomme *membrane tympaniforme*.

Le premier de ces arcs, c'est-à-dire, le plus voisin de la trachée, a ordinairement la même courbure qu'elle; mais le second ou le troisième appartiennent à des cercles plus grands, et sont moins convexes que lui en-dehors, ce qui les fait saillir en-dedans.

La membrane qui double l'intérieur de la trachée, forme un repli sur cette partie saillante, et c'est ce repli qui, fermant à moitié chacune des ouvertures de l'orifice inférieur de la trachée, présente à l'air une lame susceptible de vibrer et de produire un son.

Ce sont les divers mouvemens de cette lame qui rendent le larynx inférieur capable de varier le son.

Les larynx inférieurs se divisent en deux classes: ceux qui n'ont point de muscles propres, et ceux qui en ont.

Dans ceux qui n'ont point de muscles propres, il n'y a que les muscles qui abaissent et qui élèvent la trachée, qui puissent faire varier l'état de la glotte.

Il y a deux paires de muscles abaisseurs de la trachée.

*Les sterno-trachéens.*

Leur attache fixe est au sternum, à la face interne de ses angles latéraux supérieurs. Ils se portent obliquement en arrière, en-dedans et en haut, et s'insèrent à la trachée, à des points différens selon les espèces; leurs fibres se prolongent plus ou moins le long du corps de ce tube, et vont quelquefois jusqu'au larynx supérieur.

*Les ypsilo-trachéens.*

Leur attache fixe est à l'os en forme d'ypsilon grec, ou de fourchette, qui est propre aux oiseaux, et qui sert à tenir leurs clavicules écartées dans le vol. Ils s'attachent immédiatement à la trachée, dont ils suivent toute la longueur parallèlement aux précédens.* Plusieurs oiseaux manquent de cette seconde paire.

La trachée n'a point de muscles propres pour l'élever ; ce mouvement est produit par le mylo-hyoïdien, au moyen des ligamens qui attachent l'os hyoïde au larynx supérieur.

L'action simultanée de ces antagonistes n'abaisse ni n'élève la trachée, mais l'allonge; leur repos simultané la raccourcit en l'abandonnant à son élasticité naturelle.

On conçoit aisément, d'après ces descriptions, que lorsque la trachée s'élève, les bronches sont tiraillées, que le second et le troisième anneau s'éloignent du premier ; et que la saillie de la glotte diminue de longueur, en même temps qu'elle augmente de tension.

Lorsqu'au contraire la trachée est abaissée, les bronches sont relâchées, les anneaux se rapprochent; le second et le troisième glissent même sous le premier, et la glotte se trouve allongée et détendue.

Ces mouvemens de la trachée peuvent donc suppléer, jusqu'à un certain point, au défaut de muscles propres du larynx inférieur; aussi les oiseaux qui sont privés de ces derniers muscles, ont-ils ceux qui meuvent la trachée incomparablement plus grands que les autres oiseaux.

Ces larynx inférieurs sans muscles propres*, doivent encore être subdivisés en deux genres; ceux auxquels tiennent des cavités latérales, ou des dilatations plus ou moins étendues, et ceux qui n'ont rien de semblable.

Jusqu'à présent je n'ai observé de ces dilatations que dans les espèces de deux genres, les canards (*anas*), et les harles (*mergus*). Encore plusieurs espèces que l'on rapporte d'ordinaire au genre des canards, telles que le *cygne*, et l'*oie*, la *bernache*, l'*eider*, etc., en sont-elles dépourvues.

Ces cavités ne se trouvent jamais que dans les mâles : les femelles en manquent toujours.

Elles ne sont jamais symétriques, c'est-à-dire, égales des deux côtés. Celle du côté gauche est toujours beaucoup plus considérable ; la bronche de ce côté-là y donne immédiatement, et ce n'est qu'après l'avoir remplie que l'air peut regagner la trachée par un canal plus ou moins tortueux.

La cavité du côté droit est plus petite, et ne paroît qu'une légère dilatation de la bronche elle-même.

On trouve aussi, dans les femelles, une légère trace de ce défaut de symétrie ; le bord inférieur de la trachée se prolonge plus bas du côté gauche que du droit.

Ces sortes de cavités diffèrent, indépendamment de la grandeur et de la figure, en ce que dans certaines espèces elles sont entièrement osseuses, tandis que dans d'autres il n'y a que des branches de cette dernière substance qui soutiennent des membranes qui en forment la plus grande partie.

Ces membranes résistant beaucoup moins à l'air

qui s'accumule dans la cavité par la force de l'expiration, doivent agir différemment de parois osseuses et inflexibles.

Le grand harle à bec rouge, (*mergus merganser*), et la piette (*mergus albellus*) sont dans ce cas. La dilatation du premier représente une grande pyramide à trois pans, dont les arêtes seulement sont osseuses. Celle du second n'a que deux faces inclinées, dont la rencontre se fait par une ligne presque circulaire et osseuse ; une des faces est antérieure et l'autre postérieure.

Je ne connois, dans le genre des canards, que le *morillon* (*anas fuligula*) et le *millouinan* (*anas maryla*), dont les dilatations soient en partie membraneuses. Leur forme est à-peu-près comme dans la piette, mais les faces regardent à droite et à gauche, et non pas d'avant en arrière. Les membranes en sont soutenues par plusieurs ramifications osseuses.

Quant aux dilatations entièrement osseuses, leur forme ordinaire approche d'un sphéroïde plus ou moins irrégulier : on en trouve de telles dans le canard ordinaire (*anas boschas*); l'oie armée du cap (*anas montana*); le canard siffleur (*anas penelops*); les sarcelles (*anas quercedula* et *anas crecca*); et le canard de la Caroline (*anas sponsa*.) Le tadorne (*anas tadorna*) a ses deux renflemens à-peu-près globuleux et presque égaux; c'est celui de tous dans lequel la dilatation droite approche le plus de la gauche pour le volume.

Dans la *sarcelle d'été* (*anas cyrcia*), les deux renflemens diffèrent aussi fort peu ; ils ne sont pas grands, et leur ensemble présente la figure d'une poire.

Il me paroît que c'est à ces dilatations que tient la différence considérable qu'on remarque entre la voix des mâles et celle des femelles, dans toutes ces espèces. Ces dernières ont la voix aigre et fort aiguë, tandis que les mâles l'on grosse, creuse et sourde. Les calculs des géomètres n'ayant pas encore atteint la théorie du son produit dans des tubes irrégulièrement inégaux dans les diamètres de leurs diverses parties, j'ai eu recours à l'expérience ; j'ai fait faire à mon instrument un corps de rechange, renflé en forme d'ellipsoïde, qui ne changeoit rien à la longueur du tube. Tout le reste étant demeuré comme auparavant, le son fondamental est devenu beaucoup plus grave, et si sourd, qu'on avoit peine à l'entendre. J'ai donc été parfaitement confirmé dans ma conjecture. Cette voix est singulièrement désagréable dans les uns et dans les autres; ce qui vient peut-être de ce que les deux glottes étant toujours inégales, produisent deux voix discordantes.

Mais une chose plus difficile à expliquer, c'est la différence spécifique des voix de ces espèces, différence qui va très-loin ; celui qui s'écarte le plus par sa voix du croassement de notre canard ordinaire, le *canard siffleur* est précisément celui qui lui ressemble le plus par son larynx inférieur.

Le second genre de larynx inférieurs sans muscles propres, est celui qui n'a point de cavités latérales, ni de dilatation. Les oiseaux qui en sont pourvus sont beaucoup plus nombreux. Toute la famille des gallinacés est dans ce cas, sans que j'y connoisse d'exception. Elle comprend les *dindons*, les *peintades*, les *paons*, les *coqs*, les *faisans*, les *perdrix*, les *cailles*, les *coqs de bruyères*. Je vais d'abord décrire la conformation du *dindon* (*meleagris gallo-pavo*).

Les anneaux de la partie inférieure de sa trachée, sont très-séparés les uns des autres, par des intervalles membraneux.

Les trois derniers sont fixés ensemble par deux arêtes osseuses longitudinales, une antérieure, l'autre postérieure; le dernier a son vide partagé en deux ouvertures, par une autre arête osseuse qui le traverse d'avant en arrière. C'est de ces deux ouvertures que pendent les bronches. Les deux premiers demi-anneaux de chaque bronche sont réunis à leurs deux bouts, par un petit cartilage longitudinal qui s'articule avec la trachée, et qui fait qu'ils ne peuvent se mouvoir qu'ensemble; et lorsque la trachée est abaissée, le plan commun de ces deux demi-anneaux, formant avec la trachée un angle moins ouvert, le repli de la glotte s'allonge en-dedans, et se détend.

Dans le *coq*, la traverse du bas de la trachée, au lieu d'être soudée dans le milieu du dernier demi-anneau, est suspendue à deux pièces triangulaires attachées sous la partie antérieure et postérieure de cet anneau : les deux premiers demi-anneaux des bronches tiennent au bas de ces deux pièces triangulaires, et il y a ainsi, entre la trachée et ces demi-anneaux de chaque côté, un espace membraneux presque demi-circulaire, qui forme la glotte en se ployant. La trachée étant comprimée latéralement par sa partie inférieure, cette glotte se trouve être fort étroite, et c'est sans doute à cela que tient le son si aigu de la voix du coq.

Le *faisan* ne paroît guères différer du *coq*, si ce n'est que sa trachée est plus arrondie, et que l'espace membraneux extérieur est plus court.

Dans la *perdrix*, la trachée est comprimée d'arrière en avant; le dernier anneau produit en avant une espèce de bec descendant, auquel la traverse est attachée.

Il paroît donc que le caractère général des gallinacés, parmi les oiseaux sans muscles propres, c'est d'avoir la traverse du bas de la trachée située plus bas que le dernier anneau auquel elle tient, de façon que les membranes qui constituent la glotte, se répondent l'une à l'autre, et n'interceptent qu'une seule ouverture, tandis que dans les autres oiseaux, la traverse étant au même niveau que les membranes saillantes, il y a proprement deux ouvertures.

Le caractère constant d'aigu ou de grave de la voix de chaque espèce paroît tenir à la compression latérale du bas de la trachée, et au rétrécissement de la glotte qui en résulte.

Les larynx inférieurs qui ont des muscles propres, peuvent changer leur état, indépendamment des mouvemens de la trachée, et pendant même qu'elle est absolument immobile. On sent que c'est-là une perfection de plus dans l'organe de leur voix, mais cette perfection a ses degrés, et il y a fort loin de la mobilité dans un *aigle* ou une *chouette*, à celle qui a lieu dans un *merle* ou dans un *rossignol.*

Les larynx les plus simples, dans cette classe, sont ceux qui n'ont qu'un seul muscle propre de chaque côté; il tient, d'une part, au corps de la trachée, et de l'autre il aboutit à l'un des demi-anneaux de la bronche; son effet est de faire remonter les premiers demi-anneaux vers la trachée, ce qui équivaut absolument, pour l'effet sur la glotte, au mouvement que la trachée prend en s'abaissant vers eux, dans les oiseaux où ce muscle propre manque.

Les limites des changemens que ce muscle peut opérer par ses contractions graduelles, sont d'autant plus étendues qu'il est lui-même plus long, et qu'il s'insère à des demi-anneaux plus inférieurs.

Les oiseaux du genre *falco* de Linnée, savoir: les *aigles*, les *faucons*, *gerfauts*, *hobereaux* et *cresserelles*, les *buses*, *éperviers* et *autours*, ont ce muscle inséré au premier demi-anneau. Ce sont donc de tous, ceux qui s'approchent le plus de ceux qui n'ont point de muscle propre du tout.

Les *foulques*, les *rales*, les *bécasses*, les *chevaliers*, les *vaneaux*, et, à ce qu'il paroît, tous les oiseaux de rivage à bec foible, sont encore dans le même cas.

Mais il ne faut pas croire pour cela que ces oiseaux se ressemblent d'ailleurs par les parties constantes de leur larynx inférieur. La position de leur muscle propre n'influe que sur la variabilité de leur voix ; le reste de l'organe diffère d'une espèce à l'autre, comme le caractère général de chaque voix.

Ainsi, dans le *vanneau* (*tringa vanellus*), dont la voix est très-claire et très-aiguë, les deux ouvertures du bas de la trachée sont très-étroites, et séparées par une traverse triangulaire très-large en arrière, et étroite en avant.

Dans la *poule d'eau* (*fulica chloropus*), ces ouvertures sont parallèles, et séparées par une traverse très-mince ; elles sont également fort étroites.

Dans la *bécasse* (*scolopax rusticola*), et la *foulque* (*fulica atra*), les derniers anneaux de la trachée sont fendus par-derrière, et ce tube y est completté par une membrane qui se continue avec celle des faces internes des bronches.

Dans l'*avocette* (*recurvirostra*), la traverse est en forme de toit, et les ouvertures sont parallèles et très-étroites.

Les *mouettes* (*larus*), et le *cormoran* (*pelecanus carbo*), ont aussi leur muscle propre attaché au premier demi-anneau.

Le *martin pêcheur* (*alcedo ispida*), et l'*engoulevent* (*caprimulgus europœus*), l'ont au troisième.

Parmi les oiseaux de rivage, les *hérons* et les *butors* ont leur muscle propre attaché au cinquième demi-anneau, et par conséquent beaucoup plus loin que tous les précédens.

Le *coucou* et le *grand duc* l'ont aussi au cinquième, et ce trait de ressemblance est tout-à-fait d'accord avec la ressemblance de leur voix; car on sait que le grand duc se nomme *hou-hou* dans plusieurs contrées de l'Allemagne, parce que c'est là le son qu'il fait entendre pour l'ordinaire.

La *chouette* et la *hulotte* ont leur muscle propre inséré au septième demi-anneau.

Ainsi, dans cette longue suite d'oiseaux qui n'ont qu'un seul muscle propre à leur larynx, on n'en trouve pas un qui se fasse remarquer par une voix facilement variable, ce qui s'accorde entièrement avec les principes que nous avons établis. Mais nous allons examiner à présent deux ordres bien supérieurs en perfection à cet égard; les perroquets et les oiseaux chanteurs.

Les *perroquets* ont trois paires de muscles propres à leur larynx inférieur; les pièces cartilagineuses de ce larynx sont d'une forme toute particulière à ce genre. Quoique les perroquets n'aient pas naturellement la voix agréable, ce qui tient au timbre, et à la rigidité de leur trachée, cependant ils peuvent la varier beaucoup, et pour le ton et pour l'intensité.

Ceux même qui n'ont pas été instruits possèdent un grand nombre de tons très-différens, par lesquels ils varient beaucoup l'expression de leurs désirs ou de leurs souffrances ; et la facilité qu'ils ont à imiter les sons qu'ils entendent, à siffler, à parler, à rire, etc., etc., prouvent bien que leur organe est très-mobile. Voici la description détaillée de leur larynx inférieur.

Les derniers anneaux de la trachée sont soudés ensemble, et forment un tuyau cylindrique un peu applati par les côtés. Le dernier de tous est presque carré, étant aussi applati par-devant et par-derrière, où il y a deux pointes assez aiguës. Il n'y a pas de cloison dans l'intérieur.

De cette ouverture pendent les bronches, formant deux tubes membraneux, garnis des pièces cartilagineuses qui suivent. 1°. Le premier demi-anneau : ici il est tout plat, très-élargi, ayant presque la forme d'un croissant, dont le côté convexe seroit tourné en haut. Les pointes sont aiguës et tournées en bas. Il n'est pas vertical, mais dans une situation très-oblique, son bord supérieur s'appuyant contre le bord de la trachée, et l'autre rentrant presque jusqu'à toucher celui de son correspondant. 2°. Les trois demi-anneaux suivans sont aussi absolument plats, et soudés en une plaque demi-circulaire, aux extrémités de laquelle on voit encore leur distinction. La position de cette plaque est en tout l'inverse de la précédente ; elle s'incline en sens contraire ; et c'est son côté con-

convexe qui est tourné en bas et dehors. 3°. Les cinquième, sixième et septième demi-anneaux sont soudés à la plaque précédente, et entr'eux dans leur milieu seulement. Leurs extrémités s'écartent en se courbant vers le haut. Ils sont plats, et dans le même plan que la plaque qui les précède. 4°. Les anneaux qui suivent ont la forme ordinaire jusqu'à l'entrée de la bronche dans le poumon.

Le côté par lequel les bronches se regardent est membraneux, et les deux membranes s'unissent à la hauteur des pointes du premier demi-anneau. De là, jusqu'à la trachée, elles ne forment qu'un seul canal, et le rétrécissement qu'il éprouve entre les bords inférieurs de ce demi-anneau, peut être, à juste titre, nommé la glotte de ce larynx.

J'ai observé six muscles dans le perroquet, trois de chaque côté. Une paire relâche l'ouverture de la glotte, les deux autres la contractent.

1°. Le premier, ou le *constricteur de la glotte*, a son attache fixe au pénultième anneau de la trachée-artère. Il descend presque perpendiculairement, d'abord appuyé sur le *laxateur*, ensuite comme en l'air sans toucher à rien, et va s'implanter dans le centre de réunion des anneaux cinquième, sixième et septième. Il soulève cette partie, et comme elle est soudée à la plaque semi-circulaire, il ne peut produire cet effet, qu'en faisant rentrer le bord supérieur de cette plaque, par conséquent en resserrant la glotte.

2°. Le second muscle peut être nommé l'auxiliaire du précédent. Ses fibres occupent une certaine étendue le long de la trachée, à sa face antérieure; parvenu à la hauteur de l'origine du précédent, il s'écarte en arrière et de côté, et s'y colle par un tendon assez mince. Je ne vois pas qu'il ait d'autres usages que de le seconder dans ses fonctions.

3°. *Le laxateur de la glotte*, est situé sous les deux autres muscles. Il a son attache tout le long du bord de la trachée, une forme demi-ovale, et descend en s'épanouissant jusqu'au bord inférieur et concave du premier demi-anneau : son effet est d'écarter ce bord en dehors, et d'élargir l'ouverture de la glotte.

J'observe que les deux premiers muscles, en fermant la glotte, tendent en même temps la membrane tympaniforme, puisqu'ils la tirent des deux côtés : ce qui doit contribuer également à rendre le son plus aigu. Quant à celui qui dilate cette ouverture, il n'augmente pas la tension de la membrane, puisque celle-ci ne remonte pas jusqu'à la hauteur du cartilage en forme de croissant; par conséquent il ne détruit pas, comme il arriveroit par cette tension, le son grave, effet de l'ouverture plus grande de la glotte.

Quant aux *oiseaux chanteurs*, ils ont cet organe encore plus compliqué, puisqu'on y trouve cinq paires de muscles; c'est bien une erreur d'un anatomiste d'ailleurs célèbre, d'avoir attribué à ces oiseaux le larynx inférieur le plus simple. En voici la description détaillée.

1°. Les derniers anneaux de la trachée se réunissent en une pièce longue de deux ou trois lignes à-peu-près cylindrique dans le haut, et évasée par en bas, où elle a deux pointes obtuses, une antérieure, l'autre postérieure, réunies par un osselet transversal, de façon que la trachée s'ouvre inférieurement par deux trous ovales, faisant, l'un avec l'autre, un angle obtus; chacun communique dans une des bronches.

2°. Les trois premiers anneaux de chaque bronche sont plus rapprochés et plus plats que les suivans; ils vont en s'allongeant par-derrière du premier au troisième, de façon que l'extrémité postérieure de celui-ci, fait une espèce de saillie, parce que le quatrième anneau diminue subitement. A peine leur courbure fait-elle un arc de soixante degrés; la corde de cet arc est remplie par la membrane tympaniforme dont j'ai parlé plus haut. Le premier recourbe son extrémité antérieure vers la face interne de la bronche où elle s'articule avec un petit cartilage ovale, qui est collé à la membrane tympaniforme, et il fait en-dedans une saillie qui est la lame vibrante, ou la partie essentielle de ce larynx. On voit que la coupe transversale de la bronche est d'abord presque circulaire, qu'en remontant, elle devient un segment de cercle qui se rétrécit dans un sens, en s'élargissant dans l'autre; qu'enfin, l'entrée de l'air dans la trachée se fait par deux trous ovales, garnis, chacun à son bord externe, d'une lame saillante.

3°. Cet appareil est pourvu de dix muscles, cinq de chaque côté; je vais les décrire successivement, et en indiquer l'usage.

*Le releveur longitudinal des demi-anneaux.* Muscle long, situé à la partie latérale antérieure de la bifurcation. Son attache fixe est au corps de la trachée, à quelques lignes de hauteur; il colle ses fibres à plusieurs de ses anneaux; descendant un peu obliquement en avant, après avoir formé un ventre sensible, réunit ses fibres en un petit tendon, qui s'insère à l'extrémité antérieure du troisième demi-anneau. Il fait monter cette extrémité, et fait saillir en-dedans la petite lame de la glotte, en tendant en même temps toute la partie de la membrane qui se trouve au-dessous de cet anneau, dans le sens de sa longueur.

*Le releveur postérieur des demi-anneaux*, est fort semblable au précédent et à peu près parallèle. Il colle ses fibres de même à la partie latérale postérieure de la trachée, et insère son tendon à l'extrémité postérieure du troisième demi-anneau. Son effet sur la lame et sur la membrane est pareil à celui du précédent. Lorsqu'ils agissent ensemble, ils rapprochent la totalité des trois demi-anneaux, et font glisser le premier sous l'arc externe de la trachée, ce qui diminue considérablement son ouverture en faisant saillir la lame. La partie supérieure de la membrane doit se trouver relâchée par leur action, puisque l'espace au-dessus du

troisième

troisième anneau est diminué ; mais c'est à quoi remédie le releveur transversal.

*Le petit releveur.* Ce muscle est du double plus court que le précédent, et entièrement caché par lui. Il a son attache fixe à la partie inférieure postérieure de la trachée, et insère son tendon à l'extrémité postérieure du second demi-anneau. Son action est semblable à celle du précédent.

*Le releveur oblique* est situé à côté et en avant du précédent, et également caché sous le releveur longitudinal postérieur. Il va obliquement de la trachée à l'extrémité postérieure du deuxième demi-anneau ; il doit le tirer en haut et en-dehors, par conséquent participer de l'action des précédens et du suivant.

*Le releveur transversal.* Ce muscle est situé à la même hauteur que les précédens, en partie à découvert en avant du *releveur antérieur*, et en partie caché sous lui. Il n'est pas plus long que les deux précédens, mais beaucoup plus gros, ventru et de forme à peu près ovale. Il prend son origine sur le dernier anneau de la trachée, se porte obliquement en bas et en avant, et s'insère en partie à l'extrémité antérieure du premier demi-anneau, et sur-tout au petit cartilage qui s'articule sur elle. Il rapproche cet anneau de la trachée, le rend moins courbe en écartant son extrémité en-dehors, et conséquemment il rétrécit cette partie de la glotte ; mais sa principale action est de tirer en avant le petit cartilage, par conséquent de tendre avec force, et dans le sens transversal, la partie supérieure de la membrane tympaniforme, ce qui peut être nécessaire pour certaines modifications de la voix, mais sur-tout lorsque, les autres muscles relâchant cette partie supérieure en même temps qu'ils tendent le reste, il étoit besoin d'un muscle qui mît le tout à l'unisson.

Ce ne sont pas seulement les oiseaux que nous appelons d'ordinaire *chanteurs* par excellence, tels que les *rossignols*, les *fauvettes*, les *merles*, les *chardonnerets*, les *alouettes*, les *linottes*, les *serins*, les *pinsons*, etc., qui jouissent de cette organisation plus complette; elle est partagée non-seulement par des oiseaux dont le chant est uniforme ou peu agréable, tels que les *hirondelles*, les *moineaux*, les *étourneaux*, les *gros-becs*, etc.; mais encore par d'autres dont la voix est décidément désagréable, et n'offre que des cris aigres, ou des croassemens sourds, tels que les *geais*, les *pies*, les *corneilles* et les *corbeaux*.

Pour expliquer ce phénomène, il faut remarquer d'abord, que les facultés physiques apparentes ne sont pas les seules causes qui déterminent les actions des animaux, et qu'il y en a d'une nature plus délicate, dont on désigne l'ensemble, sans en connoître la nature, par le nom d'instinct.

Ainsi il est bien clair que c'est l'instinct seul, et non pas la forme de l'instrument musical, qui a déterminé les airs naturels à chaque espèce d'oiseau; puisque ces espèces apprennent à se contrefaire l'une l'autre, et qu'on en a vu plusieurs, dont le chant naturel diffère beaucoup, apprendre, avec une facilité presque égale, à chanter les airs qui leur sont enseignés par un siffleur, par une serinette, ou même par un autre oiseau.

Les oiseleurs ont même observé que les rossignols, pris très-jeunes, ne chantent jamais aussi bien que les rossignols sauvages, à moins qu'on ne suspende leur cage, à la campagne, dans des lieux où ils puissent entendre ces derniers.

Et d'un autre côté, des oiseaux dont le ramage naturel est assez peu agréable, tels que le *bouvreuil*, qui grince comme une scie, ou l'*étourneau*, qui a un cri si aigre, peuvent être perfectionnés par les soins de l'homme, et devenir d'assez jolis chanteurs.

Si donc les oiseaux chanteurs, proprement dits, ont des ramages si différens pour la variété et pour l'agrément, quoique leurs instrumens musicaux soient sensiblement les mêmes, cela tient à une espèce d'éducation, et à des causes qui ne sont pas encore du ressort de l'anatomie, et dont je n'ai par conséquent pas besoin de m'occuper dans cet ouvrage.

Quant à ceux des oiseaux à cinq paires de muscles, qui ne donnent jamais que des sons faux, ou au moins très-désagréables, cela tient, d'une part, au timbre de leur instrument; et de l'autre, à ce que la mobilité de leur trachée n'est pas en rapport avec celle de leur larynx inférieur ; car on sent, que si la longueur de la trachée est immobile, et ne peut pas s'accommoder aux variations de ce larynx, celles-ci ne produiront que des sons faux. On sent aussi que ces sons seront désagréables, toutes les fois que le diamètre des diverses parties n'aura pas les dimensions convenables ; car Euler a montré que cela devoit être ainsi, toutes les fois que le tube d'un instrument a plusieurs renflemens et plusieurs étranglemens. Or, c'est là ce qui arrive dans presque tous les oiseaux dont la voix est désagréable.

Les sons rauques des *corbeaux* tenant à d'autres causes qu'à leur larynx inférieur, on n'en peut donc tirer aucune objection contre les fonctions que j'attribue à cette partie ; et d'un autre côté, la facilité que ces oiseaux ont à varier leurs sons jusqu'à un certain point, tout désagréables qu'ils sont, et même à contrefaire la voix humaine, s'accorde avec le nombre de leurs muscles propres et en confirme l'importance.

### D. *De la trachée-artère.*

Les trachées-artères des divers oiseaux peuvent différer entr'elles par leur longueur absolue, par la facilité qu'elles ont à s'allonger ou à se raccourcir, par la consistance de leurs parois, et, enfin, par leur forme, laquelle dépend sur-tout de la différence de diamètre de leurs diverses portions.

Nous allons les considérer sous ces quatre points

de vue, après avoir indiqué ce qu'elles ont toutes de commun.

Les trachées des oiseaux sont constamment formées d'anneaux cartilagineux ou osseux entiers, ce qui en fait des tubes complets, dont le diamètre ne varie point et dont toutes les parties sont solides. Cela étoit nécessaire pour la fonction qu'elles remplissent dans la formation de la voix; tandis que dans les mammifères, où elles ne servent que de porte-vent, chaque anneau a toujours en arrière un segment qui manque, et la trachée a ainsi un espace longitudinal membraneux.

Les anneaux sont le plus souvent d'une égale largeur dans tout leur contour : mais dans les espèces qui ont la trachée peu ductile, et où ils sont très-rapprochés, ils sont ordinairement plus larges d'un côté que de l'autre, et cela alternativement, de manière que si l'un diminue à gauche, le suivant y sera plus large et diminuera à droite, et ainsi de suite.

La longueur absolue de la trachée-artère, et par conséquent son ton fondamental, dépend principalement de la longueur du cou de chaque oiseau; et nous voyons que l'expérience, à l'égard du ton, est conforme à ce principe : les petits oiseaux chantant le plus haut, et ceux qui ont le cou long ayant en général la voix la plus basse; mais la nature a allongé certaines trachées, plus qu'on ne pourroit le juger d'après la mesure du cou lui-même; ce sont celles qui se replient et se contournent sur elles-mêmes de différentes façons.

On en observe de telles parmi les gallinacés dans le coq de bruyère, du genre des *tétras*; et dans plusieurs *hoccos* et *penelopés*, parmi les oiseaux de rivage; dans presque tous les mâles du genre *ardea*, comme *hérons*, *butors*, *cigognes* et *grues*; et parmi les oiseaux nageurs, dans l'espèce du *cigne*: mais ces contours ne se trouvent presque jamais que dans les mâles, comme les renflemens que nous avons vus au larynx inférieur des *canards* et des *harles*, et les femelles en sont presque toujours dépourvues; aussi leurs voix sont-elles constamment plus aigues que celles des mâles dans toutes ces espèces.

La facilité que les trachées ont à s'allonger ou à se raccourcir, ne tient point à leurs muscles, mais à leur texture : celles qui ont les anneaux plus minces, et séparés par des intervalles membraneux plus grands, sont plus variables que celles dont les anneaux sont larges et se touchent presque. Aussi tous les oiseaux que j'ai appelés *chanteurs*, ont-ils leurs anneaux aussi minces que des fils, et les membranes qui les unissent minces et flexibles; au point qu'on peut, en comprimant leur trachée dans le sens de sa longueur, la réduire de beaucoup plus de moitié.

Les oiseaux de rivage et les oiseaux palmipèdes ont, au contraire, en grande partie les anneaux larges, presque contigus, et comme recouverts les uns par les autres, à cause des rétrécissemens alternatifs dont j'ai parlé plus haut.

Dans la plupart des autres, la partie inférieure de la trachée est formée d'anneaux rapprochés, ou même soudés ensemble.

Quant à la forme, comme j'ai déja parlé des trachées repliées et contournées sur elles-mêmes, il ne me reste plus qu'à les diviser en quatre ordres: 1°. les trachées cylindriques; 2°. les trachées coniques; 3°. les trachées qui ont des renflemens subits; 4°. celles qui se renflent et se rétrécissent par degrés insensibles.

Les trachées cylindriques forment le plus grand nombre; on en trouve de telles dans tous les oiseaux chanteurs, dans les oiseaux de rivage qui ont la voix grêle ou flûtée, dans les femelles des oiseaux nageurs, et dans beaucoup d'oiseaux de proie et de gallinacés: mais leur base n'est pas toujours un cercle; elles sont très-souvent applaties d'avant en arrière, et vers le bas elles le sont presque toujours un peu par les côtés.

Les trachées coniques sont en cônes très-alongés, dont la partie plus large est du côté de la bouche.

J'en ai observé de telles dans le *dindon*, le *héron*, le *butor*, l'*oiseau royal*, le *cormoran* et le *fou*, qui sont tous des oiseaux à voix éclatante.

Les trachées subitement renflées sont les plus rares. Je n'en connois que deux exemples: le *garrot* (*anas clangula*), et la *double macreuse* (*anas fusca*); mais les renflemens, quoique placés dans l'un et dans l'autre à peu près au milieu de la trachée, sont cependant très-différens. Celui du *garrot* est formé par des anneaux plus larges que les autres, et sa forme est presque sphérique. Celui de la *double macreuse* est en forme de disque circulaire, ou de lentille, plat en arrière, légèrement convexe en avant, et à paroi entièrement solides. On voit cependant à l'intérieur des stries transversales, qui sont des traces des anneaux dont l'ensemble compose ce disque.

Dans l'un et dans l'autre oiseau, les muscles sterno-trachéens s'insèrent précisément à cette dilatation; en sorte qu'ils peuvent faire varier sa situation relativement aux extrémités de la trachée, en faisant raccourcir alternativement la portion de ce tube qui est au-dessus de ce renflement, ou celle qui est au-dessous; et mes expériences sur les instrumens me font croire que cela doit faire varier le ton.

M. de *Humboldt* a trouvé dans le *kamichi* (*palamedea bispinosa*), un renflement assez semblable à celui du *garrot*.

C'est sur-tout dans le genre des harles, qu'on voit des trachées qui ont des renflemens adoucis; dans le petit harle il n'y en a qu'un, sa trachée-artère pouvant être comparée à un ellipsoïde très-allongé; mais il y en a deux dans le grand harle, qui sont séparés par un rétrécissement, et la trachée se termine vers le larynx supérieur par une portion plus étroite que tout le reste.

Les canards mâles ont ordinairement aussi quelques dilatations et rétrécissemens de ce genre.

E. *Du larynx supérieur.*

Le larynx supérieur des oiseaux est situé à l'extrémité supérieure de la trachée-artère, et à la base de la langue ; il est porté par la queue de l'os hyoïde, à laquelle il est attaché fixément par une cellulosité serrée ; il est composé de six ou de quatre pièces osseuses ; la principale est analogue au cartilage cricoïde de l'homme et des quadrupèdes ; elle se trouve dans quelques espèces divisée en trois pièces, et c'est ce qui porte alors leur nombre total de quatre à six.

Sa partie antérieure et inférieure est très-grande, d'une forme ovale ou triangulaire ; la portion supérieure et postérieure est en forme de demi-anneau ; c'est cette partie-là qui est quelquefois composée de deux pièces distinctes. Sur le milieu de ce demi-anneau est placé un petit os arrondi, auquel s'articulent deux autres pièces osseuses et oblongues, longitudinales, presque parallèles à la partie inférieure du cartilage principal, la touchant par leur bord externe, et interceptant entr'elles l'ouverture de ce larynx supérieur.

Cette ouverture est donc comme une fente longitudinale que l'on auroit faite à la face postérieure du tube qui constitue la trachée-artère ; au lieu que la glotte du larynx des mammifères et de l'homme est disposée de manière que son plan traverse le cylindre de la trachée.

Indépendamment de cette différence dans la position de la glotte, il y en a une plus essentielle dans sa structure, en ce qu'elle est formée dans les oiseaux par deux pièces osseuses, qui ne peuvent que s'écarter ou se rapprocher, et jamais se tendre ni se relâcher; tandis que dans les mammifères, les bords de la glotte sont formés par des faisceaux de fibres tendineuses, enveloppés dans une membrane, et qui peuvent être tendus et relâchés, allongés ou raccourcis, par la rétraction ou la protraction des cartilages arythénoïdes et l'action de leurs muscles propres.

Dans les oiseaux, il n'y a ni cartilages arythénoïdes, ni cartilage thyroïde, ni épiglotte. Les fonctions de l'épiglotte sont remplies par des pointes cartilagineuses placées sur les bords de la glotte, et disposées de manière à empêcher les substances alimentaires d'y entrer lors de la déglutition.

Comme le bec des oiseaux est fendu pour l'ordinaire jusque vis-à vis du larynx supérieur, et même quelquefois plus avant, et qu'il n'a point de lèvres qui puissent le fermer en tout ou en partie, on ne peut pas le considérer comme faisant partie de l'instrument vocal, et il n'influe pas sur le ton de la voix; mais sa voussure et sa forme intérieure influent plus ou moins sur les résonnances et sur les articulations.

Le larynx supérieur n'ayant d'autre office que

d'ouvrir et de fermer plus ou moins la trachée, il varie fort peu d'oiseau à oiseau : la principale différence qu'il présente tient à divers tubercules qu'on observe dans son intérieur, et qui sont plus gros ou plus nombreux, ou bien qui manquent tout-à-fait, selon les espèces.

J'ai remarqué que les oiseaux chanteurs n'en ont jamais, et qu'ils se trouvent généralement dans ceux dont la voix est la plus rude.

Je crois avoir établi dans cet article :

1°. Que le son est produit dans les oiseaux, comme dans les instrumens à vent de la classe des cors.

2°. Qu'il est déterminé, quant à son ton, par les mêmes moyens que dans ces sortes d'instrumens.

3°. Qu'autant que nous connoissons les choses qui déterminent le timbre, leur effet dans les oiseaux est le même que dans nos instrumens.

4°. Que les oiseaux ont la voix d'autant plus facilement variable, qu'ils ont plus de perfection dans les trois sortes d'organes qu'ils emploient pour faire varier le ton.

5°. Que leur voix nous paroît d'autant plus agréable, que leur trachée ressemble davantage aux instrumens dont les sons flattent notre oreille.

Je crois pouvoir en conclure, que l'organe de la voix des oiseaux est un véritable instrument à vent, de la classe des cors, des trompettes ; et sur-tout qu'il peut être comparé dans tous ses points à la trombonne.

## ARTICLE II.

### *Des organes de la voix dans les mammifères.*

Nous sommes bien éloignés d'avoir une théorie aussi complette de ceux-ci que des précédens, ni de pouvoir observer une marche aussi ferme dans leur description : la plupart de ces animaux ne produisent d'ailleurs que des bruits plus ou moins bizarres, que nos instrumens n'imitent point.

Il y a cependant des articles déja très-évidens. Ainsi l'intervalle des rubans fibreux et plus ou moins tranchans du *larynx* placé au sommet de la trachée, rubans nommés ligamens inférieurs de la glotte, est le lieu où se forme le son ; la grandeur, la liberté, la tension de ces rubans influent sur l'origine même du son ; toute la trachée ne sert que de porte-vent ; aussi varie-t-elle peu pour ses formes ; ses anneaux ne sont presque jamais complets, mais laissent en arrière une bande simplement membraneuse, etc.

Le son produit par les rubans vocaux, ou ligamens inférieurs de la glotte, peut être modifié :

1°. Par la forme et les dimensions du passage qui lui est ouvert au travers du reste du larynx.

2°. Par sa résonnance ou sa dispersion dans les cavités attenantes à ce larynx, comme les ventricules de la glotte, les sinus et poches qui communiquent quelquefois avec eux, les poches qui s'ouvrent au-devant du larynx, etc.

3°. Par la forme et les dimensions du double passage que lui fournissent la bouche et les narines, et par les variations qu'y produisent les positions diverses de la langue et des lèvres.

Malheureusement l'étude de ce dernier point n'est pas même encore commencée anatomiquement; et tout ce que nous pouvons faire aujourd'hui, c'est de donner une ébauche relativement aux deux premiers. Elle est cependant plus complette qu'on ne pourroit la recueillir des ouvrages de tous nos prédécesseurs.

### A. *Du larynx.*

#### I. *Description générale du larynx.*

Le larynx de l'homme et des mammifères est un assemblage de cartilages mobiles les uns sur les autres, et dont la totalité peut aussi se mouvoir par rapport aux parties environnantes.

Le cartilage principal est en forme d'anneau, et porte le nom de *cricoïde.* Au-devant de lui en est un autre composé de deux plans ou *ailes*, faisant ensemble un angle, et de forme irrégulièrement quadrangulaire; on le nomme *thyroïde.* La partie postérieure du cricoïde, plus large que l'antérieure, s'élève entre les deux ailes du *thyroïde*; les angles antérieurs et externes de celles-ci sont suspendus aux cornes de l'os hyoïde.

Sur la partie postérieure du cricoïde s'articulent

deux cartilages nommés *arythénoïdes*, qui peuvent s'écarter et se rapprocher l'un de l'autre, ou faire un mouvement de bascule en arrière.

Un ruban fibreux, très-tranchant à son bord supérieur, est attaché en arrière au corps du cartilage arythénoïde de son côté, et va fixer son extrémité antérieure à côté de celle du ruban correspondant à la face interne du thyroïde, dans l'angle que forment ses deux plans.

C'est la fente interceptée entre ces deux rubans qui se nomme *glotte*; les rubans eux-mêmes sont les deux lames vibrantes qui donnent naissance au son; leur bord antérieur et tranchant restant libre, il reste un espace entre lui et la paroi interne adjacente du larynx. Cet espace, qui se prolonge quelquefois en divers sinus, prend le nom de *ventricule de la glotte*. Le ruban lui-même porte celui de *ligament inférieur de la glotte*. Une légère élévation qui lui est parallèle, et qui borne en dessus l'entrée du ventricule, est appelée *ligament antérieur* ou *supérieur*. Enfin, un cartilage impair, très-mou, est attaché sur le bord antérieur de la face interne du thyroïde, se porte en arrière, pouvant couvrir tout-à-fait l'entrée du larynx en se fléchissant jusque sur les cartilages *arythénoïdes*, mais restant d'ordinaire à demi relevé. C'est l'épiglotte dont nous avons déja parlé à l'article de la déglutition.

Outre les ligamens articulaires, tous ces cartilages sont liés ensemble par une cellulosité générale, et revêtus par dedans d'une membrane qui se continue avec celle de la bouche, et qui se propage par la trachée jusque dans les moindres cellules du poumon.

Dans l'intervalle entre l'épiglotte et le cartilage arythénoïde, est suspendu de chaque côté un petit cartilage nommé *cunéiforme* ou *tubercule de Santorini*; sa pointe antérieure pénètre dans le ligament antérieur ou supérieur de la glotte.

Les mouvemens du larynx sont ou totaux ou partiels; les premiers tendent à l'élever ou à l'abaisser, c'est-à-dire, à raccourcir ou à allonger le tube de l'instrument musical; ou, ce qui est la même chose, l'espace qui s'étend depuis la glotte jusqu'aux lèvres : aussi élève-t-on le larynx quand on veut chanter dans les tons aigus, et on l'abaisse pour les tons graves. C'est même sans doute de-là que ces tons portent aussi les noms de *hauts* et de *bas*.

Ces mouvemens totaux s'exécutent, ou médiatement, par ceux de l'os hyoïde, auquel le larynx est suspendu et qui l'entraîne avec lui (qu'on voye à cet égard la Leçon de la déglutition); ou immédiatement par des muscles propres au larynx lui-même; savoir les *thyro-hyoïdiens*, qui vont des côtés du cartilage thyroïde à ceux de l'os hyoïde; et les *sterno-thyroïdiens*, qui viennent de la face interne de la pointe supérieure du sternum, rampent le long de la trachée-artère, derrière les sterno-hyoïdiens, et s'insèrent au cartilage thyroïde.

On conçoit aisément que les premiers élèvent le larynx et que les autres l'abaissent.

Les mouvemens partiels du larynx s'exécutent par ses muscles propres; ils ont pour objet principal de rétrécir la glotte en tendant ses ligamens inférieurs, ou ses rubans vocaux, ou de l'élargir en relâchant les mêmes rubans; c'est-à-dire, que leur effet est de faire varier l'anche de l'instrument vocal, de manière à produire les tons harmoniques de chaque ton fondamental déterminé par la longueur du tube de cet instrument.

C'est ainsi qu'on peut expliquer l'étendue de la voix humaine, qui va bien au-delà d'une octave, quoique l'élévation et l'abaissement du larynx ne puissent raccourcir l'instrument de moitié: il y a cependant encore de l'embarras dans cette explication, parce que les voix justes exécutent tous les tons compris dans les limites de leur étendue en haut et bas, et que ces tons ne sont cependant pas tous des harmoniques des tons fondamentaux: d'ailleurs, il faudroit qu'en chantant ainsi la gamme montante, le larynx descendît de temps en temps, et l'on observe qu'il monte toujours. Quoi qu'il en soit, les mouvemens partiels dont nous parlons, ont surtout lieu dans les cartilages arythénoïdiens.

Ces cartilages sont articulés chacun par arthrodie, sur une saillie du cartilage cricoïde, et peuvent écarter ou rapprocher leur partie supérieure et libre, ou bien la porter en avant ou en arrière. Ce dernier mouvement tend le ruban vocal, l'opposé

osé le relâche ; l'écartement élargit la glotte, le pprochement la rétrécit.

Les cartilages arythénoïdes ont chacun six uscles :

1°. Le *crico-arythénoïdien postérieur*, grand uscle triangulaire, qui recouvre avec son congéère toute la face postérieure du cricoïde, et rassemlé ses fibres pour les insérer à la base postérieure e l'*arythénoïde*, à qui il fait faire la bascule en rrière.

2°. Le *crico-arythénoïdien antérieur*, attaché la face latérale du cricoïde, se dirigeant en arière et en haut pour s'insérer à la base latérale de arythénoïde, qu'il porte de côté et écarte de son orrespondant.

3°. Le *thyro-arythénoïdien*, venant de la face ostérieure du thyroïde dans l'angle de ses deux iles, se dirigeant en arrière pour s'insérer à la ase antérieure de l'arythénoïde, à qui il fait faire a bascule en avant.

4°. Les *arythénoïdiens croisés*, et 5°. l'*ary-hénoïdien transverse*, qui vont en diverses direcions d'un arythénoïdien à l'autre sur leur face posérieure, et qui les rapprochent.

6°. L'*épiglotti-arythénoïdien* ; muscle foible, ouvent peu apparent, qui va de la face postérieure le l'épiglotte à l'arythénoïde.

Un autre muscle propre du larynx, est le *cricohyroïdien*, qui va de la face antérieure du *cricoïde* tout le bord inférieur de l'aile du *thyroïde*.

Comme celui-ci s'articule de chaque côté avec une tubérosité latérale du *cricoïde*, ce muscle fait faire au *thyroïde* un mouvement de bascule, qui porte son bord supérieur en avant, et qui tend les ligamens de la glotte.

Telle est la disposition générale des larynx de l'homme et des quadrupèdes; leurs différences dépendent *de la forme de chaque cartilage, des prolongemens et de la figure des ventricules de la glotte, et de certains sacs communiquant avec différentes parties.*

Nous allons les examiner dans ces divers rapports.

## II. *Description particulière des caractères distinctifs des divers larynx.*

### 1°. *Dans l'homme.*

L'épiglotte est ovale, obtus, et comme tronqué ou même légèrement échancré.

Le thyroïde a ses ailes plus larges que longues. Le bord antérieur est échancré au milieu, le postérieur a deux festons rentrans à chaque aile. Les angles se prolongent en pointes ou cornes, dont les antérieures sont de beaucoup les plus longues.

Les arythénoïdes sont deux petites pyramides triangulaires, dont la pointe se recourbe en arrière, s'amollit et s'arrondit.

Les cartilages cunéiformes sont si mous qu'à peine ils méritent ce nom; on ne les remarque que comme un petit tubercule en avant de celui du sommet de chaque arythénoïde. Leur forme est celle d'un L, dont la partie inférieure entre dans le ligament antérieur de la glotte.

Les rubans vocaux sont médiocrement tranchans. Les ventricules de la glotte remontent entre les ligamens antérieurs et le thyroïde pour y former une cavité demi-circulaire.

La femme a le larynx à proportion plus étroit que l'homme, mais les cartilages m'en ont paru plus durs.

2°. *Dans les quadrumanes.*

Dans l'*orang-outang* l'épiglotte est court, très-concave à sa base, tronqué et échancré ; les arythénoïdes, plus petits à proportion que dans l'homme, et les cunéiformes plus grands ; les rubans vocaux libres et tranchans ; l'ouverture du ventricule, ovale et très-large ; le ventricule lui-même est une grande cavité ovale, large en tout sens, divisée en deux parties par une demi-cloison. C'est dans sa partie inférieure que donne l'ouverture qui est entre les deux ligamens de la glotte. La partie supérieure communique par un trou percé entre le thyroïde et l'hyoïde, dans un grand sac membraneux situé sous la gorge ; ce sac est collé à celui de l'autre côté par de la cellulosité, mais ne communique point avec lui, si ce n'est par le larynx. Il est clair que l'air qui vient de passer entre les deux rubans vocaux, repoussé par la concavité de l'épiglotte, doit

Ii 2

se répandre dans les deux larges ventricules, et de là dans les deux sacs, plutôt que de passer par la bouche, sur-tout pour peu que l'animal tienne son épiglotte abaissé, et que presque tout le son doit être amorti par cette dérivation.

*Camper*, qui a le premier fait connoître les deux sacs, dit qu'il les a trouvés quelquefois fort inégaux.

Les *orangs* et *gibbons* exceptés, tous les autres singes ont plus ou moins l'os hyoïde en forme de bouclier bombé, et dans plusieurs de ceux de l'ancien continent, ce bouclier en forme de triangle très-bombé, sert à protéger le commencement d'un sac membraneux simple, qui communique avec le larynx, non plus par les ventricules de la glotte, mais par un trou percé entre la base de l'épiglotte et le milieu du bord antérieur du thyroïde.

Nous avons vu ce sac dans le *mandrill* (*sim. mormon* et *maimon*, L.); le *papion* ou *cynocéphale* (*s. sphinx*, L.); le *macaque* (*s. cynomolgus*). Il y varie beaucoup pour la grandeur, et à ce qu'il nous paroît selon l'âge, car dans les jeunes individus, nous l'avons trouvé quelquefois qui ne remplissoit pas même toute la concavité de l'os hyoïde. Il paroît que *Camper* l'a vu aussi dans le *magot*, qu'il nomme *pithèque*.

Nous en avons observé un considérable dans l'*ouanderou* (*sim. veter*).

Nous n'avons pu trouver aucune trace de ce

sac membraneux dans le grand *babouin hamadrias*, ni dans les *guenons patas* (*s. rubra.* L.), et *bonnet chinois* (*s. sinica*, L.), quoiqu'on y voie en dedans un petit creux à la base de l'épiglotte, à l'endroit même où le mandrill a un trou.

Dans la *guenon mone* (*s. mona*), il n'y avoit pas même ce petit enfoncement.

Le *callitriche* (*s. sabæa*), manque aussi de sac ; nous en avons trouvé un petit dans une espèce nouvelle et voisine de celle-là.

Du reste, dans tous ces animaux, le larynx diffère peu de celui de l'homme ; les cornes antérieures du thyroïde et l'épiglotte sont seulement plus courtes à proportion, sur-tout ces cornes qui sont moindres que les antérieures ; les ventricules de la glotte s'enfoncent aussi un peu davantage en dessus, les cartilages arythénoïdes sont un peu plus petits.

On sent aussi que dans les espèces qui ont un sac membraneux, une grande partie de l'air doit être absorbée en sortant d'entre les rubans vocaux ; en effet, chaque fois qu'ils crient, on voit leur sac se gonfler, et c'est probablement pourquoi tous ces animaux ont une voix plus foible que leur grandeur et leur vivacité ne sembloient l'annoncer.

Dans les singes du nouveau continent en général, tant *sapajous* que *sagouins*, il y a une disposition très-intéressante ; les cartilages arythénoïdes sont extrêmement petits, et courbés en arrière; les *cunéiformes*, renforcés d'une cellulosité graisseuse, forment, au devant de l'extrémité supérieure du ventricule de la glotte, un gros coussin en forme de segment de sphère, qui touche à celui du côté opposé, de manière à intercepter une moitié du passage de l'air; il en résulte que l'air qui a traversé entre les deux rubans vocaux, est obligé de suivre un canal étroit et recourbé entre les deux coussins et la concavité de l'épiglotte, pour arriver à la bouche. C'est un vrai tube de flûte recourbé en S, et c'est ainsi que s'explique le ton absolument flûté de la voix du *sajou* (*s. apella*), et du *saï* (*s. capucina*), que l'on pourroit appeler *singes siffleurs*. Ces deux *sapajous* ont d'ailleurs un *hyoïde* bombé comme les guenons, quoique moins long; et aucun sac ne communique avec leur larynx.

Le *coaïta* (*s. paniscus*) a l'organe tout semblable à celui des sapajous, mais il a de plus un sac situé tout autrement que ceux que nous avons décrits jusqu'ici. C'est une dilatation très-considérable de la partie membraneuse de la trachée-artère immédiatement derrière le cartilage cricoïde. Ce sac n'est donc pas rempli par l'air qui a déja vibré, mais il faut qu'il s'emplisse avant que l'air puisse passer entre les rubans vocaux; on doit donc le regarder comme une espèce de réservoir, dont l'animal peut se servir pour faire passer subitement au travers de sa glotte une grande quantité d'air, en comprimant son sac par le moyen des peauciers, et sur-tout des muscles qui vont du larynx au pharynx, et qui embrassent cette expansion. Il doit donc beaucoup contribuer à grossir la voix.

*Camper* a remarqué dans le *coaïta* les protubérances intérieures, mais non pas le sac supérieur; mais ce qui a droit d'étonner, c'est qu'il parle d'un *singe noir de Surinam, manquant de pouces*, qui avoit un grand sac au-dessous. Comme il n'y a parmi les espèces connues que le *coaïta* qui manque de pouces, nous ne savons de quel singe il veut parler à cet endroit.

Le *sagouin marikina* (*s. rosalia*), qui d'ailleurs ressemble par le larynx aux autres singes d'Amérique, offre encore un caractère remarquable; un sac membraneux, qui s'ouvre à un endroit tout particulier, dans l'intervalle entre le *cricoïde* et le *thyroïde*, ce qui est bien différent du sac des *mandrills*, ouvert entre le thyroïde et l'épiglotte.

Je n'ai point retrouvé ce sac, ni dans l'*ouistiti* (*s. jacchus*), ni dans le *tamarin* (*s. midas*). Mais la grosseur proportionnelle de leurs cartilages cunéiformes y est encore plus sensible, et ils sont encore mieux caractérisés pour des *siffleurs*, que tous les autres. La saillie supérieure de ces cartilages divise même en deux la glotte supérieure, et lui donne une ressemblance apparente avec le larynx supérieur des oiseaux.

Dans tous les *sapajous* et *sagouins*, les rubans

vocaux sont plus libres et plus tranchans que dans les autres singes.

Celui de tous les singes d'Amérique qui a le plus singulier organe vocal, c'est *l'alouatte*, ou *sapajou hurleur* (*s. seniculus*, L.). Son hyoïde, ainsi que nous l'avons dit, tom. III, pag. 230, est bombé en forme de vessie arrondie, et n'ayant qu'une entrée large et carrée. Le larynx lui-même ressemble entièrement à celui des sapajous ordinaires; il a de même les deux proéminences arrondies en avant des ventricules, etc.; mais chaque ventricule donne dans une poche membraneuse, qui se glisse entre l'épiglotte et l'aile contiguë du thyroïde, et qui se porte vers l'hyoïde.

Dans l'individu que j'ai disséqué, la poche droite seule occupoit presque toute la cavité de l'hyoïde; la gauche se terminoit à l'instant même où elle étoit près d'y pénétrer; mais il est probable que dans d'autres individus les poches seront égales, ou que la gauche aura quelquefois l'avantage.

*Camper* s'est trompé en supposant une poche unique qui viendroit de la base de l'épiglotte, comme dans les mandrills, et *Vicq-d'Azyr* en admettant un canal commun dans lequel donneroient les deux ventricules. Cependant ce dernier, comme on voit, a plus approché de la vérité.

L'air qui a passé entre les rubans vocaux pénètre donc en partie dans cette cavité osseuse et élastique de l'hyoïde, et c'est probablement de la résonnance qu'il y éprouve que vient l'effrayant volume de la voix de ces singes.

Dans les *makis*, l'épiglotte est grand, oblong et obtus ; il est beaucoup plus couché en avant que dans les précédens, et presque parallèle avec le thyroïde. Les arythénoïdes sont très-petits et courts ; les rubans vocaux bien libres et tranchans ; les ventricules profonds latéralement et en arrière ; et les ligamens antérieurs de la glotte si saillans, qu'il y a entre eux et l'épiglotte un second enfoncement notable parallèle à l'ouverture du ventricule. Ces ligamens formeroient peut-être un second instrument vocal, s'ils n'étoient plus écartés que les postérieurs, ou vrais rubans vocaux.

3°. *Dans les carnassiers.*

On y observe presque autant de différences notables qu'il y a de genres.

Le genre *canis* a l'épiglotte triangulaire, les *cartilages cunéiformes* saillans en dehors, et ayant l'air d'être continus à l'épiglotte, et d'en former comme un repli rentrant ; leur forme est celle d'une *S* italique ; les *arythénoïdes* fort effacés, et fourchus lorsqu'ils sont dépouillés.

Les rubans vocaux sont bien tranchans, bien libres, bien prononcés ; les ventricules profonds, revêtus d'une membrane fort extensible. Leur bord supérieur, formé en partie par le cartilage cunéiforme, est un peu convexe vers le bas, de manière que les deux bouts de leur entrée sont plus larges que le milieu. Ils s'élèvent entre l'épiglotte et le thyroïde, et y forment un sinus demi-ovale, plus large en arrière qu'en avant.

Les ailes du thyroïde sont moins hautes que dans l'homme; la corne postérieure est beaucoup plus large.

Le genre des *chats* a une structure toute différente, et presque la même dans toutes les espèces où nous l'avons examinée, savoir; le *lion*, le *tigre*, la *panthère*, l'*ocelot*, le *lynx*, le *chat commun*, etc.

Les ligamens antérieurs de la glotte ne sont pas, comme dans les chiens, contigus aux parois internes de l'épiglotte; ils en sont au contraire séparés par un sillon large et profond de chaque côté. Leur épaisseur est considérable, mais ils n'ont en dedans aucun cartilage cunéiforme, et aboutissent directement aux arythénoïdes. Les ligamens postérieurs ne sont ni libres ni tranchans; ils ne sont distingués des antérieurs que par leur apparence plus ferme, leurs stries plus régulières, et par un léger sillon, creusé entre eux dans la partie voisine de l'épiglotte, et qui ne conduit dans aucun ventricule.

*Vicq-d'Azyr* indique deux membranes situées au-dessous des ligamens postérieurs dans le *chat domestique*. Il aura voulu parler des replis ou stries de ces ligamens. Il n'y a point de membranes particulières.

Il résulte de cette structure, que dans le genre des *chats*, ce sont plutôt les ligamens antérieurs qui doivent faire les fonctions de rubans vocaux. Leur réunion vers l'épiglotte forme une petite voûte contre laquelle l'air doit heurter avec force.

Le *thyroïde* est composé de deux ailes très-obliques et étroites, qui lui donnent l'air d'un chevron; l'intervalle entre le cricoïde et lui en dessous est par-là fort considérable.

Les cornes antérieures sont remplacées par des cartilages particuliers.

Les *arythénoïdes* sont rhomboïdaux. L'*épiglotte* est triangulaire. Dans le lion il s'arrondit davantage.

Le *mangouste* et la *civette* ont la glotte comme les chats.

Dans le genre des *ours*, c'est encore une structure toute nouvelle : les *cartilages cunéiformes* sont en forme de stylets, et leur extrémité postérieure fait une éminence marquée, non en-dessus, mais en dehors des *arythénoïdes*. Les ligamens postérieurs ou rubans vocaux, qui sont épais, mais bien distincts, et qui tiennent aux *arythénoïdes*, s'élèvent entre les deux ligamens antérieurs qui tiennent aux *cunéiformes*, de manière que les quatre ligamens sont sur le même niveau, et que les ventricules de la glotte ne sont autre chose que deux sillons profonds, ouverts non plus vers la cavité du larynx, mais en face de l'épiglotte. Ils s'enfoncent très-peu entre celle-ci et le thyroïde. Les ligamens antérieurs, ou plutôt ici extérieurs, sont peu séparés de l'épiglotte.

Le *thyroïde* est comme dans les *canis*; l'*épiglotte* arrondi ; les *arythénoïdes* en rhombe plus large que haut.

Le *raton* diffère des ours, en ce qu'il a les rubans vocaux plus profondément.

Le *blaireau*, si voisin des ours, a un caractère bien particulier à son larynx. Les ligamens ont la position ordinaire. Le postérieur a son bord libre assez obtus; l'antérieur a le sien, qui est le bord postérieur, au contraire très-tranchant. Le ventricule est très-ouvert, et donne dans deux poches qui s'étendent, l'une fort avant sous la racine de la langue, où elle n'est séparée de sa congénère que par les muscles *hyo-épiglottidiens*; l'autre en arrière, entre le thyroïde et le cricoïde. Le son doit être principalement produit par le brisement qu'éprouve l'air contre le bord postérieur du ligament antérieur, lorsqu'il entre avec force dans ces deux poches.

La *marte* a ces mêmes sinus, mais l'antérieur est moins étendu à proportion; la *loutre* ne les a point ; le *coati* a les deux ligamens aussi libres et aussi tranchans l'un que l'autre, quoiqu'en sens contraire; son ventricule est profond, mais il n'a point de sinus.

Dans le *phoque*, le ruban vocal est obtus et peu libre ; le ligament antérieur se confond en avant avec la base de l'épiglotte. Le ventricule est peu profond, et sans sinus.

Le *phoque* est encore remarquable en ce qu'il a les anneaux de la trachée continus. On a attribué cette particularité au *lion ;* mais à tort. Il a seulement les deux extrémités de ses anneaux rapprochées.

L'épiglotte de la *chauve-souris* est si petit et si molu, qu'on en a quelquefois nié l'existence; ses rubans vocaux sont peu distincts.

4°. *Les animaux à bourse*

Méritent d'être décrits ensemble, parce qu'ils ont un larynx très-particulier.

Dans le *kanguroo*, les *arythénoïdes* sont très-grands, et font, par leur bord supérieur, les deux tiers de celui de la glotte. Il n'y a ni *cartilage cunéiforme*, ni ligament antérieur, ni ventricule d'aucune espèce. On pourroit même dire qu'il n'y a point de ruban vocal; le tiers restant du bord de la glotte est formé par une membrane libre, allant de l'*arythénoïde* au *thyroïde*, mais si large, qu'elle fait plusieurs plis, et qu'il est impossible que l'arythénoïde recule assez pour la tendre. L'extrémité du thyroïde, qui porte l'épiglotte, forme une petite concavité dans laquelle répond cette membrane. Les bords de la glotte sont assez écartés dans leur milieu. Je ne puis apercevoir dans cette disposition aucun instrument vocal, et je me trompe fort, ou le *kanguroo* doit être à peu près muet. L'épiglotte est arrondi et un peu échancré.

Dans le *sarigue*, les *arythénoïdes* ont la même grandeur, le *thyroïde* la même concavité : il manque également de ligament supérieur ; mais il y a un petit ligament inférieur, susceptible de tension, quoique très-peu distinct des parois. L'épiglotte est ovale ; à sa base sont deux petites saillies membraneuses qui doivent être ébranlées par l'air sortant d'entre les ligamens, et produire quelque frémissement. La voix de ces animaux n'est qu'un soufflement.

Les *phalangers* de *Cook*, et à *longue queue*, ont une membrane à la fois pour ligament vocal, et pour complément du bord de la glotte, plus distincte que celle des sarigues, mais non plissée comme celle du kanguroo ; mais il y a dessous, dans la première espèce, un sillon entre ce ligament et le cricoïde, qui pourroit passer pour une sorte de ventricule autrement placé qu'à l'ordinaire. Leur épiglotte est arrondi. Dans le *phalanger ordinaire* (*did. orientalis*), il n'y a nulle saillie ni distinction de ces ligamens, et l'épiglotte est fortement échancré.

Le *phascolome* (*didelph. ursina*, Shaw.), a le ligament unique aussi peu distinct que le sarigue. L'épiglotte est oblong et un peu échancré.

L'*échidné* a de même le bord de la glotte formé par l'arythénoïde et le ligament vocal unique, sans ventricule. Le ligament est plus long à proportion, et fait les deux tiers du bord.

La même chose a lieu dans l'*ornithorinque*,

l'on voit de plus le même ventricule extraordinaire entre le cricoïde et le ligament, que dans phalanger de *Cook*. Il y est même très-profond. épiglotte de l'*échidné* est échancré ; celui de *ornithorinque* fort pointu.

### 5°. *Dans les rongeurs.*

Il paroît que dans les rongeurs on trouve deux tructures différentes, dont l'une plus muette, se pproche de celle des animaux à bourse, l'autre lus vocale, plus criante, a des rubans vocaux lus prononcés.

On observe la première dans le *porc-épic.* resque toute sa glotte est bordée par ses *arythénoïdes*, qui sont très-longs et peu élevés ; il ne este qu'un petit espace entre eux et le sommet u thyroïde, garni d'une membrane plissée dans a direction de la glotte ; point de ligamens ni de entricule. L'épiglotte est demi-circulaire.

L'autre structure se voit dans les cabiais, agouis, rats, etc. ; mais elle varie pour la force des igamens vocaux.

Dans le *paca*, par exemple, on retrouve des *rythénoïdes* pyramidaux, des *cunéiformes*, des *ubans vocaux* très-visibles, quoique peu libres; les ventricules à peine enfoncés. A la base de l'épiglotte, qui est demi-circulaire, se voit un petit reux aveugle, où les deux sillons qui remplacent les ventricules semblent aboutir.

Le *cochon d'inde* ( *cavia cobaya* ), est comme le paca.

L'*agouti* a des rubans plus tranchans et plus libres, et des ventricules très-profonds, s'enfonçant vers le haut en sinus sémi-circulaires, comme dans l'homme ; l'épiglotte est triangulaire.

La *marmotte* a le bord postérieur du ligament antérieur très-tranchant, plus même que le ruban vocal. Le ligament d'un côté se continue avec celui de l'autre. Les ventricules sont profonds, et ont une large fente qui communique encore avec une cavité aussi grande que chacun d'eux, située néanmoins en dedans du *thyroïde.*

La plupart des petits *rats* que j'ai examinés m'ont paru ressembler à l'*agouti.*

Les *lièvres* et les *lapins* ont une structure particulière. Ils manquent de ligament supérieur et de cunéiformes ; néanmoins les *arythénoïdes* sont pyramidaux, et donnent attache à deux rubans vocaux, très-libres et très-tranchans, séparés de la base de l'épiglotte par un sillon profond, quoique très-étroit. Entre leur commissure, à la base de l'épiglotte, sont deux petits tubercules cartilagineux saillans en-dedans. Ils ne donnent point attache à l'extrémité antérieure des rubans qui se fixent en dehors d'eux.

### 6°. *Les édentés*

Ont encore autant de structures particulières de larynx que de genres.

Le

Le plus curieux est celui des *paresseux* : le ruban vocal y a un bord libre et détaché, mais ce n'est pas le supérieur ; c'est l'inférieur qui pend contre la paroi interne du *cricoïde* en forme de membrane triangulaire, et, pour ainsi dire, comme une valvule qui auroit à empêcher la sortie de l'air. Il n'y a d'ailleurs point de ventricule ni de ligament antérieur, à moins qu'on ne veuille prendre pour tel le bord même de la glotte, qui est circulaire et fort éloigné du ruban vocal.

Dans le *fourmilier du Cap*, le bord de la glotte est formé par le ruban vocal même, et il n'y a qu'un sillon léger pour ventricule. Le ligament antérieur, s'il y en a un, est en dehors de l'autre. L'épiglotte est triangulaire et un peu échancré.

Dans le *tatou*, je ne vois aucune inégalité en-dedans du larynx. La glotte est assez étroite, et l'épiglotte bilobé.

7°. Parmi les *pachydermes*, *l'éléphant* a un larynx fort simple. Les deux arythénoïdes ne se touchent point par leur face interne, qui est un peu concave. Leur bord supérieur et antérieur est en demi-ellipse ; de leur partie inférieure, qui est assez enfoncée, part un ligament vocal très-prononcé, bien tranchant, qui va, comme à l'ordinaire, s'attacher au thyroïde sous la base de l'épiglotte, mais en montant beaucoup ; un sillon tient lieu de ventricule ; il se creuse en arrière, et s'enfonce un peu plus loin que son ouverture : vers la commissure des deux rubans, est de chaque côté en-dehors, un petit repli vertical qui va gagner l'épiglotte. Il n'y a d'autre ligament supérieur que le bord supérieur du sillon : il tient, comme le ruban vocal, à l'*arythénoïde.* Les ailes du *thyroïde* descendent fort en arrière; les cornes postérieures sont les plus longues; l'épiglotte est arrondi.

Dans presque tous les animaux que nous avons vus jusqu'ici, le ruban vocal est horizontal, ou monte un peu en avant quand on tient le tube de la trachée vertical. Nous venons de voir qu'il monte beaucoup dans l'*éléphant* : sa direction est toute contraire dans le *cochon ;* il y descend en avant, c'est-à-dire, que son attache *thyroïdienne* y est plus basse que l'*arythénoïdienne.* Les *arythénoïdes* sont élevés et droits; leur extrémité supérieure se recourbe en arrière en une branche pointue et fourchue : c'est par en bas que le ruban vocal y tient; il est libre et tranchant. Le ligament supérieur, qui tient aussi à l'arythénoïde, est gros, et son bord arrondi; le ventricule peu profond, donne, de sa partie postérieure, un sinus oblong qui monte entre la membrane interne et le thyroïde, de la grandeur de l'extrémité du petit doigt. Cet enfoncement n'est guère plus considérable que celui du ventricule de l'homme; et je m'étonne qu'Hérissant lui ait donné tant d'importance. Le thyroïde ne fait point d'angle en avant, il y est arrondi, tronqué à son bord supérieur, et sans corne de ce côté. L'épiglotte est arrondi. La glotte a en arrière une partie ronde entre les arythénoïdes.

Le larynx d'un fœtus d'*hippopotame* ne m'a point offert de ruban vocal, mais un simple relief presque longitudinal, formé par le rebord antérieur de l'arythénoïde. Je n'ai point disséqué de larynx de *tapir*.

D'après un dessin que j'ai sous les yeux, il paroît que le *rhinocéros* a des rubans vocaux bien prononcés, des ventricules peu profonds, en avant de chacun desquels est une ouverture presque verticale, qui répond à une excavation peu profonde, placée à la base de l'épiglotte. C'est dans le fond de cette excavation que s'attachent les extrémités antérieures des ligamens supérieurs ; entre deux, est, à la base de l'épiglotte, une fosse peu profonde et très-évasée. L'épiglotte est ovale et pointu.

8°. Les *ruminans* ont un larynx simple et assez uniforme dans presque toute la classe.

L'*arythénoïde* a, outre son apophyse articulaire, un angle supérieur qui se recourbe en arrière, et fait les deux tiers du bord de la glotte ; et un inférieur recourbé en avant, auquel tient le ruban vocal. Celui-ci se porte directement au thyroïde, et s'attache à son tiers inférieur. L'arythénoïde saillant en dedans par-dessous, le ruban en fait autant, mais son bord inférieur est obtus, et se continue avec le reste de la membrane interne ; son bord supérieur est plus ou moins libre et tranchant selon les espèces ; ainsi, il l'est beaucoup plus dans les *cerfs* et *daims*, que dans les *gazelles*, et il n'est presque pas distinct dans le *mouton* ni dans le *bœuf*. La face interne des deux arythénoïdes se touche, et l'air vibrant ne peut passer qu'entre leur bord antérieur et l'épiglotte. Ce passage est plus ou moins étroit, selon les espèces. Il n'y a ni ligament supérieur ni ventricule, si ce n'est le sillon qui résulte de la distinction plus ou moins prononcée du bord supérieur du ruban vocal; il n'y a non plus aucun cartilage cunéiforme.

Quelquefois le *thyroïde* est bombé en-dehors, à l'endroit où les ligamens vocaux s'y attachent: cela se voit dans le *daim*, encore plus dans le *bubale*, où cette convexité est presque pyramidale. C'est elle qui produit la forte saillie sous la gorge de l'*antilope gutturosa*.

Dans la *gazelle commune* (*a. dorcas*), la *corinne* (*a. corinna*), et probablement dans plusieurs espèces voisines, on observe, à la base interne de l'épiglotte, un peu au-dessus de la commissure des rubans vocaux, un trou qui conduit dans un sinus membraneux, caché entre l'épiglotte et le thyroïde.

Camper a trouvé, au même endroit, dans le *rhenne*, un grand sac qui s'étend sous la gorge, comme celui du *mandrill*. Il n'y en a point dans le *cerf*, le *daim*, l'*axis* et le *bubale*.

Le thyroïde formé de deux ailes à peu près carrées, varie pour les échancrures et la longueur relative des cornes.

Dans les *cerfs*, les antérieures sont fort longues,

les postérieures presque nulles; dans le *mouton*, le *bœuf*, c'est tout le contraire, etc.

Le *lama* ne rentre point tout-à-fait dans cette description générale. Il a des ventricules de glotte entre deux ligamens bien distincts, dont le postérieur est néanmoins plus tranchant que l'autre. Ils tiennent tous deux à l'*arythénoïde*; il n'y a point de sinus.

Je n'ai pas encore eu occasion de voir le larynx du *chameau*.

9°. Dans les *solipèdes*. Les larynx des *solipèdes* ont été décrits par *Hérissant*, mais, selon nous, avec peu d'exactitude.

Voici ce que nous y avons observé.

En général l'*épiglotte* est triangulaire, épais à sa base. Le *thyroïde* est composé de deux ailes rhomboïdales obliques, à cornes peu saillantes, avec un petit trou près de la supérieure. La ligne de réunion des deux ailes est profondément échancrée en arrière. Le bord supérieur du cartilage rentre en dedans pour offrir une large base à l'articulation de l'épiglotte, et par-là il forme une petite voûte à sa face interne.

Les *arythénoïdes* sont grands, recourbés en arrière à leur partie supérieure. L'inférieure saille en dedans du larynx, et donne attache à un ruban vocal étroit, situé profondément, et détaché tant à son bord supérieur qu'à l'inférieur.

Le *cunéiforme*, articulé au bas de l'épiglotte, reste caché dans les membranes, et ne se montre point au bord de la glotte. Il n'y a point de ligament supérieur, ni de ventricule proprement dit; mais un trou percé dans la paroi latérale, au-dessus du ruban vocal, conduit dans un grand sinus oblong, caché entre cette paroi et le thyroïde, et recouvert en grande partie par les muscles thyro-arythénoïdiens, qui doivent pouvoir le comprimer.

Au-dessus de la commissure antérieure des deux rubans vocaux, et par conséquent sous la base de l'épiglotte, est un trou impair qui donne dans une cavité pratiquée sous la voûte que forme le rebord antérieur du thyroïde.

Toutes ces choses sont communes au cheval et à l'âne. Voici maintenant les différences.

Le trou qui conduit dans la poche latérale, est grand et oblong dans le *cheval*. Il est percé immédiatement au-dessus du ligament vocal de chaque côté, de manière qu'il ressemble presque à un ventricule de glotte ordinaire. Dans l'âne au contraire, il est petit, rond, et percé plus près de l'épiglotte que du ligament vocal : il conduit néanmoins dans une poche tout aussi considérable que celle du cheval. On voit à la face interne un léger repli de la peau à l'endroit où seroit le bord supérieur du trou du cheval.

En second lieu, la cavité pratiquée en avant sous le rebord du thyroïde, est peu profonde dans le *cheval*, et ne forme qu'un léger enfoncement; son ouverture est très-large. Dans l'*âne* elle est un vrai sinus assez grand, arrondi en tout sens, et dont l'entrée est petite, ronde, plus étroite que la cavité même; mais ni dans l'un ni dans l'autre cette cavité ne communique avec les deux poches latérales.

Le *mulet* né d'un *âne* et d'une *jument*, a les poches latérales ouvertes par un grand trou ovale, près du ruban, comme le cheval : l'ouverture de sa cavité antérieure est aussi plus large que dans l'âne; son larynx est plutôt un larynx de cheval qu'un larynx d'âne. Je n'ai point encore examiné le *bardeau* ou le *mulet* né d'une *ânesse* et d'un *étalon*; il faut que ce soit lui qui ait été disséqué par Hérissant; car cet anatomiste attribue au mulet un larynx semblable à celui de l'âne; tous les naturalistes qui ont parlé des générations mêlangées, ont copié Hérissant sans examen, et en ont déduit des conséquences très-illusoires touchant l'influence du mâle dans la génération.

Les différences de l'*âne* et du *cheval* se réduiroient donc, selon nous, à ce que le premier a les entrées des trois cavités accessoires qui communiquent avec son larynx, très-étroites, tandis que le second les a larges et bien ouvertes; et à ce que la cavité mitoyenne est plus grande, en tous sens, dans l'âne.

Dans le *cheval* et dans le *mulet*, on voit, à la commissure des deux rubans vocaux, un repli à peine perceptible de la peau, qui se porte de l'un à l'autre; il me semble qu'*Hérissant* en a beaucoup exagéré la grandeur et l'importance. Il n'est pas sensible dans l'âne.

La cavité antérieure de l'*âne* rappelle, pour la forme, mais non pour la position, celle de l'hyoïde de l'*allouatte :* c'est aussi sans doute le résonnement qui s'y fait, qui produit ce terrible son du *braire.*

Un *couagga*, que j'ai examiné autrefois, m'a offert un larynx de cheval ; seulement je n'y ai point aperçu la petite membrane transverse de la commissure Je n'ai point encore disséqué de *zèbre.*

10°. *Dans les cétacés*, du moins dans le *dauphin* et le *marsouin*, le larynx ne forme pas, comme dans les autres quadrupèdes, une ouverture oblongue sur le fond du gosier, que l'épiglotte couvriroit pour laisser passer dessus les alimens, sans leur permettre d'entrer dans la trachée-artère. C'est au contraire une pyramide qui s'élève pour pénétrer dans la partie postérieure des narines, et s'y ouvrir par son extrémité seulement, et qui laisse à chacun de ses côtés un passage pour les alimens.

Cette structure étoit nécessitée par la manière de vivre de ces animaux : ayant toujours la bouche dans l'eau, l'ouvrant pour y engouffrer des torrens d'eau et des bancs entiers de poissons, toutes les précautions qui garantissent à l'air un accès toujours libre par le nez, n'eussent servi de rien s'il y eût eu toujours une colonne d'eau interposée entre ce nez et le larynx ; et cela ne pouvoit s'empêcher qu'en élevant beaucoup le larynx au-dessus du niveau de la bouche et du gosier.

Cette élévation est formée par les cartilages arithénoïdes et par l'épiglotte : les deux premiers sont en forme de triangles très-allongés, dont le côté le plus petit est celui de leur articulation avec le cricoïde. L'épiglotte est aussi en triangle fort allongé, et elle est réunie par les côtés aux deux arythénoïdiens, au moyen de la membrane commune ; en sorte qu'il ne reste qu'une ouverture assez petite vers le haut, qui fait à peu près le bec de tanche, et en travers.

Il ne peut y avoir, à ce moyen, ni glotte, ni cordes vocales ; et lorsqu'on ouvre cette pyramide, en séparant l'épiglotte des cartilages arythénoïdiens, on voit que la trachée se continue en un canal toujours rond, mais se rétrécissant peu à peu jusqu'à l'ouverture transversale du sommet.

On ne voit à la face interne que des rides longitudinales formées par la membrane qui la revêt, et des trous qui y versent une liqueur muqueuse propre à la lubréfier.

Je suis, d'après ces observations, porté à penser, comme l'a déja fait *Hunter*, que les cétacés, du moins les *dauphins* et les *marsouins*, n'ont aucune voix proprement dite, car il n'y a dans leur larynx rien de ce qu'on peut croire propre à en produire une dans les larynx ordinaires.

Le cartilage thyroïde est très-large ; ses cornes antérieures sont courtes ; les postérieures sont très-longues et larges : le cricoïde est interrompu en dessous. Outre les muscles ordinaires, qui sont comme dans les autres mammifères, et le thyro-épiglottidien qui est fort grand, il y a un stylo-thyroïdien qui va du thyroïde à la partie supérieure de l'os styloïde qui porte l'hyoïde.

B. *Des lèvres.*

Après le larynx, c'est la bouche qui doit être regardée comme l'instrument principal de la voix, ou plutôt la bouche est le tube, dont le larynx est l'anche, et les narines sont un trou latéral de ce tube.

Les moyens qui changent la configuration intérieure de la bouche, et ceux qui ouvrent ou ferment plus ou moins les narines par dedans et par dehors, ont déja été décrits dans les leçons de la mastication, de la déglutition et de l'odorat, lorsque nous avons parlé des mouvemens de la mâchoire, de la langue, du voile du palais et de ceux des narines extérieures : néanmoins nous n'avons pas fait d'application de la connoissance de ces organes à la théorie de la voix, parce qu'on n'est pas encore en état d'en apprécier l'influence, nos instrumens de physique et de musique ne nous offrant rien de semblable.

Il nous reste à parler des lèvres : nous aurions pu en traiter aux articles de la mastication et de la déglutition, car elles aident à ces deux fonctions en empêchant les alimens de tomber de la bouche; mais elles aident encore davantage à la parole, car ce sont elles qui produisent la plus grande partie des modifications que nous exprimons par les voyelles et par les consonnes.

Des lèvres proprement dites, c'est-à-dire, charnues et mobiles par elles-mêmes et indépendamment des mâchoires, n'ont été données qu'aux quadrupèdes; les cétacés même en sont déja dépourvus. Les poissons ont bien quelquefois des vestiges de lèvres, mais ce sont des animaux sans voix. Ce sont peut-être les parties par lesquelles l'homme surpasse le plus les autres quadrupèdes; celles pour lesquelles il y a le saut le plus subit de lui aux singes, par exemple. C'est dans les lèvres, sur-tout, qu'il faut chercher l'explication de l'impossibilité où sont les quadrupèdes d'imiter notre parole.

D'abord, les lèvres de l'homme sont dans un seul plan, au-devant des mâchoires, et peuvent prendre toutes sortes de figures sans être gênées par les parties osseuses. Dans tous les quadrupèdes à museau saillant, elles se contournent autour des mâchoires, les suivent dans leurs mouvemens, et ne peuvent ni s'avancer, comme quand nous prononçons l'*U*, ni se disposer en cercle, comme quand nous prononçons l'*O*, etc. Outre la parole, l'homme tire du jeu de ses lèvres presque toute la vivacité de sa physionomie, et cette variété d'expression, autre sorte de langage dont aucun animal n'est capable.

En second lieu, l'homme a plus de muscles, et ils sont plus distincts que dans aucun quadrupède.

On compte, dans l'homme, dix muscles différens, dont neuf pairs et un impair, par conséquent en tout dix neuf, savoir :

1°. L'*orbiculaire*, qui les entoure, en se fixant cependant principalement aux deux commissures, et qui les ferme.

2°. Le *carré du menton*, qui tient au bord latéral inférieur de la mandibule, monte obliquement en dedans à la lèvre inférieure, qu'il abaisse en l'élargissant.

5°. L'*abaisseur de l'angle des lèvres*, venant comme le précédent, qu'il recouvre, et montant plus verticalement à l'angle des lèvres qu'il abaisse.

4°. Le *releveur de l'angle des lèvres* ou *canin*, qui tient à un creux de la mâchoire supérieure, et descend directement à la rencontre du précédent, dont il est l'antagoniste.

5°. Le *buccinateur*, le plus profond de tous, tenant aux deux mâchoires qu'il réunit, et se portant vers les côtés de l'orbiculaire auquel il se joint.

6°. Le *grand zygomatique*, venant de l'arcade de ce nom, descendant obliquement en avant, se trifurquant pour s'unir par une languette à l'orbiculaire, par deux autres, à l'abaisseur; il écarte les angles des lèvres et élargit la bouche.

7°. Le *petit zygomatique*, qui manque quelquefois, attaché un peu en avant du précédent, auquel il est parallèle, et allant à la lèvre supérieure dont il relève le côté.

8°. Le *releveur propre de la lèvre supérieure* ou *incisif*, attaché à la mâchoire supérieure sous l'orbite, et à la lèvre supérieure.

9°. Le *releveur de l'aile du nez et de la lèvre*

*supérieure*, descendant le long du côté du nez, et donnant une languette à l'aile du nez, et une autre plus antérieure à la lèvre supérieure.

10°. Le *nasal de la lèvre supérieure*, naissant de l'aile du nez près du septum, et allant rejoindre l'orbiculaire et l'abaisseur de l'angle; raccourcissant la lèvre supérieure.

On conçoit sans peine quelle infinie variété de mouvemens et de configurations un appareil si compliqué doit produire : il disparoît presque subitement dès l'ordre des quadrumanes, qui ne sait faire aussi que des grimaces uniformes.

Ainsi, dans les *papions*, *magots*, etc., on voit sous la peau une expansion musculaire uniforme, qui semble faire partie du muscle peaucier; sa partie supérieure se fixe sous l'orbite et à l'arcade zygomatique; l'inférieure se continue avec le peaucier : les fibres enveloppent longitudinalement le museau, et viennent se terminer aux deux lèvres qu'elles écartent l'une de l'autre. Sous cette expansion on remarque un buccinateur bien prononcé, qui sert de plus à couvrir l'abajoue; un releveur de l'angle des lèvres, un orbiculaire, et quelquefois un vestige de zygomatique.

Dans le *chien*, il y a pour tout muscle de la lèvre supérieure, une expansion venant des environs de l'angle antérieur de l'œil, et s'épanouissant sur toute la lèvre; et un autre petit muscle qui descend de l'aile du nez, près du septum, au milieu de la lèvre. Dessous cette expansion est l'orbiculaire et le buccinateur. La lèvre inférieure a un abaisseur très-mince.

Mais à mesure que les animaux s'éloignent de l'homme, et que leur museau s'alongeant davantage, rend des mouvemens de lèvres semblables aux nôtres impossibles, la nature semble leur rendre des muscles qu'elle avoit retranchés aux animaux plus parfaits. Ainsi, dans le *mouton*, l'on trouve, 1°. un *orbiculaire ;* 2°. un *mentonnier*, ou abaisseur de la lèvre inférieure ; 3°. un *buccinateur ;* 4°. un *zygomatique* très-grand et très-prononcé ; 5°. un *releveur de l'angle des lèvres ;* 6°. *l'analogue du nasal de la lèvre supérieure*, servant à en relever le milieu, et semblable à celui dont nous avons parlé dans le chien ; 7°. une expansion qui vient des environs de l'angle antérieur de l'orbite, et s'épanouit sur le *buccinateur.*

Les muscles des lèvres du *cheval* sont encore plus curieux. 1°. Le *releveur de sa lèvre supérieur* est sur-tout très-remarquable ; il vient de devant l'orbite, descend le long du nez, unit son tendon à celui de son correspondant entre les deux narines, et le tendon commun s'insère au milieu de la lèvre supérieure. C'est par le moyen de ce muscle que les chevaux et les ânes relèvent si fort cette lèvre, lorsqu'ils hennissent ou braient ; on trouve son analogue dans le tapir. 2°. Le *buccinateur* et 3°. l'*orbiculaire* n'ont rien de particulier. 4°. Le *releveur de l'angle* s'épanouit sur le buccinateur, et semble former un second muscle de ce nom ;

c'est le *molaire externe* de Bourgelat. 5°. Le *zygomatique* est bien prononcé. 6°. Un muscle commençant par un principe étroit en avant de l'arcade zygomatique, s'épanouit sur l'aile du nez et sur la lèvre inférieure : c'est l'analogue du releveur de l'une et de l'autre dans l'homme, le *pyramidal* de *Bourgelat*, le grand *susmaxillo-nasal de Girard*, etc. 7°. Un muscle venant de la partie supérieure du nez, se porte obliquement en dehors, croisant sur le releveur de la lèvre supérieure, se bifurque, glisse une de ses parties sous le précédent pour aller au nez, et croise l'autre dessus pour aller à l'angle des lèvres qu'il relève. 8°. *L'abaisseur long de la lèvre inférieure*, se termine par un tendon étroit comme le releveur de la supérieure ; mais les deux tendons de chaque côté ne contractent pas d'union. 9°. et 10°. Chaque lèvre a encore un petit muscle court, que Bourgelat a nommé *mitoyen supérieur* et *inférieur*.

Dans les animaux qui ont un nez très-saillant au-devant de la bouche, comme le *cochon*, la *taupe*, l'*éléphant*, etc., il n'y a presque pas de lèvre supérieure distincte, et les muscles qui lui appartiennent sont plutôt employés à mouvoir le nez, qu'à modifier l'ouverture de la bouche. Nous en avons parlé dans la Leçon de l'odorat.

### C. *De la glande thyroïde.*

Ce corps, d'apparence glanduleuse, sans canal excréteur connu, ne paroît pas avoir de rapport direct avec la voix ; mais comme on ignore ses véritables fonctions, et qu'il est attaché plus ou moins immédiatement au larynx, nous n'avons pas trouvé d'endroit plus convenable que celui-ci pour en parler.

Nous devons à M. Fr. Meckel la plus grande partie des recherches que nous allons communiquer sur cet organe.

La *glande thyroïde* est un organe qui n'a été observée que dans les *mammifères*. Elle est située dans ceux-ci, constamment devant la partie supérieure ou antérieure de la trachée-artère, et entoure même quelquefois une partie du larynx. La quantité de sang qu'elle reçoit par les artères qui naissent des branches antérieures de l'aorte, est toujours très-considérable en proportion de sa grandeur. Sa structure semble être celluleuse, d'après ce qu'on voit sur-tout dans celle de l'*éléphant*, et d'après l'état pathologique qu'on lui trouve assez souvent dans les goîtres. Elle est toujours composée de deux lobes latéraux séparés quelquefois entièrement, souvent unis par un ruban plus ou moins large qui traverse toujours l'arc antérieur de la trachée-artère.

Elle est plus grande dans l'*homme*, à proportion du corps, que dans aucun animal. Elle y est composée de deux lobes triangulaires, plus hauts que larges, que l'on trouve rarement séparés, dont la base est en bas et la pointe en haut, qui entourent les deux tiers antérieurs de la trachée-artère

artère, montent jusqu'au bord supérieur du cartilage thyroïde, et descendent jusque vers le deuxième anneau de la trachée-artère. Elle reçoit son sang par deux paires d'artères, la thyroïde inférieure qui naît de la sous-clavière, et s'insère dans la partie inférieure, et la supérieure qui descend de la carotide faciale, et se joint à celle du même nom, du côté opposé, en serpentant le long du bord supérieur de la glande thyroïde. Quelquefois, mais assez rarement, il y a une troisième artère, généralement impaire, qui naît ou immédiatement de la crosse de l'aorte ou de la sous-clavière d'un côté, et se rend dans la partie inférieure de la glande. Les deux lobes sont presque toujours réunis dans leur partie moyenne, par une partie plus mince, connue sous le nom de l'*isthme*; sa couleur est d'un rouge foncé.

Dans les *singes*, où elle ne manque jamais, ses deux lobes sont déja plus distincts que dans l'*homme*. Ils sont écartés l'un de l'autre sur les côtés des premiers anneaux de la trachée, et réunis par un ruban intermédiaire, ou par deux rubans (dans l'*ouïstiti*), qui s'avancent de l'extrémité postérieure de chaque lobe en se portant en dedans. La section y fait voir de petites cellules polygones renfermant une gelée transparente, jaunâtre.

Parmi les *carnassiers* elle est encore assez grande dans les *chéiroptères*. Les deux lobes sont tout-à-fait séparés dans les *chauve-souris*, plus larges en haut qu'en bas.

Les *plantigrades* l'ont alongée. Nous l'avons observée telle dans l'*ours brun* et dans l'*ichneumon*. Au lieu d'être réunis au milieu, les deux lobes sont joints par un ruban très-long dans l'*ours*, très-court dans l'*ichneumon*, un peu au-dessus de leur extrémité inférieure. Chaque lobe ne reçoit qu'une artère qui se détache de la carotide faciale, et se distribue plus dans les muscles du larynx que dans la glande thyroïde.

Dans les *chats* elle est encore plus alongée et plus applatie que dans les genres précédens. On la trouve telle principalement dans le *lion*, le *tigre*, le *lynx;* mais elle est plus arrondie dans le *chat ordinaire*. Nous avons trouvé, dans ce genre, une variété de conformation par rapport au ruban intermédiaire qui unit les deux lobes; dans un *lionceau* nouveau né, ce ligament étoit extrêmement court, mais épais et replié sur lui-même, de façon que les extrémités inférieures des lobes se touchoient; tandis que dans un *lionceau* plus avancé en âge, les deux lobes étoient très-éloignés l'un de l'autre, et le ruban qui les unissoit étoit extrêmement alongé et aminci en même temps. Dans le *chat ordinaire*, ce changement est encore plus remarquable; nous avons constamment trouvé dans des jeunes chats, le ruban qui manquoit toujours dans les vieux. Nous avons remarqué la même chose dans les *chiens*, dans lesquels la glande thyroïde est beaucoup plus arrondie et plus petite à proportion du corps que dans les *chats*.

Dans les *civettes*, sa forme est encore plus alongée que dans les *chats*, et, au lieu d'être applatie, elle est plutôt cylindrique. Dans la *civette* proprement dite, elle diffère de celle de tous les autres animaux par le nombre des rubans intermédiaires ; il y en a trois, qui, séparés entr'eux, se rendent d'un lobe à l'autre.

Dans les *rongeurs*, elle présente beaucoup de différences. Elle est alongée, presque cylindrique, mais toujours plus grosse en haut qu'en bas, et a les deux lobes unis par un ruban intermédiaire dans les *lapins*, les *cochons-d'Inde*, où elle ne reçoit qu'une artère venant de la carotide faciale. Elle est unie par un ruban, mais très-arrondie et presqu'aussi large et épaisse que longue, dans la plupart des *rats*, tels que la *marmotte*, le *surmulot*, le *rat ordinaire*, le *zemni*. Ce ruban manque dans la *souris*, dans le *rat de la baye de Hudson*. Dans plusieurs genres de cette famille elle est unie à la trachée-artère par une cellulosité si lâche, qu'elle semble pouvoir aisément changer de place. Tels sont les *lapins* et les *cochons-d'Inde*, où nous l'avons trouvée quelquefois près du larynx, quelquefois bien au-dessous de lui. En général, ce n'est que dans l'homme et dans les singes qu'elle est attachée par un tissu cellulaire très-ferme à la trachée-artère. Dans tous les *rongeurs* elle a la proportion ordinaire, mais elle est excessivement petite dans les *kanguroos*. C'est le seul genre qui nous ait offert une grande différence dans la proportion, laquelle est, à l'exception de l'homme, presque toujours la même dans les autres mammifères.

Dans l'*éléphant*, ses deux portions, entièrement séparées, sont très-éloignées du larynx sur les sixième et septième anneaux de la trachée-artère. Sa grandeur y permet un examen détaillé de sa structure. Elle est entourée d'une aponévrose générale, très-forte, dans l'épaisseur de laquelle les vaisseaux de la glande se divisent avant d'entrer dans sa substance. Chaque lobe est composé d'environ trente lobules d'un tissu assez ferme, séparés par des sacs particuliers, formés d'une membrane extrêmement mince, et qui ne sont liés entr'eux, et avec les lobes qu'ils entourent, que très-foiblement, de sorte qu'ils ne semblent destinés qu'à servir de base aux plus petites ramifications des vaisseaux qui pénètrent dans la substance de la glande. Chaque lobe reçoit trois ou quatre artères, qui viennent de différentes branches plus grandes, et s'anastomosent fréquemment dans son intérieur. C'est par ce moyen plutôt que par le tissu cellulaire que ces différens petits lobes sont joints entr'eux.

Parmi les *pachydermes*, nous avons trouvé les lobes arrondis et entièrement séparés dans le *daman*.

Sa forme n'est pas la même dans tous les *ruminans*. Elle est arrondie et assez grosse, sans ruban intermédiaire, dans le *lama*; plus alongée, et pourvue de ce ruban, dans le *bœuf*, la *brebis*, l'*antilope* où elle ne reçoit qu'une artère thyroïde supérieure.

Les *solipèdes* l'ont assez grosse, peu alongée, les deux lobes entièrement séparés, et situés bien au-dessous du larynx.

Dans les *mammifères amphibies*, le *phoque* commun a les lobes arrondis, tout-à-fait séparés l'un de l'autre.

Dans le *lamantin du nord*, elle est (d'après Steller), très-grande, et remplie de deux liqueurs, distinguées l'une de l'autre par la couleur et la consistance. Celle qui est contenue dans la partie extérieure de la glande, composée de grains très-petits, ressemble au lait par sa couleur et sa consistance. Celle qui se trouve dans un sac membraneux, contenu dans le milieu de la glande, est beaucoup plus épaisse, et a quelque amertume, au lieu que la première est très-douce. Elle semble être secrétée par les grains, et déposée dans le sac moyen.

*Hunter* n'a point vu de glande thyroïde dans les *cétacés*, et comme ces animaux n'ont pas de voix proprement dite, on a pensé, d'après cela, que cette glande pouvoit avoir quelque rapport avec cette fonction; mais je l'ai trouvée fort distincte dans plusieurs *dauphins* et *marsouins* que j'ai disséqués; elle étoit divisée en deux parties, et suspendue à la trachée vis-à-vis du bord supérieur du sternum, et assez loin du larynx.

Les *ophidiens* sont les seuls animaux des autres classes qui nous aient offert un organe analogue à la glande thyroïde. C'est une glande orbiculaire placée en avant du cœur, qui reçoit des artères, considérables pour son volume, de l'aorte droite, près de sa naissance ( *voyez* ci-dessus, pag. 284 ), et qui paroît presque entièrement composée de cellules très-visibles, renfermant une humeur blanchâtre, coagulée, demi-transparente. L'injection rougit toutes les parois de ces cellules sans colorer l'humeur qu'elles contiennent.

## ARTICLE III.

### *Des organes de la voix dans les reptiles.*

Le larynx des différens genres ne varie pas moins que dans les autres classes. Il a cependant ceci de commun, qu'il manque d'épiglotte, et qu'il se compose de pièces analogues à celles du larynx supérieur des oiseaux.

Ce larynx supérieur est toujours le seul organe vocal. Il n'y en a jamais d'inférieur comme dans les oiseaux.

De plus, les lèvres ni le voile du palais ne peuvent modifier la voix, puisqu'ils n'existent pas. La plus ou moins grande ouverture de la bouche et les mouvemens de la langue peuvent seuls ajouter à l'action du larynx.

La charpente cartilagineuse du larynx du *cro-*

*codile* est formée de cinq pièces. Une plaque à peu près carrée, qui fait tout le dessous de la cavité. Deux arcs de cercles, ou espèces d'anses, s'attachant d'une part l'un près de l'autre, au milieu du bord antérieur de la plaque, et allant fixer leur autre extrémité chacun au milieu du bord latéral de son côté. Leur corps se tient un peu élevé au-dessus de la plaque carrée, et laisse de chaque côté entre lui et elle un espace enfoncé et membraneux en forme de rein. L'extrémité antérieure de chaque anse forme une saillie latérale et verticale, qui est comme un pilier sous le milieu de la glotte. A l'angle postérieur externe de la plaque s'articule de chaque côté une branche qui vient se joindre à sa semblable, en dessus, pour former avec le bord postérieur de la plaque un anneau complet, qui est le commencement de la trachée-artère.

La glotte est purement membraneuse; elle s'étend depuis la jonction des deux branches dernièrement mentionnées, jusqu'à la partie moyenne de l'os hyoïde, où les membranes qui la forment s'attachent. Il n'y a ni ventricules ni rubans vocaux. Deux muscles agissent sur cet appareil. L'un d'eux vient de dessous la grande plaque, entoure le larynx, en montant obliquement en arrière, et vient se joindre à son correspondant en arrière de la glotte, qu'il doit fermer. L'autre vient de dessous le bord postérieur de cette même plaque, croise la première, monte obliquement en avant, et s'attache au bord de la glotte, qu'il ouvre.

La première moitié de la glotte répond donc à la cavité large et plate du larynx ; la seconde, à partir des deux piliers en avant, n'est plus qu'une fente longue et étroite. Ce n'est qu'en venant choquer contre les deux piliers que l'air peut produire quelque sifflement, s'il en produit.

Dans l'*iguane*, les piliers sont à peine plus saillans en dedans que le reste des parois ; la glotte est fort courte, et la plaque inférieure se porte en avant et s'élargit en se redressant, pour former le rudiment d'épiglotte, dont nous avons parlé, tom. III, pag. 281.

Même simplicité dans les *tupinambis*, les *lézards* communs, les *tortues* et les *serpens ;* une plaque inférieure et deux pièces latérales rétrécissant un peu les bords de la glotte : tous ces animaux ne doivent pouvoir donner que des soufflemens.

La *tortue bourbeuse* a, au plancher de son organe, un enfoncement arrondi, qui n'est point si marqué à la *tortue de mer ;* mais elle n'a pas davantage de rubans vocaux.

J'ai trouvé de plus, dans une *grande tortue de terre de Madagascar*, une crête membraneuse, triangulaire, attachée au bas du larynx, et montant dans la glotte qu'elle partage en deux. C'est la répétition d'une structure très-commune dans le larynx supérieur des oiseaux. Les bords de la glotte sont plats, tranchans en dehors, et se joignent parfaitement.

Dans le *scinque*, le bord même de la glotte rentre un peu en dedans pour y former une membrane tendue et libre, dirigée en arrière.

Dans le *caméléon* il y a des piliers à peu près comme dans le crocodile, mais ils sont garnis chacun d'une membrane tendue dirigée en arrière, et bien vibratile; au-devant d'eux est de chaque côté une protubérance charnue qui rétrécit la glotte, laquelle est d'ailleurs fort courte, et se termine en avant par une fente transversale; mais ce que le *caméléon* a de plus remarquable, c'est un petit sac membraneux qui s'ouvre en dessous, entre la plaque inférieure du larynx et le premier anneau de la trachée.

Ni les *iguanes*, ni les *dragons* n'ont aucun sac pareil, quoiqu'on leur voie des goîtres à l'extérieur; mais ces proéminences n'ont pas de rapport aux organes de la voix.

Les *grenouilles* et les *rainettes*, qui sont si criardes, ont un larynx parfaitement approprié pour cela, par la grandeur et la saillie de ses rubans vocaux.

La plaque inférieure du larynx est une branche transversale mince, portant de chaque côté un grand anneau, origine de chacune des bronches, car dans ces animaux il n'y a point de tronc de trachée. Sur le devant de la branche transverse, s'articulent deux pièces ovales, convexes en dehors, concaves en dedans, qu'on peut très-bien comparer à deux corps de timbales. Sur le bord inférieur de chacune est tendue en dedans une membrane qui coupe à angle droit la direction de l'air ; le bord de cette membrane se redresse, et forme le ruban vocal, qui se trouve par conséquent plus isolé des cartilages, plus libre que dans aucun animal. Au-dessus de lui est l'ouverture du ventricule de la glotte, lequel occupe toute la concavité du cartilage que j'ai comparé à un corps de timbale. C'est le bord supérieur de ce cartilage qui fait le bord de la glotte proprement dite.

*Vicq-d'Azyr* a imaginé que les ventricules communiquoient aussi avec les bronches par leur fond, et a attribué en conséquence trois ouvertures au larynx des grenouilles, mais c'est une erreur.

Outre cet appareil extrêmement sonore, les grenouilles mâles ont deux sacs, qui s'ouvrent chacun par un petit trou, non pas dans le larynx, mais dans le fond de la bouche sur les côtés, et qui passent sous l'arc de la mâchoire inférieure pour venir, lorsqu'ils sont gonflés, faire saillir la peau de chaque côté sous l'oreille. Ces deux sacs s'enflent quand les grenouilles crient. Ils sont revêtus d'un tissu musculaire qui peut les comprimer.

Les grenouilles femelles et les crapauds des deux sexes en manquent, ainsi que les rainettes; mais dans celles-ci on voit un sac impair sous la gorge.

Il y a dans ce larynx un muscle de chaque côté pour écarter les deux cartilages ovales; et un transverse en avant qui leur est commun, et qui les rapproche.

FIN DU QUATRIÈME VOLUME.

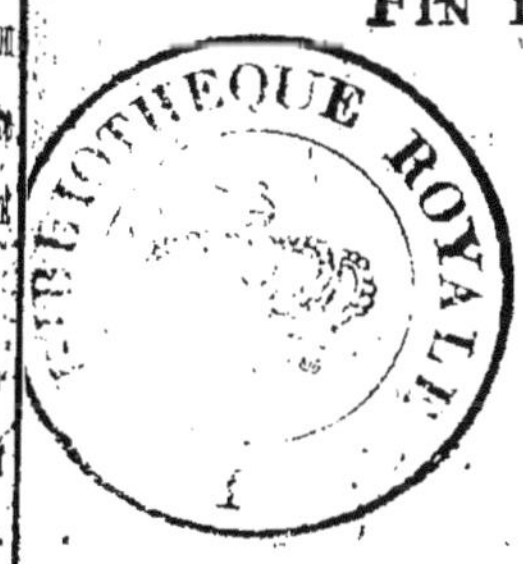

# ERRATA.

PAGE 3, ligne 11, de chaux; *lisez* : de chaux,

Pag. 8, l. 11, du foie, *lisez* : du fiel,

Pag. 11, l. 27, le nombre; *lisez* : ce nombre.

Pag. 12, l. 4, *sit nic*; *lisez* : *sit-nic*.

Pag. 14, C.; *lisez* : D.

Pag. 15, D.; *lisez* : E.

Pag. *id.*, l. 23, faciforme; *lisez* : falciforme.

Pag. 13, l. 1, spigelius; *lisez* : Spigelius.

Pag. 15, l. 22, deux. *lisez* : trois.

Pag. 21, l. 13, Le canal; *lisez* : Ce canal.

Pag. 41, l. 2, La forme; *lisez* : Sa forme.

Pag. *id.*, l. 26, *diodon mola*; *lisez* : *tetraodon mola*.

Pag. 52, l. 14, que; *lisez* : qui.

Pag. 55, l. 7, B.; *lisez* : H.

Pag. 57, l. 23, du colon *lisez* : du colon,

Pag. 65, l. 23, la guenon; *lisez* : le macaque.

Pag. 72, l. 10, d'un; *lisez* : d'une.

Pag. 77, l. 20, *après les mots* : ordres naturels; *lisez* : mais qu'il est difficile de bien apprécier; les *ruminans* et les *rats* nous en fournissent des exemples.

Pag. 78, l. 22, remarquable dans; *lisez* : remarquable que dans.

Pag. *id.*, l. 23, de colon : *lisez* : de colon,

Pag. *id.*, l. 27, et tient; *lisez* : et tienne.

Page 93, ligne 18, les lvmphatiques; *lisez :* les lymphatiques.

Pag. 97, l. 3, ymphatique; *lisez :* lymphatique.

Pag. 97, l. 15, eur; *lisez :* leur.

Pag. 100, l. 24, *Semmering*; *lisez :* *Soemmering*.

Pag. 101, l. 24, entre elles; *lisez :* entre elle.

Pag. 148, l. 4, la pulmonaire; *lisez :* l'artère pulmonaire,

Pag. *id.*, l. 18, et dans; *lisez :* et que dans.

Pag. *id.*, l. 19, au-devant. *lisez :* au-devant,

Pag. 149, l. 5, rapproche; *lisez :* rapprochent.

Pag. 154, l. 16, absolue; *lisez :* absolues.

Pag. 165, l. 5, pourroit; *lisez :* pouvoit.

Pag. 171, l. 22, cet; *lisez :* cette.

Pag. 177, l. 15, les veines du poumon; *lisez :* les artères qui sortent des branchies.

Pag. 180, l. 16, se toucher; *lisez :* se toucher,

Pag. *id.*, l. 29, sous souvent; *lisez :* souvent.

Pag. 184, l. 6 et 7, le sang nourricier; *lisez :* le sang.

Pag. *id.*, du fluide; *lisez :* du fluide nourricier.

Pag. 187, l. 7, le *bouc*; *lisez :* le *bœuf*.

Pag. 227, l. 26, seule; *lisez :* seul.

Pag. 241, C. *Artères*; *lisez :* c. *Artères*.

Pag. 323, C.; *lisez :* D.

Pag. 328, 1°. *Cellule des estomacs*; *lisez :* A. *Cellule des estomacs*.

Pag. 329, 2°. *Cellules du foie, etc.*; *lisez :* B. *Cellules du foie, etc.*

# ERRATA.

Page 3, ligne 11, de chaux; *lisez* : de chaux,

Pag. 8, l. 11, du foie, *lisez* : du fiel,

Pag. 11, l. 27, le nombre; *lisez* : ce nombre.

Pag. 12, l. 4, *sit nic*; *lisez* : *sit-nic*.

Pag. 14, C.; *lisez* : D.

Pag. 15, D.; *lisez* : E.

Pag. *id.*, l. 23, faciforme; *lisez* : falciforme.

Pag. 13, l. 1, spigelius; *lisez* : Spigelius.

Pag. 15, l. 22, deux. *lisez* : trois.

Pag. 21, l. 13, Le canal; *lisez* : Ce canal.

Pag. 41, l. 2, La forme; *lisez* : Sa forme.

Pag. *id.*, l. 26, *diodon mola*; *lisez* : *tetraodon mola*.

Pag. 52, l. 14, que; *lisez* : qui.

Pag. 55, l. 7, B.; *lisez* : H.

Pag. 57, l. 23, du colon *lisez* : du colon,

Pag. 65, l. 23, la guenon; *lisez* : le macaque.

Pag. 72, l. 10, d'un; *lisez* : d'une.

Pag. 77, l. 20, *après les mots* : ordres naturels; *lisez* : mais qu'il est difficile de bien apprécier; les *ruminans* et les *rats* nous en fournissent des exemples.

Pag. 78, l. 22, remarquable dans; *lisez* : remarquable que dans.

Pag. *id.*, l. 23, de colon : *lisez* : de colon,

Pag. *id.*, l. 27, et tient; *lisez* : et tienne.

93, ligne 18, les lymphatiques; *lisez* : les lymphatiques.

97, l. 3, ymphatique; *lisez* : lymphatique.

97, l. 15, eur; *lisez* : leur.

100, l. 24, *Semmering*; *lisez* : *Soemmering*.

101, l. 24, entre elles; *lisez* : entre elle.

148, l. 4, la pulmonaire; *lisez* : l'artère pulmonaire,

*id.*, l. 18, et dans; *lisez* : et que dans.

*id.*, l. 19, au-devant. *lisez* : au-devant,

149, l. 5, rapproche; *lisez* : rapprochent.

154, l. 16, absolue; *lisez* : absolues.

165, l. 5, pourroit; *lisez* : pouvoit.

171, l. 22, cet; *lisez* : cette.

177, l. 15, les veines du poumon; *lisez* : les artères qui sortent des branchies.

180, l. 16, se toucher; *lisez* : se toucher,

*id.*, l. 29, sous souvent; *lisez* : souvent.

184, l. 6 et 7, le sang nourricier; *lisez* : le sang.

*id.*, du fluide; *lisez* : du fluide nourricier.

187, l. 7, le *bouc*; *lisez* : le *bœuf*.

227, l. 26, seule; *lisez* : seul.

241, C. *Artères*; *lisez* : c. *Artères*.

323, C.; *lisez* : D.

328, 1°. *Cellule des estomacs*; *lisez* : A. *Cellule des estomacs*.

329, 2°. *Cellules du foie, etc.*; *lisez* : B. *Cellules du foie, etc.*

Page 338, ligne 3, 4°.; *lisez* : IV.

Pag. 349, l. 11, *schrieber; lisez : schreiber*,

Pag. 391, l. 11, autres, arcs, *lisez*; autres arcs,

Pag. 398, l. 10, observée; *lisez* : observé.

www.ingramcontent.com/pod-product-compliance
Ingram Content Group UK Ltd.
Pitfield, Milton Keynes, MK11 3LW, UK
UKHW020306200726
13857UKWH00001B/100

9 782012 986602